U0246281

见识城邦

更新知识地图　拓展认知边界

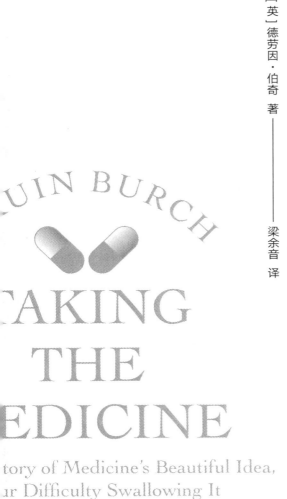

［英］德劳因·伯奇 著

梁余音 译

药物简史

中信出版集团 | 北京

图书在版编目（CIP）数据

药物简史 /（英）德劳因·伯奇著；梁余音译 . --
北京：中信出版社 , 2019.6
  书名原文：Taking the Medicine
  ISBN 978-7-5086-9939-4

  Ⅰ .①药… Ⅱ .①德… ②梁… Ⅲ .①药物—医学史
—世界—普及读物 Ⅳ .① R9-091

  中国版本图书馆 CIP 数据核字（2019）第 013700 号

TAKING THE MEDICINE: A SHORT HISTORY OF MEDICINE'S BEAUTIFUL IDEA, AND OUR
DIFFICULTY SWALLOWING IT
By DRUIN BURCH
Copyright © Druin Burch 2009
This edition arranged with RANDOM HOUSE UK through Big Apple Agency, Inc., Labuan, Malaysia.
Simplified Chinese edition copyright © 2019 CITIC Press Corporation.
All rights reserved.

本书仅限中国大陆地区销售发行

药物简史

著　者：［英］德劳因·伯奇
译　者：梁余音
出版发行：中信出版集团股份有限公司
　　　　　（北京市朝阳区惠新东街甲 4 号富盛大厦 2 座　邮编　100029）
承 印 者：河北鹏润印刷有限公司

开　本：880mm×1230mm　1/32　　印　张：9.75　　字　数：245 千字
版　次：2019 年 6 月第 1 版　　　印　次：2019 年 6 月第 1 次印刷
京权图字：01-2019-2215
书　号：ISBN 978-7-5086-9939-4　　广告经营许可证：京朝工商广字第 8087 号
定　价：48.00 元

献给西奥多·约翰·伯奇

他什么忙都没帮上

目 录

引 言　Ⅲ

第一部分　前现代药物

第 1 章　早期医学与鸦片　2

第 2 章　诡辩与鸦片酊　13

第 3 章　自信与奎宁　25

第 4 章　学习做实验　39

第 5 章　树的味道　48

第二部分　化学的崛起

第 6 章　甜菜根、催眠术与有机化学　54

第 7 章　新英格兰与新思路　61

第 8 章　染料、着色剂与抗生素　69

第 9 章　医学传教士　85

第三部分　抗生素时代

第 10 章　阿司匹林与药物研发　96

第 11 章　止咳良药海洛因　106

第 12 章　弗朗西斯·高尔顿：几近革新　110

第 13 章　抗生素与纳粹时期的诺贝尔奖　116

第 14 章　盘尼西林与链霉素　129

第四部分　统计学与药物试验的争议

第 15 章　"萨洛尼卡之病——我的第一次最糟糕
　　　　　也最成功的临床试验"　146

第 16 章　死神之首　157

第 17 章　伦理与未来一瞥　171

第 18 章　沙利度胺的未竟之殇　185

第 19 章　梅毒、麻风与颅脑外伤　198

第五部分　药物的新挑战

第 20 章　阿司匹林与心脏　216

第 21 章　大规模试验与宏伟蓝图　236

第 22 章　为心脏与心智而战　245

第 23 章　意见的风险　252

第六部分　为何医学总被愚昧围绕

第 24 章　革命的自信　262

第 25 章　怀疑之美　272

参考文献　285

致　谢　294

引 言

　　你站在病人身边，打算将手中的套管针扎进他们的脖子里，而你并没有过成功的经验，简直没什么事比这更可怕了。

　　我说的可不是用来注射药品的小针管，也不是稍大些的输血针管，而是那种又粗又长、尖端锋利、专门用于在人身上开孔的钢针。

　　穿刺过程其实并不复杂。让病人平躺，或者把床略往后倾，这样就能使病人头低脚高，以便头颈部的血管因充血而鼓胀。清洁病人的皮肤，在其颈部包覆上消毒巾（要盖住整个面部），然后在颈静脉周围注射局部麻醉剂。接着，你身着长袍，戴着手套、口罩和帽子，在病人的颈部搭脉。多余的衣物使你热得大汗淋漓。找到脉搏后，你又花一秒钟来确认这不是自己的。现在，你指尖之下就是病人的颈动脉，每一次搏动都将一股血液送入脑部。在大多数人身上，你要找的静脉就在搏动处的周边位置。

　　你继续把手指搭在脉搏处，另一只手抓起一支套管针，针头后面连着一个小注射器。你要找的静脉在皮下深处，看不见也摸不着，针头既可能把它扎穿，也可能完全扎不到。针头可能扎到动脉，令血液在高压下喷射而出，或者直接穿透静脉，扎到某片肺尖。针头还可能在气管上戳出一个洞，或者刺伤重要的神经。

你用一只手握住注射器，小心翼翼地把针头抵在病人的颈部皮肤上，紧挨着自己的手指。针尖倾斜而锋利。你望着针尖，发现它的外轮廓并不是圆润的"O"形，而是锐利的"V"形。要是运气不错，病人不会移动头部或发生抽搐，你也不会紧张地意识到，针头有多容易穿过手术手套的薄保护层，扎进自己的手里。

"你可能会感觉有东西在轻轻地推进来。"你说道，希望这句话对病人更有说服力。

我是从一个通常用于监护的病房开始学习如何放置针头的。因为在我来这儿的两个月前，有位医生在尝试置针时失败了，他把针头刺到了病人的颈动脉上。当他为了确认结果而把注射器从针尾处取下时，鲜血喷射而出，在巨大的压力下直接溅到了房间对面。刺伤颈动脉的情形相当常见，如果在伤处用力按压的时间足够长，一般都能止血。

这位医生又尝试在病人的另一侧颈部操作，但又犯了同样的错误。撤出针头后，他再次按压止血。

病人的脖子肿了起来，两侧各鼓出一个血包。血没有流得满地都是，而是被封闭在她的体内。她颈部的压力开始增加，两个番茄大小的肿块挤压着周边组织。病人开始呼吸困难。两处内出血尽管不比淤青严重多少，却压迫了她的气管。肿块最终压裂了气管。她死了。

医疗干预是危险的。无论你多么小心，有时还是会搞砸。如果事故原因是一支粗大的针头，这还比较容易理解，但如果只是一粒药丸，理解起来就有点困难了。而危险品并不一定要刃口锋利。我曾经给心肌梗死（myocardial infarction，MI）病人服用溶栓药物，然后发现他们的舌头快速充血肿胀，这让他们一下子窒息。还有些人已经因中风而昏厥，药物在让他们的心脏复苏的同时，却让血液猛地涌入大脑。就算死亡发生得没那么具有戏剧性，也一样是真正的死亡。药物的伤害有时无声无息，不易察觉。有些药让人比平时更神志不清，有些药让人衰老得更快一些。有些癌症病人会内出血，并呕血不止。当你预计会发生不良症状，就很容易对药物加速症状发生的后果视而不见。

还有些错误是由于不作为造成的。一位医生想起上个月两名因服用阿司匹林而出血死亡的病人，在给其他病人开药时就会格外谨慎。鲜血在他的脑海中萦绕不去，这令他困扰不已。阿司匹林的作用是预防中风和心肌梗死，但无论患者是否服药，都会出现此类症状。极少数患者会因药物而死于大出血，这种死状惊心动魄，令人印象深刻。但对大多数患者来说，药物能使心肌梗死与中风发生得更晚一些，次数更少一些：这给人的感觉就没那么强烈。因此这位医生便略过了这项常规操作，不知不觉就犯了不作为的错误。当一位老人紧抓胸口、昏厥过去时，他的家人因为对此早有预期，就很容易忘记他没有服药。这类死亡也同样是医疗风险的副作用。

你可能以为医生对这些风险都了如指掌，也清楚自己在做什么，因此向他们寻求医疗建议肯定是件好事。大部分情况下，这个想法没错，但也仅限于近些年。在人类历史上的大多数时期，医生害死的病人远比救活的多。他们的药物与建议毒如砒霜，他们真诚、满怀善意，却能置人于死地。这本书介绍了药物的灰暗过去，以及从中获得的走向进步的方法。

我想通过一些常用药——鸦片、阿司匹林、奎宁等——来说明，人们看待药物的方式如何决定它们的成功。不同的治疗方法讲述着不同的故事，汇集于此构成一个共同主题。这些故事所说明的，是在解答关于人类身体的问题时选择所用方法的重要性，是哪些物质能让人保持健康，哪些物质能使人患上疾病，以及要分辨这二者有多么困难。

　　大部分医学史著作都很奇怪，在处理书中论述的主题时，往往将它视为某种观点、评判或看法。罗伊·波特（Roy Porter）的《人类医学史》（*The Greatest Benefit to Mankind: A Medical History of Humanity*）是现代医学通史著作中最杰出的一部。在引言中，波特表示他着重于描写促成进步的人物，而不是一部"'伟大的史诗'，来赞颂医学从无知经由试错到达科学的胜利之路"，他为此感到非常抱歉。波特之所以觉得惭愧，是因为他过于专注西方医学。对此他解释说，这只是因为西方所走的路径在文化上大获全胜。"其主流地位的上升，"他说道，话里所指的就是西方医学，"是因为各个社会和患者都认为它特别'有效'，至少对于许多主要疾病来说是如此。"

　　波特为什么要将有效一词加上引号呢？

　　历史学家看待医学的方式，正如他们看待政治、社会与艺术一样。古埃及人用鸵鸟蛋制成膏药来治疗头骨开裂，这与他们将死者制成木乃伊、为其建造金字塔的做法没什么两样。这些行为在历史学家看来都属于同一信仰体系，它们共同定义了何为古埃及人。在一种文化里，医学就和宗教一样，组成其民众特征的一部分。从这个角度来说，历史学家并没有错。在以生花之笔写就的历史中，波特记载了古埃及人、古希腊人、古罗马人和维多利亚时代的英国人使用过的许多惊悚的治疗方法。

　　他们的医药是否真能拯救生命、治愈疾病、提供安慰，历史学家在这个问题上能提供的帮助很有限。他们不会告诉你答案，他们的兴趣在于治疗方法如何反映出某种文化的理念。波特也和其他历史学家一样，把兴趣放在医学的文化相对性上。"汝之蜜糖，吾之砒霜。"波特说，每个社会的"诊断技术与治疗措施"都同样有效。他着眼于西方医学，是因为其在世界范围内很受欢迎，这也是医学史的传统观点。这种观点认为，不同医学体系会通过互相争斗来赢得忠实的信徒的心，就像宗教一样。

虽然医学与诗歌并不相似，但要讨论片剂与饮剂的不同优势，就像讨论颂歌与十四行诗孰优孰劣一样，总能引起无尽的争论。我们的身体与早先的古埃及人相同，与更早的苏美尔人也没什么差别。我们的器官相同，结构一致。几千年来，虽然癌症与传染病的种类、事故发生率、寿命都稍有变化，但整体上变化不大。医学史能让读者对古希腊人、古罗马人、中国人、印度人、18 世纪的法国人所掌握的大量药品获得丰富认知，能清晰叙述出当时人们所信奉的治疗方法，但对这些疗法是否正确却几乎只字不提。

如果一个病人患有癌症，比起古埃及名医伊姆霍特普（Imhotep），中世纪的法国医生会给他更好的治疗吗？如果得了肺炎，由谁来施行放血疗法比较好，是古希腊人、古罗马人、文艺复兴时期的意大利人、独立战争时期的美国人，还是 19 世纪从哈佛到海德堡的医学精英？答案是毫无区别。虽然理论有所差异，但效果都一样。关于放掉 4 品脱 *血为什么对胸腔感染有好处，古希腊人能提供一套解释，乔治·华盛顿（George Washington）的医生也有自己的理解。如果是为了理解这两大文明体之间的文化差异，那么不同的解释方法尚能引人兴致，但要说明放血对一个病人的实际作用，这种差别就完全无关紧要。

---

* 品脱（pint）：容量单位，主要在英国、美国及爱尔兰使用。1 品脱在英国和美国代表的是不同的容量。1 品脱（英）≈ 568 毫升。——编者注

古埃及人对人体的运行机制有着复杂的认识，他们相信生菜是引起性欲的春药。在一千年后古代雅典与古罗马的古典文明中，人们对此又有什么说法呢？托马斯·多曼底（Thomas Dormandy）写了一本关于疼痛历史的著作，洋洋洒洒，很有意思。当写到古希腊与古罗马时，他说道："采集园中幼嫩的生菜，据称可以缓解悲痛，但也可能引发癫狂。"难道生菜从古埃及时代之后就发生了突变，或是人体的生理机能产生了变化？我们需要提防盘中的沙拉吗？

1664年的最后一天，塞缪尔·佩皮斯（Samuel Pepys）在日记中记述了自己的身体在过去几个月中少有的健康。"我完全弄不清楚，这到底是因为我吃了野兔脚，还是因为我每天早上吃一片松香，或者是因为我不再穿长睡袍。"无论原因是什么，肯定不是这三者之一。我们在许多事情上仍然蒙昧无知，关于身体的解释更常如此，但从1664年到现在，我们已经进步了很多。医学也的确有所进步，而其源头在于认识到某些医学理论要比其他更有价值。佩皮斯真心相信某些理念，但它们是错的。

联合国儿童基金会（United Nations Children's Fund）从1960年开始监控全球儿童死亡情况。2007年，他们在报告中称，全球儿童死亡人数首次降至每年1000万以下，同时儿童总数有所上升。1960年，全年儿童死亡人数为2000万。2007年，这个数字是970万。取得这一成就的原因是一些贫困国家的经济状况有所改善，这意味着更好的食物、居住条件与卫生状况，同时疫苗、维生素与蚊帐也拯救了数百万名儿童的生命。这些进步都有赖于认识到哪些医疗措施是真正"有效"的。

我从来没想过要去拯救生命，成为医生多少算是个意外，主要是为了延长我的运动生涯。我曾在基因研究上花过一段时间，最后以失败告终——与移液管为伴太过无聊，而统计学又难到吓人。可外面的世界也不能吸引我。我不理解同事们对伦敦的向往，那里意味着西装革履和一成不变的工作，况且那里几乎没有什么运动的机会。这种"体面的工作"对我来说简直就是黑暗的中世纪。我的精神世界分为运动与非运动两部分，而前者才是我希望栖居之地。

在这些隐秘动机的驱使下，我申请了医学院，几乎没做任何面试准备。有朋友问："如果他们问你为什么想成为医生，你怎么回答？""他们不会这么问的，"我解释道，"怎么会有人问这么无聊的问题？回答肯定都差不多，喜欢科学啦，希望帮助别人啦。"

"你为什么想成为医生呢？"面试官问我。

当时说了些什么，我早就不记得了，可能面试官也压根儿没在听。直到现在，我也觉得这是个差劲的问题。医学看起来相当有趣，也十分可敬，但我还是没法立刻想象出自己在某一天开始执业时是什么感受。除了试一试，你还能怎么办呢？

医学院的生活进展顺利，外科导师给我写了最宽容的评语。在我被分配到他的每周辅导课几个月后，他这样写道："我还未见过该生，但我知道他在赛艇运动上进步神速。"事实的确如此。我从来没在外科教学中露过面，但这位外科名医（我后来才知道他十分有名）还是让我及格了，什么问题都没问。

一年暑假，我想找个借口留在学校继续训练。有位热心的导师以为我的计划是出于学术热情，便帮我取得了一项暑期在学校研究医学史的许可。于是，每天清晨在泰晤士河上划一个来回之后，我便坐到老旧的图书馆中，将晴朗夏日的大部分时间消磨于此。我读着书，直到暑热弱化，只剩下柔和的余温，便再跑去划船。这个安排堪称完美。我阅读了 19 世纪与 20 世纪初的医学实践，它们乍看之下十分先进，实际上却可笑至极，经常用到水蛭和其他一系列让人短命的治疗方法。让我奇怪的是，当时居然没人注意到这一点。

夏季结束时（冬训又适时开始），我们学到了心肌梗死。有本书说可以使用一种名为利诺卡因（lignocaine）的药物进行治疗，但课堂上并没有提及，于是我举手提问。

"我们现在已经不用这种药了。"老师告诉我。

"但有本书说它能救命。"

"现在不行了，它反而会害死人。"

这位老师所说的与莫里哀的一段著名台词遥相呼应，医学期刊上常常引用这段文字：

热隆特：好像你把它们的位置弄错了——心脏应该在左边，而肝脏在右边。

斯卡纳赖尔：是的，以前是这样，但我们都已经改过来了，我们现在按全新的方法行医。

同一样东西怎么会前一年还能救命，下一年就会杀人呢？这么说来，我们离水蛭时代好像也并不遥远。我又留意到教科书中还有其他矛盾之处：一本书说安非他命能帮助学生集中注意力，家庭医生都乐于开这种药；另一本书说抗抑郁药会致人自杀；第三本书建议孕妇喝点儿吉尼斯黑啤酒；第四本书声称卧床休息可以救人性命，而第五本书却笃信卧床会要了你的命。在病房里，早上查房的高级医生让你无论如何得避开某物，而下午换班的医生则称某物是治疗所必需。教授们就某人是否患有传染病、心肌梗死、癌症或中风各执一词——然后互相论证对方的治疗方法会一败涂地。

在这期间，我们学到了所谓的"循证医学"（evidence-based medicine）。它认为真理并非经专家慧眼一识就变得神圣不可侵犯，如果你提出一项理论，就要对其进行检验，而且只有某些检验方法才真正可靠。

许多看似费解的问题开始变得明朗，我开始理解水蛭、教科书和教授们。即使是聪慧的长者相信某样东西能起作用，事实也未必如此。就算受过教育的聪明人都真心认为一项治疗措施有用，它也仍可能具有危害。

在河中划船的情况也有所变化。过去我将教练奉若神明，视他们为全知全能。每次失败，我都觉得是自己的错：是我自身存在不足。教练也是这么想，无论我对他们的智慧与见解有多肯定，他们自我肯定的程度只会更甚。

"接下来的一个半小时中，我要你把心率控制在最高水平的85%。"他们说。他们经常提这类要求。

"为什么呢？"我开始质疑。

这时往往会有片刻沉默。

"因为这是提高你体质的最好方式。"

"你怎么知道？"

更久的沉默。

"因为我过去也是这么训练的，这很有效。奥运会冠军也这么做，我知道的，我还训练过其中几个。"

"可是，"我继续问，"有人对此做过实验吗？"

又一阵沉默。这次他的回答带了些恶狠狠的意味：

"你到底在说什么鬼话？"

这本书就是我的回答。

第一部分

前现代药物

第 1 章　早期医学与鸦片

约 1 万至 1.5 万年前，我们的祖先停止了狩猎—采集的生活，这是一个奇怪的选择，不仅仅是因为这会损害他们的健康。他们的食物更加受限，也更容易因为一两种主要粮食的歉收而受影响。家养动物带来了虱子和蠕虫，还有当时尚未传染给智人（*Homo sapiens*）的疾病。卫生越来越成为一个问题。毕竟在第二天就可能要搬家的时候，你不必那么仔细地挑选如厕的地点。但这些都随之改变了，至少在一段时间内，人类的平均寿命有所缩短。

农业所提供的是积累财富的机会（还有稳定的啤酒供应。有人严肃地认为，这才是最初吸引人开展农业的原因）。谷物可以被储存起来，劳动力可以获得专业化分工，首领可以高高在上，养尊处优，治疗者得以第一次专注于自己的技艺。随着农业人口大量增加，社会中首次出现了职业医生。

苏美尔人所处的是我们所知较多的最早的农耕社会，他们生活在约 6000 年前，在今天伊拉克所在的地方。他们十分信任自己的医生。"儿子啊，要重视一切有关医药的事物！……要重视一切有关医药的事物！"一位苏美尔主妇这样说，就像此后的许多母亲一样，她觉得孩子不会认真听她说话，因此需要重复再三。苏美尔人担心"纠缠人类的焦虑症与肠道疾病"如同苦难一般无药可治（有句谚语说，"家有恶妻，坏过百病"）。他们写下药方，也写下医生"保人性命，接人出生"，并能"完美发挥药物的神圣力量"。

为了对苏美尔医学有所了解，我们不得不求助于古埃及人。苏美尔人留下的泥板中包含诗歌、谚语、历史、宗教，甚至有一部小说，但唯独缺乏医药方面的细节。有块泥板列出了一些药材——乌龟壳、蛇皮、百里香、牛奶、无花果和椰枣，但没有说明制备方法或用途。而古埃及人继承了苏美尔文明的诸多内容，关于他们医治病人的细节，我们也有较多记录可考。整体而言，这些医疗措施都不怎么可取。

埃德温·史密斯（Edwin Smith）是位来自康涅狄格州的中年探险家，他在 1862 年 1 月花 12 英镑买了 2 张莎草纸。纸张本身大约有 3500 年历史，而上面记载的则是更久之前流传下来的知识。纸上记录了约 160 个药方，现代学者已经翻译出其中的一小部分。我们因而得知，古埃及人的药品库中包括洋葱、西瓜、芹菜，还有杏仁与茴香籽、椰枣与莳萝、刺柏与肉桂。

研究阿司匹林的当代历史学家迪尔米德·杰弗里斯（Diarmuid Jeffreys）曾因古埃及人和苏美尔人的药品清单中包含柳树而兴奋不已，因为我们最初就是从柳树皮中提取出了阿司匹林。要是认为这意味着古埃及人和苏美尔人能正确发挥柳树的药用价值，确实会令人心情愉悦，但他们事实上并未把柳树与其他药材区分开来。在他们的认识中，柳树并不比洋葱或芹菜更具疗效。

在史密斯购得的莎草纸中，有一张建议将柳木与无花果、椰枣、啤酒混合，来"让心脏获得面包"。（古埃及人用"面包"指代一切好东西，他们的日常问候便是一句热情洋溢的"面包和啤酒！"，意为生活中的一切美好。）这位研究阿司匹林历史的学者点评道："他们的许多迷信、推论与治疗方法都是基于我们十分陌生的概念。"这话说得没错，但并不是关键所在。古埃及人认为他们的医生与药物都具有强大的效力，然而记载显示，实践结果并非如此。这些莎草纸是我们人类最古老的用药指南，上面记载的饮剂、药膏、药材却都只有虚幻的疗效。关于医疗的传统知识并不可靠，世界上第一批医生根本就是骗子。无论对于哪行哪业来说，这都是个不同寻常的开端，更何况是这类一贯享有特殊信任的职业。在此后的 3500 年间，情况并无太大改观。

　　尽管如此，世界人口还是不断增长，人们也开始活得更久、更健康。到 20 世纪初，如果一个人能幸运地降生在发达地区，那么他的预期寿命几乎会三倍于狩猎—采集时期的先祖的寿命。这一巨变源于食物的增加、居住条件的改善和生活环境的进一步丰富，医药反而功不抵过。

　　苏美尔人尚未形成"科学"这一概念，即认为理论必须经过检验，无法检验或未经检验的不能作为论据。不过有一种药物因为起效迅速、效果显著，其药效得以被他们理解。这种药物提取自罂粟，至今仍然风靡不衰。

　　罂粟属于真核生物域（eukaryotes）、植物界（*Plantae*）、被子植物门（*Magnoliophyta*）、双子叶植物纲（*Magnoliopsida*）、毛茛目（*Ranunculales*）、罂粟科（*Papaveraceae*）、罂粟属（*Papaver*）。它们喜欢被战争或犁铧翻动过的土地，在环绕我家的牛津郡的田野中随处可见。虞美人（*Papaver rhoeas*）是一年生植物，萌发在种植小麦与大麦的小块不规则田地中。其茎干被毛，具有罂粟属典型的绿色低垂花蕾。当两片花萼脱落时，它便朝着太阳仰起头，接连数日绽放萼片下深红与黑色的花瓣。其他罂粟属植物具有不同颜色的花朵：橙色的加利福尼亚罂粟——学名为宽丝罂粟（*Platystemon californicus*），明黄色的威尔士罂粟，以及五颜六色的大冰岛罂粟。

在温暖的夏日，罂粟的子房膨胀起来，形成一枚倒钟形的果实，由柱头形成的盖子取代了原本钟舌的位置。果实在一段时间内会产生乳浆。将它划开，便有白色物质从中慢慢渗出。最终浆液干涸，微风将种子从蒴果孔洞中吹出，在次年长成新的植株。

对于成长在 20 世纪下半叶的我来说，罂粟象征着快乐。你会在晴日里乡间漫步时见到它们，或通过疾驰的车窗瞥见明媚的深红色一闪而过。甚至在佛兰德斯战场的永恒意象中，也突出了罂粟鼓舞人心的特质。它与周遭的泥土与死亡形成鲜明对比，因而强烈地吸引着士兵：它在他们心中蔓延生长，正如他们为之战斗的故土所带来的希望，正如他们对于乡村欢乐的记忆。

这也正是苏美尔人对罂粟的称呼：欢乐草。他们的楔形文字比我们以表音为主的字母体系更复杂，用于书写的泥板有许多留存至今。其中一块泥板来自巴格达南部，上面记述了如何从罂粟中获取欢乐。你需要割开成熟的果实，让味道苦涩、含有药物成分的乳液流出，将乳液在阳光下晒干氧化，随后收集到的棕色黏稠的膏体就是鸦片。

鸦片——干燥后的罂粟汁液——含有多种不同的化学成分，其中最重要的就是我们今天所说的吗啡（morphine）。吗啡属于一类名为生物碱的化合物，这类化合物中许多都具有药理作用。我们还没完全弄清楚为什么它们会有这些效果，但至少有部分原因在于，大多数生物碱都是植物为影响周边物种而生产的。很多生物碱会使植物（或植物的某一部位）变得难吃，从而避免被昆虫或食草动物啃食。有时这种防御机制反而会成为诱人之处，就像辣椒的辣味，原本是为了让哺乳动物退避三舍，最后却成了人们追逐的目标。同样，罂粟也因生产吗啡的能力而在演化适应中获得了成功。这种药物能与大脑和脊髓中的神经元结合，从而抑制疼痛、产生快感，同时减缓呼吸及肠道蠕动。人们为此，也为了欣赏美丽的花朵，便开始繁育并保护罂粟。

还有其他方法能从罂粟中提取鸦片，有些还要简易得多。吃一块罂粟籽百吉饼，就足以让你通不过药检；即使含量低到你难以觉察，它的药物成分也依然存在。美国农业部的一位植物学家指出，所有罂粟类植物中都含有足量的鸦片成分，一杯伏特加中浸泡的未成熟罂粟果可产生的鸦片就已超过适宜剂量。而就在不到 100 年前，这一政府部门还在建议农民将药用罂粟作为优异的经济作物来种植。

如果我们为了寻求快乐而服用药物，这是否属于医疗的范畴呢？用药物来产生欣快感对大多数人来说都不太像是"治疗"，但至少有一部分人觉得不快乐就是一种疾病。世界卫生组织（World Health Organization）就是这么认为的，它对健康的定义极其正面。世界卫生组织宣称，健康是"在体格上、精神上和社会上的完满状态，而不仅仅是没有疾病或虚弱"。从这个角度来看，能带来快乐的东西也就能带来健康。鸦片从古时起就被当作抗抑郁药物，有时我们还在这样使用。我曾给病人注射吗啡，并眼见他们的忧虑、痛苦与恐惧得到缓解。他们仅仅是觉得疼痛吗？我所缓解的疼痛就是他们最糟糕的感觉吗？也许吧。但有时疼痛与恐惧、苦恼会分别出现，而鸦片能将它们全部治好。

虞美人即佛兰德斯战场的罂粟，它能产生的有效药物很少。要提高药效，就得使用刚毛罂粟（*Papaver setigerum*）或药效更强的鸦片罂粟（*Papaver somniferum*）。如果一片罂粟花田能让我们联想起夏天或者战争，那么在久远的过去，罂粟则会令人想到睡眠、休息与遗忘。诗歌中有许多这样的描写。荷马吟唱过关于海伦的诗：她是宙斯的女儿，曾为奥德修斯的儿子忒勒玛科斯配置一种药水，好让他忘了父亲失踪所带来的痛苦。她"将药物投入酒中，他饮下后便能平息疼痛与愤怒，并忘却所有悲伤"。这听上去确实很像鸦片。据一位维多利亚时期的诗人描述，这种药物让他感觉灵魂在被丝绸拂拭。曾在公元 1 世纪著有五卷药理学教科书的迪奥斯科里季斯（Dioscorides）认为，海伦使用的是天仙子（henbane）。尽管迪奥斯科里季斯曾随罗马军队出征，沿途肯定获得过鸦片，因而具有一定权威性，但天仙子是一种效果较难预计、产生的欣快感也较弱的药物，不太可能是诗中所写的药水。更多现代作者相信海伦使用的就是鸦片，1967 年的《麻醉药品简报》（Bulletin of Narcotics）上有篇文章甚至认为，忒勒玛科斯靠定期服药带来的好处避免了所有不良反应。不知道他们是在《奥德赛》（Odyssey）的何处找到这个观点的依据，但或许《麻醉药品简报》始终会有些担心，荷马会影响到那些意志不坚定的人。

英国诗歌中充满了关于罂粟的意象，尤其是在 19 世纪与 20 世纪。它带着沉睡、遗忘、模拟死亡的含义盛放，满怀祝福。弗朗西斯·汤普森（Francis Thompson）的《罂粟》（The Poppy）写于 1887 年前后，尽管今天读来令人昏昏欲睡、毫无印象，但它在 1919 年却备受推崇，入选了《牛津英国诗典》（Oxford Book of English Verse）。在书中，罂粟睡眼蒙眬地悬挂在丁尼生（Tennyson）的峭壁上，盛开在约翰·麦克雷（John McCrae）的佛兰德斯战场上；艾萨克·罗森伯格（Isaac Rosenberg）则知道作为诗人应该如何保护一株罂粟，尤其是在黎明时分的战壕中：

> 扎根在血管中的罂粟
>
> 凋落，一直在凋落；
>
> 但我耳中的那朵却还安全，
>
> 只是因尘土而微微发白。

二等兵罗森伯格在 1918 年 4 月 1 日黎明遇害，当时他刚刚结束一夜的巡逻。比起为它们写作，奥斯卡·王尔德（Oscar Wilde）更喜欢佩戴罂粟花，这也符合他一次偶然所称的：他将自己最好的才华留在生活里，而非工作中。罂粟花有象征同性恋之意，尤其是一种花瓣紫色下垂的品种。这也为战争诗人的写作铺平了道路，他们正需要一个意象来形容青年男子的红色伤口。在麦克雷创作《在佛兰德斯战场》（In Flanders Fields）之后，罂粟花成为"止战之战"*——以及此后其他战争——的标志。遗忘的象征如今成了纪念的象征。

人们在 6000 至 7000 年前的人类居住地就曾发现过鸦片罂粟。它广泛生长于欧洲与亚洲，可能是在地中海西部被驯化。西班牙墨西埃拉戈斯洞穴（Murciélagos Cave）墓葬的所属年代约为公元前 4200 年，其中随葬有几袋罂粟蒴果。

古埃及人模仿苏美尔人的方式栽培罂粟，他们将其用于多种用途，对它的药力也很清楚。在他们的神话里，伊西斯（Isis）把鸦片送给太阳神拉（Ra），以治好他的头痛。在他们长长的药品清单中，罂粟具有重要的地位，某种程度上是独一无二的。

在罗马时代，尼禄（Nero）十分钟爱罂粟。普林尼（Pliny）

---

* "止战之战"（War to End All Wars）指第一次世界大战。——译者注

写道，皇帝是用它来摆脱敌人的纠缠。两千年后的柯勒律治（Coleridge）也发现了罂粟的迷人之处。他描述着它带来的梦境："那安眠是多么神圣、多么迷人的所在，如同荒凉沙漠中心的一片绿洲，繁花绿树，泉水淙淙。"他在伦敦的演说很受欢迎，以至于人们在场地外创设了世界上第一条单行道来应对交通。他相信只有让自己感到有趣，才能让观众也感到有趣，因此他在踏上演讲台时还没有确定的主题，张口就讲，看会冒出什么样的主意。他在演讲台上的一杯水中倒入一点鸦片酊——鸦片在酒精中的溶解物，只需要几滴便可以让整杯水着色。他一边讲一边倒入更多。随着演讲继续，杯中的水色也逐渐加深。

毫无疑问，罂粟确实是一种药物。它能带来熟睡与快乐，缓解忧郁及呼吸短促，对腹泻效果显著。最重要的是，它能消除疼痛。奥斯卡·王尔德晚年在穷困潦倒中奄奄一息，医生诊断他得了致命的脑膜炎，并用吗啡和鸦片为他镇痛。到最后，即 1900 年 11 月，他们到了只能假装给他注射的地步。因病痛而只余一半神志的王尔德不得不把手塞到嘴里，以免尖叫出声。医生不再对他使用吗啡，这无疑很残忍，但也使王尔德得以苟延残喘。罂粟具有消除窒息感的作用，不是因为它能帮助呼吸，恰恰相反，它消除的是人们对呼吸不畅的感知。这减少了人们的痛苦，但同时也可能缩短他们的生命。

能够理解一种药物的疗效，并不等于用来解释疗效的理论是正确的。盖伦（Galen）曾说过，鸦片"是能麻痹感官、引起熟睡的最强效的药物"。盖伦是希腊人，生活在公元 2 世纪的罗马，是当时最有影响力的医生。他的著作总结了当时的经典知识，也加入了自己的部分创新。在他去世后的一千多年间，他的观点被视为绝对真理。尽管盖伦声称自己相信实验结果，但他的大部分知识还是基于自己的主观见解。盖伦建议将鸦片在滚水中溶解，然后倒在羊毛海绵上，向上塞进肛门或放入鼻腔。这两种方法确实都可行，因为直肠和鼻腔的血液供应都很丰富，黏膜层也很薄，易于渗透。盖伦已掌握了鸦片的用法。他还拥有其他一些药物，有的能让人腹泻——番泻叶和蓖麻油至今仍在使用，有的能让人呕吐或发汗。这些反应都还在原始人类能够发现的范围内。

人类学家已经不再使用"原始"（primitive）一词，担心这会暗示其他文明不如我们的文明复杂丰富。他们也许是对的，但在涉及客观知识时，这个词却恰如其分。盖伦对药物的理解与我们相比确实很原始，希望我们与我们的孙辈相比时也会如此。

是什么让这些早期药物得以被人类发现呢？如果有样东西能很快让人呕吐、出汗、出现幻觉或失去意识，那你立刻就能发现结果。如果一个人的肠道或膀胱出现异常，他（或她）第二天就会告诉别人。有这样效果的药物很容易被圈定，就像人们发现什么东西好吃一样，而较为微弱或长期的效果就不那么容易被发现。许多慢性毒药都曾被人忽视。罗马人曾用铅来增加酒的甜味，但要等到数十年后他们才发现，此后痛苦而缓慢的死亡就是由这种溶解在酒中的金属造成的。有益的药效如果不是即时、强烈、明白无误的话，也很容易被忽视。从吃下的食品到花园里的植物，人们身边到处都是含有活性药物成分的物质，但他们却缺少察觉的方法。

经典医学史给人的印象并非如此。罗伊·波特在1997年的《人类医学史》中是这么说的："……在对'原始医学'各种冷嘲热讽后，研究人类植物学的药理学家现在却承认，这些知识为医生们提供了有效的止痛药、麻醉药、催吐药、泻药、利尿药、通便药、退烧药、避孕药和堕胎药。"波特所列的清单大体准确,却带有误导性。比如说盖伦,他掌握了哪些药物呢?催吐药能让人呕吐,但呕吐在什么情况下会带来好处呢?泻药对便秘有用,但在别的方面就几乎没有价值,在治疗传染病时,其作用就与放血、催吐一样——让已经脱水虚弱的病人进一步脱水虚弱。利尿药能让你通过小便排出多余液体,在少量、可控的剂量下,对心脏衰竭具有一定作用,不过作用非常有限。它们常常被用于急性病,比如外伤或感染,使原本就很糟糕的病情继续恶化。人们使用发汗药,是因为他们相信毒素会随汗液排出体外;但他们错了,随汗液排出体外的是盐分和液体,而这二者对于病人来说都至关重要。

用于堕胎或防止怀孕的药物古已有之。古埃及人将鳄鱼粪便放入阴道,这的确有避孕作用,但仅仅在一定程度上,而且多半是通过降低性吸引力来达成,而不是直接杀死精子。极少数古代治疗法确实有些好处。水银虽然有毒,却能帮助治疗梅毒,然而效果有限,往往无法抵消它带来的伤害。另一种化学元素锑具备有限的抵御血吸虫病的能力。(血吸虫是一种寄生虫,会感染在非洲受污染水域中游泳的人。)从番红花中提取的秋水仙素对医治痛风有一定好处,但问题是,它会导致上吐下泻。这些药物具有生物活性,因而能起到一定作用,但随之而来的危害却可能令人得不偿失。

古埃及的颅骨穿孔术常被作为例子,来证明古代手术技术有多么先进。手术医生能够在病人的头骨上钻洞,并取出部分骨头。人们发现过伤口已愈合的头骨,说明有部分接受手术者存活了下来。古埃及人的医术已先进到能去除病人的部分头骨而不伤及性命,但这并不代表他们知道该在什么时候使用这一技术。他们用其挽救某些头骨碎裂的患者,但也戕害了许多实际是患有精神病、神经性疾病或传染病的患者。这些病人承受了颅骨穿孔术的痛苦与风险，结果却一无所获。

如果一份药物清单中包含一种只具有潜在疗效的药材，那它就不含什么真正的知识，也没有实际的治疗效力。举例来说，在 20 世纪已知青霉素中含有某种杀菌成分的情况下，医生仍然要通过艰苦努力才能取得临床疗效。即使找到了正确的菌种，也能用先进的化学技术从菌液中提取出浓缩物，真正应用起来仍然难上加难。用青霉菌（*Penicillium*）来获得治疗效果就是如此艰难。这也告诉我们，关于古埃及伤口敷料中为什么含有发霉的面包，我们解释的时候要多加小心。

因此，除了药物的药理学属性之外，还有其他关键因素：人们操控药物的能力。古希腊人和古罗马人能可靠地或通常有效地使用鸦片镇痛吗？他们能令手术更舒适、死亡更安然、疾病更轻微吗？不能。甚至到了 19 世纪，医生都没法做到这些，他们仍然对剂量与制备方法疑惑不解，对治疗效果缺少把握，对副作用胆战心惊。

第 2 章　诡辩与鸦片酊

　　科学史上的一次早期进步源于古希腊的一场哲学争辩。在耶稣诞生五百年前，有一群古希腊人以辩论技巧谋生。雅典是个喜好辩论的城市，连诉讼的成败都往往取决于辩论技巧。这群人被称为诡辩家。这个称呼起初是在赞扬他们的智慧，但后来就演变成对他们品行的侮辱。（"诡辩"后来指在为某个事物辩护时，既不能做到诚实正当，也不是基于被辩护对象的真实性，而是以撒谎和混淆视听为手段，从一己私利出发进行辩论。）诡辩家反对当时被广泛接受的观念，即理解世界的最佳途径是通过推理。他们辩称，比起纯粹的推理，经验能给人带来关于真实世界的更准确的信息。

　　柏拉图是诡辩家最大的对手之一，他相信经验具有误导性。承载我们的大地，以及我们周围的建筑、人物、种种形象，都只是真实世界的一个副本、一个仿制品，而真相隐藏在更深处。心智可以借助思考的力量，试图找出背后真实世界的纯粹形式。经验只会因这些纷繁的映像而涣散、迷惑。实验能告诉你的都只是这些错觉与表象，而没有任何更重要的东西。那些相信实验一类粗鄙的实践方法的人被称为经验主义者，这是对他们的一种蔑称。

　　亚里士多德则以思辨的精神反对这种看法。他提出，推理需要建立在经验的基础上。哲学无法告诉你蜜蜂如何飞行，或者一个人有几颗牙齿。要知道这些，你就得去研究蜜蜂，或者叫一个人张开嘴，清点眼前所看到的牙齿。对于亚里士多德来说，"实验"和"经验"差不多是一个意思，但他至少已经感觉到它们之中还隐藏有某种重要的意义。这一观点在人们的思想里轰然驶过，虽然并不会立刻变成挽救生命或减轻痛楚的良药，却蕴含这样的希望。

亚里士多德诟病柏拉图过于倚赖他自己的思想，以及他凭空推想出世界如何运行的能力。亚里士多德质疑这不够合理：为什么世界要以你期望的方式来运转呢？他认为更好的方式是从观察四周事物开始，再试着想清楚你的所见所闻。让思想与世界相符，而不是让世界与思想相符，这会更有望将事情弄明白。亚里士多德的观点包含在他所称的"自然哲学"（natural philosophy）内，即基于自己的经验来构建知识。一千六百年后，托马斯·阿奎纳（Thomas Aquinas）重述了这一理念："*Nihil est in intellectu quod non prius in sensu*（没有任何智慧可以不经感知而被获取）。"两人都相信经验比内在才智更可靠，至少在理解自然世界的真相时是如此。

人们投入大量思考与努力来确定经验的哪种特质才使其具有价值，因为某些形式的经验似乎比其他更加有用。精心组织观察能使它们更可信，实验的重要性开始植根于人们心中。

在耶稣降生后约一千年，伊本·海塞姆（Ibn al-Haytham）在巴士拉（位于今天的伊拉克南部）出生。他所写的关于光学的著作探索了视觉的本质，也包含当时最先进的科学方法。海塞姆说，观察会引发人们心中的疑问，令他们建立理论以做出解答。之后，这些理论就需要接受实验的检验。海塞姆的研究方法和光学知识给13世纪的英国哲学家、修士罗杰·培根（Roger Bacon）留下了深刻印象。培根强调，观察、理论说明与实验提供了探究真实世界的方法。他详细准确地记录了自己的实验，以便其他人可以重复实验并验证他的结果。

培根非常强调验证，这意味着他承认自己会犯错误。在此之前，还从未有人如此严肃地想要防范自己可能出现的错误与混淆。人们开始逐渐进步，傲慢程度有所下降，对自己直觉精准性的盲目信任也在逐渐消解。

16 世纪晚期，与罗杰·培根并无亲戚关系的弗朗西斯·培根（Francis Bacon）进一步推广了这种科学方法。"人们曾企图按自己的构想建立世界，"他写道，"仅从自己的头脑中获取全部所需的材料。但如果他们不这么做，而是诉诸经验与观察，就能基于事实而非看法进行推理，从而最终获得有关现实世界运行规律的知识。"

弗朗西斯·培根——与他同时代的医生威廉·哈维（William Harvey）曾说他的眼睛有如蛇眼——死得像个真正的科学家。一个冬天，他与御医威瑟伯恩（Witherborne）一道驾马车出行，突然想知道遍地的白雪是否能用来保存肉类。在好奇心的驱使下，两个人跳下马车跑到最近的一户人家里，说服女主人卖给他们一只活鸡。他们叫她杀了鸡，取出内脏，而培根则满怀热情地抓起雪填入鸡腹中。17 世纪末的八卦传记作者约翰·奥布里（John Aubrey）这样写道："冻雪让他受了寒，他立刻感到病得厉害，连自己的住所都回不去。"——此时距他自信满满地叙述着的事件已过去约 50 年。"两三天后"，培根死于肺炎，其间还可能被他的旅伴放过血。后世对培根的评价褒贬不一。亚历山大·蒲柏（Alexander Pope）在 18 世纪写道："如果你不要求完美，就想想培根是多么闪耀。他是人类中最聪慧、最光彩照人的，但也是最卑鄙无耻的。"

这些关于实验必要性的先进思想对于科学发展十分重要，但在医学上并非如此，它丝毫未能改变对病人的治疗方式。寻求医生的专业意见仍然不是明智的举动。这并不是说所有医生都很糟糕，或说他们连偶尔有所帮助都做不到，只是他们对人类的整体影响仍然是负面的——使寿命缩短、疾病蔓延。外科医生可以搞定简单的骨折，实施基本的手术，往往也能对患者有所裨益。但由于缺乏对感染的认知，手术创口通常会恶化，甚至连医生针头留下的一道浅浅的刮痕都可能要人性命。17 世纪，诺福克郡的托马斯·布朗（Thomas Browne）医生对培根的方法论深以为然，同时也认可当时的另一项伟大发现：由威廉·哈维发现的血液循环。他写道："你要确保自己完全掌握哈维医生的《心血运动论》（De Circul. Sang.），我认为这项发现比哥伦布的更加伟大。"在经历几千年的蒙昧无知之后，哈维在 17 世纪证明是心脏推动血液在全身循环。这是一项了不起的洞见。对于布朗来说，它比发现美洲大陆更令人赞叹，但它却无法改变医生治病的方式，甚至不能促使他们反思一下自己对放血与水蛭疗法的狂热。

这些新的思维方式在德奥弗拉斯特·菲利普斯·奥里欧勒斯·博姆巴斯茨·冯·霍恩海姆（Theophrastus Phillipus Aureolus Bombastus von Hohenheim）——他称自己为帕拉塞尔苏斯（Paracelsus）——的生命中扮演了重要角色。他 1493 年出生于瑞士，通过自己选的这个名字，他想表达自己已经超越了古罗马医学权威塞尔苏斯（Celsus）。但这只是帕拉塞尔苏斯的自我标榜。他游历行医，走遍欧洲各国，寻求知识及其令人不可思议的内在联系。帕拉塞尔苏斯对自己以卓越的才能获得的理论、直觉和成果感到兴趣盎然，并将它们与神秘学、炼金术及更直白的自然哲学进行组合。"当看到（医学）实践的结果无外乎致死致残，我就决定抛弃这种可悲的技术，去往别处寻求真理。"

他对当时医学的差评可谓一针见血。如同几个世纪以来许多持同样想法的人一样，他相信自己可以做得更好，但事实远非如此。

帕拉塞尔苏斯用于武装自己的理论学说基础薄弱，不堪一驳。在有文献记载之前便已出现的"形象学说"便是他的最爱之一。这种理论认为外部形象可以决定内在作用，在药物领域，则指植物与疾病间的相似性可以证明其治疗能力。黄金可以治疗黄疸，因为二者都是黄色；长得像睾丸的花可以治疗性病；蓟刺能治愈体内的刺痛。这种理论在很多社会中都能见到，但无论是其久远传承还是简便易懂的特性，都不能让它与真理靠近分毫。有些人相信自己的直觉，从而得出了有害的治疗方法。帕拉塞尔苏斯一边嘲笑他们，一边编造出了自己的版本。他的装备中包括一柄长剑，这可能还比较有用。对于一个在中世纪四处游历、好斗尚武的人来说，长剑本身就很趁手，而剑柄中的物事更有价值。他在剑柄里填满了财富。"我有一个秘方，"他宣称，"我称之为鸦片酊，它胜过其他所有药方。"

这位新医学的先锋人物有许多革命性言论。"如果我需要证明什么，"他说道，"就不应该引用权威的说法，而是应该通过实验，以及在此基础上进行的推理。我不相信古代的体液平衡学说，人们误以为它能用来解释所有疾病。就是因为这些学说，才极少有医生能树立对疾病的正确认识，了解其病因和病程。"然而他所说的"实验"不过是自己的观念与直觉的延伸，实验结果形成了宏大空洞的理论，什么结果都能装下。帕拉塞尔苏斯的言论很像个科学家，但他所谓的"真理"往往是荒谬而令人费解的妄言。他使用时兴的科学术语，以及化学这一新兴学科中的用语和惯例，并以一种误导的方式使用它们，就像他恶意嘲笑的古希腊人、古罗马人和阿拉伯人一样。他自吹自擂到这种地步："告诉你，我脖子上的一根毛也比你们这些作者懂得更多，我的鞋扣比盖伦和阿维森纳（Avicenna）加起来还要有智慧。"不过，他的剑柄中所藏的鸦片酊究竟是什么呢？

帕拉塞尔苏斯随身携带的神药看起来确实奇怪，其成分包括他所称的"永生之石"，看着有点像是某种怪异而鬼祟的动物的粪便，还有橘子汁、黄金以及其他匪夷所思的材料与鸦片混合在一起。实际上，这里面唯一真正有效的就是鸦片。人们非常喜爱这种效果。

人们喜欢它，主要是因为它确实能提高他们的生存概率。只要帕拉塞尔苏斯等医生相信它能治愈疾患，他们就会停用其他更危险的药方。鸦片酊和其他形式的鸦片一样，一旦过量就很危险，但比起医生们用的其他疗法，鸦片酊常常比水还安全。

帕拉塞尔苏斯所发现的是将鸦片浓缩而成的更强效的制剂。他将晒干后的罂粟乳液溶解于酒精，而不是溶解于水，从而在这种药品中额外加入了酒精成分。同时，由于罂粟中的活性化合物在酒精中更容易溶出，单位品脱的药力便有了显著提升。

帕拉塞尔苏斯死于 1541 年。83 年后的 1624 年夏天，一个婴儿在英国的多塞特郡降生。在托马斯·西德纳姆（Thomas Sydenham）的成长时期，医学与教育一样，保留了浓重的古希腊与古罗马特色。解剖学与科学方法上的进步对于需要求助于内科医生、药剂师、外科医生的病人来说，仍然收效甚微。不过凭借牛津大学的教育背景和天生的直觉（鉴于当时英国大学的质量，后者的作用应该更大），西德纳姆有能力慧眼识珠。罂粟令他印象深刻，他曾断言："在全能的上帝赐予人类缓解苦痛的所有药物中，没有哪种比鸦片更通用、更有效。"

当时还没有人懂得鸦片的生效机制。莫里哀在 1673 年的《无病呻吟》（*Le Malade imaginaire*）中嘲弄了用浮夸的术语来掩饰自身无知的医生：

"一位博学的医生问我，鸦片能使人睡着的原因是什么。"一个正在申请行医执照的医学生说道，"我回答说，因为它具有安眠的特性，其本质就是能镇静感官。"他的主考官认为这个回答精彩绝伦。

托马斯·西德纳姆致力于用新的方法来观察世界，这一愿景也深深地影响了他的生活。1642 年英国内战爆发时，西德纳姆刚刚结束他在牛津的第一学年。他随即前往战场，为国会与民主制度反抗皇权的事业而斗争。回来时，他失去了两个兄弟，自己也多次血洒疆场。他继续完成自己的学业，但也写道："我开始相信，如果一个医生能通过亲眼所见——而不是书本——认真学习……那么他一定能出类拔萃。"他在牛津接受的教育完全是基于书本，任何其他形式的学习都被视为有失医生这样高标准人才的身份；西德纳姆的观点却正好与之相反。他也尽自己所能去说服其他人，当一个刚入行的同事向他咨询哪本书对学习最有帮助时，他答复："去读《堂吉诃德》（*Don Quixote*）吧……这是本很好的书，我现在仍然在读。"他所强调的不仅是当时教科书的无用，也是他自己像堂吉诃德一样的古怪名声。作为一名医生，却不全心信奉前辈传授的知识，这似乎不只是有点儿疯癫而已。

英国皇家学会（Royal Society）的化学家罗伯特·波义耳（Robert Boyle）曾对一个共同的朋友描述西德纳姆为"成熟的学者、优秀的植物学家、技术高超的解剖学者"。朋友转述了这一赞扬，西德纳姆的回应却出乎他的意料：

这是不错，但还很不够——解剖学、植物学，这简直是无稽之谈！先生，我认识科文特花园的一位老妇人，她对植物学要比我懂得更多，而说到解剖学，我的屠夫就能把关节完好地切开。
不，年轻人，这些都只是基础而已；你得到病床边去，只有在那
儿才能学会看病。

他坦率的观点和热情的性格吸引了许多杰出的思想家。波义耳是
他的密友，哲学家洛克也是。然而，尽管西德纳姆在认识论与观察法
上有先进的理念，尽管他不遗余力地敦促医生对疾病的自然历史多下
功夫，记录它们的迹象、症状、病程和后果，但病人实际获得的好处
仍然接近于零。到头来，西德纳姆最好的治疗工具也不过是不愿意开
药。"对一个城镇的居民健康来说，"他写道，"来一个不错的小丑胜
过二十头驴子所驮的药。"当发现一名患者陷入了身体和情绪双双崩
溃的境地——不是因为疾病，而是由于其他医生开的药导致的呕吐与
腹泻——西德纳姆只是"为他点了一只烤鸡和一品脱加那利酒"。

西德纳姆在治疗上持彻底的虚无主义态度，他对人们所说的药物
价值抱有深深的不信任。他声称："我可以肯定地说，在那些大家以
为是死于痛风的病人中，大部分其实是死于药物。"由于自己也罹患
痛风，他仔细研究了所有已知的疗法，得出的结论是它们的药性统统
抵不过毒性。他不是第一个认为经过深思熟虑的不作为往往是最佳选
择的人，但他能对自己的观点开诚布公。"假定大自然总是需要寻求
技术的协助，那是大错特错。"他论述道，这里指的是医生的治疗技
术，"我就是靠什么都不做，才有效顾全了病人的安全和我的声誉。"

西德纳姆对待放血疗法的方式也几乎是革命性的——他不是一有
机会就动用水蛭或小刀，而是相对节制。他承认鸦片酊的好处，却无
法区分是药物自身的作用，还是因帮助病人避开更有害的"疗法"而
带来的效果。他对帕拉塞尔苏斯额外加入的原料表示怀疑，于是简

化了配方。在当时崇尚复杂配方——原料越多、越奇特越好——的医药界，这是种精准而相当独到的创见。木虱、人头骨、所谓的独角兽角、珍珠、蛇和动物内脏在当时都是常规的制药原料。这被称为复方制剂，意为成分数量较多，这种方法一直被使用到 19 世纪，直至化学家确定了真正重要的是特定活性成分的性质。这一见解后来发展成为分子受体理论，即细胞像锁一样，只能由特定微观结构的钥匙打开。

制作鸦片酊时，西德纳姆建议用两份鸦片和一份藏红花，加上少量肉桂和丁香，与甜酒相混合。丁香具有温和的局部麻醉效果，不过就像另一种香料以及较受欢迎（也比较贵）的饮品那样，它们的主要作用十分实际：味道好，有助于顺利服下药物。歌德在《浮士德》中写道："行动就是一切，名声不过虚无。"医生对此更有体会。

西德纳姆将鸦片溶解于酒（加那利酒，和今天的马德拉酒类似）的做法有一个易被忽视的好处，即酒与罂粟的协同作用。二者都能令人放松而健忘，但同时又能提高警觉性和感官的敏锐程度。当 1817 年塞缪尔·泰勒·柯勒律治想用一个词来形容鸦片酊的作用时，他造了一个新词：强化（intensify）。

我们今天对鸦片心存恐惧，部分原因是毒品斗争产生的副作用。由于运输古柯叶的罪责与运输可卡因相同，运输高浓度吗啡又与运输未经处理的罂粟乳液同罪，因此效力强的药品就比较占优。如果你要冒险生产及运送非法药物，最有利的做法就是将其制成尽可能浓缩的形式，这就把毒贩子的违法风险转化成了他们客户的生理风险。海洛因已经寻隙进入各个城市，而它在整个历史时期都很常见的较为温和的替代品——罂粟茶、自制的鸦片酊等——却消失不见了。保留下来的只有对罂粟美丽外表的喜爱。

如果医生们开出的药方总是在戕害他们的病人，医疗行业是怎么得以继续存在的呢？医生们又如何在带来危害的同时维持济世救人的名声呢？

19世纪的波士顿医生奥利弗·温德尔·霍姆斯（Oliver Wendell Holmes）认为他知道答案。人们最想要的是某种可供信仰的东西，并不惜为之付出一切：

为了恢复健康、保住性命，没有什么是人们不愿做的，没有什么是他们没做过的。他们在水里被淹得半死，用燃气把自己烤得半熟，在土里被埋到下巴，像奴隶一样用热烙铁烙自己，像片鳕鱼那样用刀在身上划出伤口，把针扎进肉里，在皮肤上点燃火堆，吞下各种恶心的东西，然后还为这些付钱，就好像被火烧刀割是种昂贵的特权，就好像烫起的水泡是种恩典，用来吸血的水蛭是种奢侈。

直到今天，医学中也很少有哪项操作比什么都不做更难。医学的设立是基于病人对受助的渴求与医生对助人的渴求，这种渴求压倒了理智。要什么都不做，或者说承认无能为力，其难度是巨大的。就像政治家面对他们实际上控制不了的问题时，也需要做点儿什么——随便什么都好，医生也被迫有所作为。但当医生和政治家开始当真以为自己十分重要时，危险就会随之而来。人们希望医生自信、肯定，能够提供治疗。自信能让医生更受人们信任，因而也逐渐融入了医生的性格之中。重要的是说服人们相信你的判断——如果要让人们感到被关心，如果要让他们对遵从医嘱感到足够安全，或者至少能得到些安慰，而说服别人最简单的方法，就是先说服自己。

"至于彻底治愈的方法，"西德纳姆写道，"一种完美无缺的、能让病人连患病的可能性都不复存在的方法，这就是种谎言。它和真理一起被埋在深井之底，在大自然最深的隐蔽之处，我不知道能由谁、在什么时候将它带到光天化日之下。"他的确是在以良言相劝，但这绝不是担惊受怕的病人想要听到的。病人希望有人能提供信心与希望，而不是鲁莽地提出怀疑。

弗朗西斯·培根和他的后继者们发展出了我们今天所说的科学方法，但他们并不是在发明使用移液管的方法，或者设定穿着白大褂在实验室工作的规则。他们所发明的思维工具与特定的实验仪器无关。当新闻工作者提及"科学家"时，就好像他们是区别于其他人的另一物种，而不是通过检验来校正自己看法的普通人。一个在池塘边打水漂的孩子也是在进行某种科学实践，他改变石头的形状和投掷的角度，逐渐试验着获得更多弹跳次数。而一个蓄着胡子、拥有博士学位、操作精密机器的人，如果不是在检验他的理论，也与科学没什么关系。

弗朗西斯·培根奋力寻求认识世界的最佳路径，试图找出我们为什么总是会犯错，为什么会走上远离真相的歧途。16 世纪末 17 世纪初，经过一步步摸索前行，他逐渐鉴别出那类以假乱真、似是而非的思维谬误，从而找到能真正结出硕果的思想。培根对真理的热爱有多真切，他对干扰自己认识真理的事物就有多恐惧：

> 如今谬论和错误观念占据了人们的认知，并在此深深扎根，这不仅会阻塞人们的头脑，让真理找不到进入的路径，而且即便在真理入驻之后，它们也会卷土重来……继续困扰我们，除非人类预见

这种危险，并武装自己直至能抵御它们的侵袭。

培根说，我们的头脑习惯于在不存在规律的地方看出规律，或将事物按我们的喜好联系起来，而不是按照实际证据。我们存有的个人偏见蒙蔽了我们的心智，将我们推向真理的反方向，仅仅是因为某些结论更合我们的口味。语言对此也有影响。有时我们犯错误的原因不过是搞混了一个表述，让含糊和混乱从其栖居的词句进入了我们的头脑。还有些时候，成功人士、学说教义和辩论也会带来错误，它们很受欢迎，真实价值却有所不及。赢得辩论的不一定是握有真理的一方，而往往是较为巧舌如簧的一方。

培根说，这些思维谬误——

扎根于人类的天性之中，以及部落或种族之中。将人类的感知当成事物的衡量标准，这本身就是个错误的论断。恰恰相反，所有源于感官或思维的看法都只是基于个人标准，而不具有普遍性。人类的认知就像一面哈哈镜，毫无规律地接收光线，将自己的特性混杂其中，使事物的本相扭曲变色。

科学为人类提供了一套系统，能让他们摆脱混乱，防范错误。但没有一条路径能完全避免思维谬误，正如人不可能免于疾病。我们能指望的最佳做法就是对错误的不可避免性保持警醒，并通过检测与试验不断排除错误。

第 3 章　自信与奎宁

"我死在太多医生的帮助下。"这是亚历山大大大帝（Alexander the Great）在公元前 323 年临终时所说的最后一句话。四百年后，普林尼指出有一则新墓志铭开始流行，和亚历山大的遗言遥相呼应："就是那帮医生杀了我。"对于想就自己的死亡声明一二的人来说，这不过是句简单的话，但在这之前却很难被人接受。指责医生的失败并未阻止人们怀着功成名就的期望，对这一职业趋之若鹜。

是药三分毒的说法广为人知，但这并没有削弱医生在人们心中能控制药效的形象，反而还加强了这种印象。如果药物是危险的，说明它们也具有效力——甚至明明看到它对人体的危害，也要臆想出其有益的一面。在饱受痛苦之时，人们很难抗拒认为药物有用而带来的安慰。那些最伟大的医生之所以能树立声望，一部分是因为对自己抱有坚定信念。比如说盖伦，他的自信组成了他魅力的一部分。这种自信如此牢固，经得起与现实之间的任何冲突。盖伦这样描述一种药水：

> 所有喝下药水的病人都在短时间内恢复了健康，但那些无药可救的病人除外，他们都死了。所以很显然，这种药水只会在绝症面前失效。

　　盖伦相信，发烧是因为体内有过量的血液，因此治疗方式也显而易见。（盖伦对放血疗法的信念可谓执着，他甚至建议用它来治疗失血过多。）发烧的病人应该每天放血两次，第二次要放到他们晕过去为止。盖伦对人体的看法是基于体液及其不同作用的复杂理论，他对那些缺乏理论信仰而不得不依赖实验的医生很是轻蔑。

　　放血疗法在医生心里年深日久，牢牢扎根。以下是约翰霍普金斯大学的创始教授、牛津大学医学钦定讲座教授威廉·奥斯勒爵士（Sir William Osler）对肺炎的看法：

> 对于原本强壮健康、刚刚染上疾病而病势凶猛伴有高烧者，放血是很好的做法。

　　这段话出现在 1920 年的医学教科书中，距盖伦所在的时代已过了约两千年，支持这一治疗方法的理论已发生了变化。奥斯勒对人体以及引起肺炎的微生物也要比盖伦更了解，但放血对饱受肺部感染折磨的患者造成的糟糕影响却没什么变化。理论变了，危害却照旧。盖伦对自己职业的最大毒害还不是他对放血疗法的信奉，或列有 473 种药物的清单，而是他的自鸣得意。他写道：

> 我对医学的贡献，就像在意大利各处修路搭桥的图拉真（Trajan）对罗马帝国的贡献一样。是我，且只有我揭示了医学的真理之路。必须承认，希波克拉底（Hippocrates）已经标明了这条路径……他做了准备工作，但真正把路走通的是我。

疟疾是盖伦面对的主要传染病之一。这种疾病具有标志性的发冷和发热周期，这就使早期医生的症状描述很好辨识，即使他们对自己记录的内容其实并不怎么理解。引起疟疾的是一种寄生性原生动物，这是种单细胞微生物，具有细胞壁和运动细胞器——后者使它更接近于动物而非植物。疟原虫（*Plasmodium*）是这种原生动物的属名，它感染人类的历史非常久远，以至于我们中的很多人已经在进化中获得了对它的防御基因。它的存在很可能和我们智人同样早，因为它的原生动物近亲也能感染黑猩猩和其他灵长类动物。疟原虫似乎和我们一样起源于非洲，当人类迁徙的时候，也把它们带在了身上。疟原虫一生中只有部分时间在人体内度过，其余时间都寄居在蚊子身上。疟疾在人与人之间就是以蚊子叮咬的方式传播——或者从蚊子的角度来看，当它们在同一张移动餐桌上进食时，疟疾就从一只蚊子传到了另一只蚊子身上。

对于第一世界来说，疟疾如今只是在度假期间才需要考虑的问题。而在其他地区，每年都有将近 7 亿人患病，数百万人（多数是非洲儿童）死亡。疟疾没有疫苗，但药物可以有效抵御和治疗这种疾病。最早的药物是南美的金鸡纳树皮，其中含有一种叫作奎宁的化合物，能够杀伤疟原虫。

在英国，疟疾曾经被称为 ague，来源于发热一词。它的发病原因并不明确，不过许多人将它与沼泽地及污浊的空气联系起来。直到霍勒斯·沃波尔（Horace Walpole）在 1740 年夏天离开罗马，急切地想从病魔处逃脱时，英国人才开始使用它今天的学名。沃波尔给家乡的一个朋友写信说道，这儿"有种名叫疟疾的可怕东西，每年夏天都会来罗马杀人，而我从耶稣下葬以来还从未担心过死亡呢"。

正如沃波尔所见，罗马周边有许多沼泽和湿地，这被认为是引起疾病的源头。宗教并不能带来保护，至少从教会中的地位排序来看是如此：教皇和主教也对疟疾战战兢兢，和他们谦卑的弟兄一样容易死去。

在沃波尔写信之前 150 年左右，即 17 世纪初，西班牙人开始将一种南美树木的树皮带回欧洲。秘鲁的耶稣会神父发现当地人都在使用它，主要是用来治疗伤口。这种奎那–奎那树* 能产生一种香脂，除了能治疗伤口，对发烧似乎也有效。它对治疗疟疾没有特别价值，但照样流行了起来。然而这种"秘鲁香脂树皮"十分昂贵，为了满足需求，商人们开始带回另一种树皮作为替代。刚开始，人们只是偶然用到它，并无太大兴趣。当时盛行敌视创新的氛围：1624 年，教皇乌尔班八世（Urban VIII）颁布诏书，将所有吸食新近传入的烟草者逐出教会；1633 年，他又命令伽利略公开放弃他关于宇宙的观点。

其他人对新观念的态度则要更开放些。1643 年，一位比利时医生提及这种替代品——后来被称为 *árbol de calenturas*，即发烧树——在欧洲被用于治疗疟疾发热。它也被称为奎宁，得名于它在引入时所取代的奎那–奎那树。西班牙红衣主教胡安·德·卢戈（Juan de Lugo）带动了罗马人对它的兴趣，他持有大量树皮，将它们高价卖给富人，却免费送给穷人。这种树皮磨成的粉末是欧洲第一种能真正治愈病人的药物。鸦片能够镇痛，但无法增加存活概率。有史以来，第一次能有药物比鸦片做得更好。它近乎奇迹，但人们对当时已有的所

---

* 奎那–奎那（*quina-quina*）树的学名为 *Myroxylon balsamum*（吐鲁胶）。——译者注

谓灵丹妙药深信不疑，大多数人都没有注意到它。*

　　当乌尔班八世在 1644 年去世时，因为害怕罗马的疟疾，许多红衣主教拒绝穿过城市四周热症流行的平原，来参加挑选继任者的秘密会议。在英诺森十世（Innocent X）当选那年，德·卢戈主教问新教皇的医生，他对这种树皮粉怎么看。尽管教皇御医并未看出这种粉末的特别之处，但还是给予了盛情赞扬。此后几年，胡安·德·卢戈的声誉与影响力与日俱增，他开始在自己的教堂和罗马学院（Collegio Romano）——耶稣会的最高学府——进一步推广这种树皮。有这样强有力的支持者，人们对其更加趋之若鹜。耶稣会会士在 1646 年、1649 年、1650 年的罗马大集会期间，对 pulvis cardinalis（主教药粉）或 pulvis Jesuiticus（耶稣会士药粉）的需求大增。德·卢戈受到英诺森十世的支持，向耶稣会士宣传它的功效，而被深深折服的弟兄们则在交口称赞中返回了各自的教区。

　　到 1651 年，这种药粉已经被载入官方出版的药典之中，也就是进入了获得认可并准许使用的药物清单。《罗马药典》（Schedula Romana）中收录了数百种毫无用处或者有害的药物，现在终于有一种能够治愈疾病。次年，即 1652 年，奥地利的利奥波德大公（Archduke Leopold）因疟疾而发烧病倒。按照《罗马药典》的建议，利奥波德用这种新的树皮进行治疗，并很快痊愈了。然而一个月后，他再次发起烧来。利奥波德没有再服一剂这种效果拔群的药粉，反而

----

* 与此类似的是解剖学。盖伦的学说在早期解剖学中占主导地位，却将人类与非人类的解剖结构相混淆。在文艺复兴初期，当人们开始解剖人类尸体亲眼观察时，仍受成见的误导。即使是列奥纳多·达·芬奇这样的伟人，所画的也并非眼前的实物，而是盖伦教给他们所预见的东西。预期束缚了他们的亲身经验。关于人类的理解与观察能力多么容易出错，很难找到比这更清楚的例子了。

"十分生气……命令他的医生写一本书来攻击这个药方,并警示其危险性"。其他医生也加入进来,他们的成见让他们没能认识到这种药物救命的疗效。1655 年,黑死病袭击罗马,这种完全不同的疾病也会让患者发烧,但当他们接受耶稣会士药粉的治疗后,却丝毫没有好转。这种树皮也因此失宠了。

英国东南部的湿地和罗马平原上的一样危险致命。传播英国疟疾的是黑小按蚊(*Anopheles atroparvus*)。地区记录显示,它们的手下收获了大量亡魂。湿地地区在数百年间的死亡率一直高于出生率——要不是持续有移民迁入,恐怕整个社群都要滑进他们湿答答的坟墓中去。举国上下都需要一种治疗疟疾的有效方法,但耶稣会士药粉作为天主教的一项发明,很难在新教国家得到信任。

但有一个人对天主教、正统观念或创新都不存芥蒂,他就是坎奈姆·狄戈比(Kenelm Digby)。当坎奈姆还在蹒跚学步时,他信奉天主教的父亲埃弗拉德(Everard)就因试图炸毁国会大楼,和盖伊·福克斯(Guy Fawkes)及其他阴谋者一道上了绞刑架。*坎奈姆的一生由浪漫、劫掠、政治与科学交织。1633 年他的妻子去世时,他心碎不已,在委托本·琼生(Ben Jonson)致悼词、委托凡·戴克(Van Dyck)画肖像画后,他便埋头到学术研究中寻求安慰。他在发现氧气的过程中有所贡献,写了一本著名的菜谱[《打开博学的坎奈姆·狄戈比爵士的橱柜》(*The Closet of the Eminently Learned Sir Kenelme Digbie Knight Opened*),在他去世后的 1669 年出版],协助创办了皇家学会,

---

* 约翰·奥布里(John Aubrey)记录了这场死亡。他写道,行刑官扯出埃弗拉德的心脏,并宣布他为叛国者。"你撒谎!"这个垂死者回应道。

发明了现代葡萄酒瓶（对玻璃进行强化，从而让酒能在瓶中慢慢熟化）。他还推广普及了他的"同情粉"，这种硫酸铜制剂跨越了自然哲学与魔法之间的界限——对于狄戈比及同时代的牛顿来说，这个界限的位置并不明确——被认为能够控制星宿的力量。这种粉末用来治疗创伤，但不是直接用在伤口上，而是用在导致伤口的武器上，然后"同情"就会令对应的伤口愈合。它还真能救人性命——当时的膏药和敷料中充满有毒物质和细菌，对武器而不是伤口涂抹药物就是对患者的极大保护。

坎奈姆·狄戈比在 17 世纪 40 年代初逃离英国，整个英国内战期间均在外躲避，直到 1655 年才回国。他带回了这样的消息："有一种树皮能确保治好所有间歇性的发烧。它产自秘鲁，西班牙人称这种树为基纳–基纳（kina-kina）。"（关于这种树皮到底来自哪种树，一直是笔糊涂账。当时的报告将秘鲁香脂树和产生奎宁的金鸡纳属树木混为一谈，更混乱的是，金鸡纳属中还有很多不同的种类，而有些所含的关键药物成分实在太少，不堪使用。）

3 年后，即 1658 年，英国报纸开始登载使用金鸡纳树，即狄戈比所说的基纳–基纳进行治疗的广告。一份伦敦出版的周报刊登了一则公告："被称为'耶稣会士药粉'的神奇药物可以在……安特卫普商人詹姆斯·汤普森先生的住处或书商约翰·克鲁克先生那里获取，随附使用指南一份。"

尽管公众对这种药粉的兴趣高涨，甚至皇家医学院的校长对此也表示了支持，但没有人能真正搞清楚其成分。有一年，一位伦敦高级市政官服用了这种药粉。他死了。在一个什么事都要怪到天主教头上的国家里，这种从耶稣会传入的药粉便被怀疑是谋杀工具。当奥利弗·克伦威尔（Oliver Cromwell）在同年 9 月患上疟疾时，他拒绝触碰被天主教玷污的药粉，而求助于自己的医生，他们则用放血和药物加快了他走向坟墓的步伐。*

罗伯特·塔尔博尔（Robert Talbor）在剑桥郡的沼泽地区长大。他在那里读了几年大学，但还没拿到学位就在 1668 年离开了学校，并选择在埃塞克斯定居下来。他说这一地区的沿海沼泽吸引了他，而这正是其他人避之唯恐不及的原因。"我在海岸附近扎根了，"塔尔博尔解释道，"就是在疟疾流行的地方。"

4 年后，他对自己的研究有了充分信心，便发表了研究结果。和今天一样，发表文章在当时也是医生获得声望并吸引顾客的上好路径。塔尔博尔警告人们远离耶稣会士药粉，"因为我见过服药后产生的极其危险的反应"。他承认在懂行的人手里，"这种药粉并非一无是处"，但他有更好的药物，还没那么受到罗马的玷污。

鲁道夫·西格尔（Rudolph Siegel）是 20 世纪的一位医药史学家，专门研究盖伦及其学说。他买到一本勒克莱尔（Leclerc）1702 年所写的《医学史》（Histoire de la médecine），部分揭示了塔尔博尔所做工作的早期历史。这本书的空白底页上潦草地写着"金鸡纳树是如何在全欧洲最终得到认可"的一手记录。西格尔和他的同事没法确定作者的名字，但能肯定他是位法国贵族。1672—1678 年，法国与荷兰正处于交战状态，而 1672 年之后的两年间，英国也加入了法国一方的阵营。那时，这位不知名的法国贵族正在英国休养康复。"我在佛兰德斯得了伴有间歇性发烧的重病，那年整个军队几乎都染上了这种

---

* 即使在 17 世纪，药品的品牌也重于一切。克伦威尔拒绝服药的故事并不足信，但对这种药粉的偏见确实真实存在。

病。这时一位照看军营的妇人带了个穷人来见我，他治好了我的几个仆人。"这个人就是罗伯特·塔尔博尔，尽管他外表穷困潦倒，却以满满的自信让这位法国军官吞下了他所提供的药物，"一种泡在白葡萄酒里的药粉"。它很有效。

> 我可以开始每周参加查理二世国王的朝会，而他正要通过水路去往希尔内斯港，那里是全英国热症最肆虐的地方。我将这个情况告诉了我的小医生，他不但允许我前往那里，还允许我游泳自娱，如果我乐意的话，甚至可以纵欲一把。当我登上船时，就没法不把这个故事原原本本讲给全世界最好奇的国王、帝国最伟大的保护者听。

据称查理二世对科学很感兴趣，也十分支持，这个说法很准确。他复辟后不过几个月，伦敦皇家自然知识促进学会（Society of London for the Improvement of Natural Knowledge）就于 1660 年 11 月 28 日创立。它也被称为皇家学会，并得到君王的支持，在 1662 年获得了由他颁发的许可证。该学会与经由教条传承下来的知识的广泛影响进行斗争，并寻求探索世界的新方式。知识不再专属于具有显赫身份与崇高声望的人，而属于所有掌握了寻找方法的人，这就是弗朗西斯·培根的"实验"哲学。学会的座右铭是"Nullius in Verba"，也许可以粗略地译为"勿信人言"。无论一位老师多么资深、多么受人尊敬，都不能把他的话当成教条全盘接受。如果是必须遵守的结论，皇家学会的成员希望它们来自描述清晰、可重复的实验，而不是专家的一句话。就像塔尔博尔那样，皇家学会对奎宁很感兴趣，并对它进行了实验。尽管有培根的大力推动，学会的宏旨——真理须由严格的实验揭示——仍然显得比较前卫。

　　塔尔博尔对药方秘而不宣。他写道，药方中含有"四种植物组成的制剂"，两种来自海外，两种是国内所产。查理二世听说了这种药物的效力，便要求与塔尔博尔会面。据这位法国贵族说，查理二世还亲自组织了相关实验。他让御医去分析塔尔博尔的药方，看看是其中的哪些成分具有如此强大的药效。当他们证明无法做到这点时，国王"给了（塔尔博尔）一份 300 英磅的津贴以及骑士爵位，并封他为自己的私人医生"，条件是让塔尔博尔向国王透露他所用的药材，而作为回报，国王要在塔尔博尔活着时保守秘密。结果这个秘方实际上就是耶稣会士树皮，只是换了个时新的包装。（其他几种"植物"分别是玫瑰叶、柠檬汁和混合了所有原料的葡萄酒。）

　　查理二世用塔尔博尔的成功来嘲笑他的御医们。自从那位伦敦市政官死于耶稣会士树皮之后，他们就"明确禁止使用……金鸡纳树，将其视为无用且危险的药物"。随后在 1679 年，查理二世在温莎宫居住期间染上了疟疾，他笃信只有耶稣会士树皮才能救自己的命，便要求服用此药。圣意得到遵从之后，他很快痊愈了。"从这件事后，国王……有意给了洛厄医生（Dr. Lower）一个难堪，问他以前对（自己）那么有害的东西，现在怎么会有这样的奇效。"

　　洛厄医生尴尬地答道："这种药的效果只有国王才配消受。"对于皇家御医来说，这已经是最接近于承认错误的说法了。

　　也有文献认为与塔尔博尔达成交易的是路易十四（Louis XIV），他用津贴和保守秘密换取在塔尔博尔死后为全人类的利益而公布药方的权利。确凿无误的是，1681 年塔尔博尔一死，路易的御用医生便以法文出版了《英国药方或称塔尔博尔医治疟疾与发烧的神奇秘方》

(*The English Remedy or Talbor's Wonderful Secret for Curing of Agues and Fevers*)。* 不过，介绍塔尔博尔与查理二世认识的那位法国贵族却留下了他们这笔交易的一手记录。

无论这些略有冲突的细节真相如何，有两件事是确定的。一是耶稣会士树皮作为一种有效的疗法慢慢得到认可——不过它的流行程度始终没能超过或替代放血疗法，即便它是种独一无二的具有治愈能力的治疗方法。（甚至到 19 世纪中期，放血、呕吐和泻药加上"不限量的咖啡与威士忌……都还是治疗疟疾的方法，尤其受到美国拓荒者的偏爱"。）二是世界在沿着新的道路变化，好奇心与实证主义正在获得尊重。

金鸡纳树——耶稣会士树皮——并不能代表传统疗法的伟大智慧。南美洲原住民最初是如何使用它的，现在已难以了解，但肯定不是用于疟疾。在欧洲人到达并在无意中带来疟疾之前，南美洲根本没有这种疾病。

在疟疾传入之前，南美洲人所发现的似乎是某些树皮的退烧作用。从他们使用树皮来缓解症状与病痛的角度来看，这种用法当得上"药物"二字。然而发烧并不是一种疾病，它只是人体对感染的部分反应，是对疾病的一种抵御机制。即使是非常简单的生物，也对温度有着敏锐的感知。当我们受到感染时，身体会故意提高核心温度，这让我们感到不舒服、难受，甚至说胡话、神志不清，但也让入侵的感染性微生物举步维艰。当核心体温升高时，我们会很难受，但在我们体内繁衍的细菌会更加难受。

---

* 塔尔博尔确实去过法国。1677 年，路易的侄女患上了疟疾，当她的医生试图让她呕吐到昏厥来治疗疾病时，带着另一种疗法的塔尔博尔就在现场。

换句话说，给成人退烧可能会带来两种效果：它能让你觉得舒服些；但由于身体停止抵抗感染，这实际上会让你病得更重。消除发烧就像闭着眼睛投入战斗一样，可能会让人没那么痛苦，但却并不一定更加安全。

金鸡纳树在治疗疟疾时发挥的作用与此不同。南美洲人和欧洲人最初使用它是因为他们觉得这能退烧——这确实没错，但它同时也能直接杀死导致疟疾的疟原虫。热度消退一部分是因为药物的退烧作用，但同时也是由于引起发烧的微生物被杀死了。

1809 年 7 月 30 日，英国人在低地国家登陆，即今天的荷兰。这支约 4 万人的部队是他们与拿破仑法国长期战争中组织起来的最大规模的部队。他们的目标是摧毁法国的一支主力舰队（其实已经转移到了其他地方），并支援奥地利人（其实已经被打败）。

这些英国人占领了一个遍布沼泽的小岛瓦尔赫伦（Walcheren）。他们在岛上停留了四个半月，其间有 4000 多人死亡，其中只有 100 多人是死在战斗中，其余都是死于发烧性疾病。疟疾是主要病因，可能还伴有斑疹伤寒。英国人在 12 月撤军，但直到一年多后，仍有 12 000 名士兵还没痊愈。

部队显然很需要耶稣会士树皮，但要获取它却没那么容易。金鸡纳树生长在安第斯山脉人迹罕至的区域，那里海拔高达几千米，一侧有亚马孙河护卫，另一侧则是热带雨林。此外，这种树的颜色、树形、个头差异很大，还很容易互相杂交，以至于采伐者对它的认识总是前后不一。

随着维萨里（Vesalius）在 1543 年发表《人体的构造》（De humani corporis fabrica）一书，人们开始严肃而系统地研究解剖学。

漫长的 18 世纪见证了生理学取得广泛进步、化学发展成为一门学科，化学家也开始正确识别出各种元素与化合物。在 19 世纪的第二个十年间，人们从金鸡纳树皮中成功分离出了最关键的活性化合物，不过对于瓦尔赫伦的战士来说，这已经太迟了。这种被称为奎宁的物质在不同种类的树木中均有发现，但浓度不一。1820 年，佩尔蒂埃（Pelletier）与卡旺图（Caventou）在巴黎科学期刊《化学与物理年报》（*Annales de Chimie et de Physique*）上发表了《金鸡纳树化学研究》（Chemical Researches on the Quinquinas）一文。这篇论文开创了识别金鸡纳树中最有用的品种的方法，要不是如此，这一发现就成了严格意义上的化学进展，而与物理无关。虽然金鸡纳树中的活性成分已经被识别出来，但还没人能合成这种物质。生物分子超出了化学家的能力范围，而且被当时的人们认为是永远无法达到的目标。他们认为这些"有机"分子只能是活细胞生命过程的产物，不可能由化学实验产生。很多人相信这是因为它们包含了一些灵魂的碎片，这是上帝在创造生命时留下的特质，试图以人工合成出相同物质只会是徒劳。

　　人们既然无法自己制造奎宁，就只有继续努力获取这种树木。欧洲人原本就在尝试将金鸡纳树种子从南美引入自己境内栽培，而从 1829 年开始，他们又增加了盗走整棵树木的计划。纳撒尼尔·沃德（Nathaniel Ward）是英国伦敦的一位家庭医生，他起初想设计一个更好的孵化蝴蝶的装置，却在无意中发现了在密闭箱子里保存活体植物的方法。沃德箱令长途运输更加便利，使异国花卉的进口成为可能，也帮助将珍贵的茶树成功地从中国走私出境。但事实证明，引种金鸡纳树要更加困难。自从 19 世纪 50 年代末起，人们就在反复努力，理查德·斯普鲁斯（Richard Spruce）、克莱门茨·马卡姆（Clements Markham）、查尔斯·莱杰（Charles Ledger）等英国探险家组织了多次考察，寻找、运输与移种金鸡纳树的种子和幼苗。

成功只是来得比较慢。当 19 世纪结束时，金鸡纳树的跨国栽培已经开展得如火如荼，但早期的种植结果仍喜忧参半。最初的海外种植是在荷兰殖民地爪哇岛、英国殖民地印度以及当时的锡兰开展。直到 20 世纪，这些努力，再加上南美洲自然资源的过度开发，才导致奎宁大部分来自人工种植。

医学界认识到奎宁能有效治疗疟疾，主要还是凭借运气。其疗效如此显著，哪怕是偶然观察也足以注意到它。这表明，虽然医生的治疗比过去更有效，但他们并没能更好地理解持续提升治疗水平的方法。而这种方法正是缺失的一环。

第4章 学习做实验

苏美尔人会在伤口上包敷药膏,原料主要是酸性物质和草药,还包括盐、油、杜松子、啤酒、葡萄酒、泥巴和动物脂肪。其中有些物质能有效杀死细菌,例如盐和强酸强碱,但同样也会杀死人体细胞。其他原料(比如泥巴和肉)则含有令人唯恐避之不及的侵蚀肉体的细菌。但比起置之不理,人们更容易相信积极干预的作用。苏美尔文明消亡后,古埃及人也用类似的混合物覆盖伤口,原料包括肉类、油脂、蜂蜜、鸵鸟蛋、无花果、牛奶、羚羊脂肪和柳树叶。

那时人们缺少的并不是某种杀灭感染源的药物——甚至也不是对感染本质的深刻理解,而是区分有效与无效的方法。人们相信自己的本能,相信直觉的可靠性。

但他们错了。很多伤口能自行好转,有些即使敷上脏东西也能愈合,而其他的则会溃烂并置人于死地。如果不对观察行为进行系统性组织,就不可能可靠地判断哪些结果来自好运气,哪些来自有效的治疗手段。金鸡纳树皮带着对疟疾的卓越疗效到达欧洲,即便如此,人们在300年后还是会选择加速病人死亡的放血疗法。如果换一种效果没有金鸡纳树皮那么强、只是比较温和的药物,人们又能有多大机会注意到它呢?

9 世纪的巴格达是当时世界上最大、最有文化的城市。古希腊医学文献在这里被翻译成阿拉伯文，译者既是出于对先贤知识的敬重，也有为其添砖加瓦的兴趣。大约在 9 世纪末，艾卜·伯克尔·穆罕默德·伊本·宰克里雅·拉齐（Abu Bakr Muhammad ibn Zakariyya al-Razi）——或称拉齐斯（Rhazes）——开始正式学习医学，当时他已经30 多岁。他记述了有意采用两种方式治疗患同类疾病者并进行对比的最早实践之一：

> 当病人头颈部的迟钝与疼痛持续 3 天、4 天、5 天乃至更久，眼睛畏光，眼泪充盈，出现打哈欠与伸懒腰，失眠严重，并感到极度疲倦，则很快就会发展成脑膜炎……所以当发现这些症状时，就应当实施放血，我曾用这个办法救了一组病人。同时，我故意忽视另一组病人，希望通过这种方法取得定论；而这组人就都感染了脑膜炎。

具有误导性的是，拉齐斯所描述的其实是一群已经表现出脑膜炎症状的病人。因为中枢神经系统膜发炎，他们想挪动颈部时不得不痛苦地拉伸脊柱。光线会损害他们的视网膜，即眼睛后方大脑外露的部分（在此时变得十分敏感）。他们受到如此严重的感染，以至于神志不清，以打哈欠与伸懒腰取代了大脑的正常功能。拉齐斯所说的是一群重危病人：接受了放血疗法的那一部分康复了，而其他人则未能好转。

从方法论上看，他已经朝成功迈出了一步。比较两组相同的病人，然后在其中一组身上测试某种治疗策略，在另一组身上测试不同的做法，这种方法确实能够区分运气与治疗措施带来的不同效果。但拉齐斯却得出了错误的结论。脑膜炎是脑脊膜——覆盖大脑和脊髓的膜——发生的肿胀，可能由细菌和病毒引起，也可能由结核病或外伤导致。而放血对脑膜炎没有任何好处。

拉齐斯没有说明他是按什么标准来划分病人的。由于他是盖伦著作的杰出译者，我们知道他深深信奉放血疗法。他"故意忽视"的病人是否一开始就病得更重，对于想要证明放血疗法有效的人来说，治愈的希望并不太大；他是否对放过血的病人照料得更加精心，或者他们自己就因得到治疗而更受鼓舞；这两组分别有多少病人；鉴于部分脑膜炎患者能够自愈，而部分则会死去，是否有足够人数来确定不是运气成分在左右他的结果。

拉齐斯不仅得到了错误的结论，而且没有特别重视这种方法，他没觉得这一具有远大前景的技术有何特殊之处。假如结果与他的既有观点相抵触，显示没被放血的病人表现更好，或许还会促使他加以关注。拉齐斯对比较的力量表现出一定理解，但是由于方法不得当，他的案例变得毫无用处。我们可以将其视为心智发展过程中的灵光一闪，对能改变世界的事物的匆匆一瞥，但还不是真正的进步。

拉齐斯曾在巴格达学习医学，但他的出生地是在赖伊（Rayy，一个曾管辖德黑兰的古代城市，现已被并入德黑兰辖区）。下一代中又出现了一位来自赖伊的具有创新精神的医生，追求须以系统化方法获取知识的理念。伊本·恒都（Ibn Hindu）——全名艾布·阿尔法拉杰·阿里·伊本·阿尔侯赛因（Abu al-Faraj Ali ibn al-Husayn）——写过，一个医生可以通过多种途径获得知识。知识可能是来自偶然，即一种自然实验，你只需留意观察就能从中获益。他举例说，比如一个男孩吃了月桂子之后被蛇咬了，却没什么事，他认为这就足以证明月桂子具有保护作用。或者，知识也可能来自刻意的寻求，"通过进行具有目的性的实验"而获得。要做到这一点，你可以"在不同体质的人身上逐一试用几种药物，并重复多次"。他自己就是这么做的，并满意地证实了一种可引起腹泻的植物能去除多余的黄胆汁，而另一种类似植物能去除黑胆汁。

但问题是他的哲学理论实际上无路可去。自然有时确实会创造环境来教人知识，在这点上他说对了，但他错在假定自己能够区分知识与巧合。食用月桂子并不能使你免于被蛇咬伤，重复试验一种药物来观察其作用的想法很好，但伊本·恒都并不知道如何操作。他所提到的两种植物都是很有效的泻药，但说它们能去除黑胆汁或黄胆汁——甚至认为人体像他所想的那样含有这些物质，则是大错特错。

伊本·恒都强调，有抱负的医生需要在学习初期便接受完善的逻辑训练。但这并没能让他分清巧合与因果关系的不同，或者免于以极其粗糙的方式开展实验，从而只能看到自己希望看到的，而非实际发生的结果。缺少了正确的方法，即使是最有智慧、最怀善意的学者也会误入歧途。

在这个世纪，其他想要以适当方法来检验疗效的努力也都陷入了类似的错误。1061年，中国北宋时期组织编撰的医药典籍《本草图经》成书，其中包含大约一千种被认为有效的药物。虽然原版的21卷书籍都已佚失，但许多条目通过其他古籍保留了下来。其中一条记载：

> 据说，为评估正宗上党人参的效力，要让两人一同跑步。一人口含人参，而另一人不含。跑上三五里后，未含人参者已经气喘吁

吁，而含人参者呼吸均匀平缓。[*]

　　这类故事听上去很令人信服，但却只能是个故事。测试者和作者都没能认识到，完成实验与完成一个可信的实验，其满意度并不相同。在单次测试中，很容易就能想到许多原因让一人比另一人表现更好。但当这些建议来自官方，或者得到声望或传统的支持时，便立刻有了底气。既有观念在人们心中不断自我加固，而要将它们清除出去则难上加难。

　　人类真正摆脱了被动观察而获得的一项知识，是关于滚油在医治枪伤中的应用。16 世纪早期的医学观点相信这对伤者极有好处。乔瓦尼·达·维戈（Giovanni da Vigo）是教皇尤利乌斯二世（Julius II）的外科医生，他所写的外科教材自 1514 年起就成为经典著作。以下是他的一段话，引自唐纳森（Donaldson）的译文：

　　我们已经说过……野兽的爪子和牙齿有毒，而枪炮造成的伤口会因为火药而被毒物感染，对上述伤口的治疗方法大同小异。为便于快速查找，将治疗方法整理如下：如果伤口是由马、猴子、狗或类似的野兽造成，而且创面较大，应当用接骨木油拌上一点蜜糖烧灼伤口。而对于枪炮造成的伤口，用接骨木或亚麻籽油烧灼伤口就足够了……

---

[*]　此处内容出自《本草图经》："相传欲试上党人参者，当使二人同走，一与人参含之，一不与，度走三、五里许，其不含人参者，必大喘，含者气息自如者，其人参乃真也。"——译者注

安布鲁瓦兹·帕雷（Ambroise Paré）结束他在波斯的学习并前往战场时，才 27 岁。当时法国弗朗索瓦一世（François I）的军队正向着神圣罗马帝国皇帝查理五世（Charles V）的队伍进发，当两军于 1537 年在都灵附近遭遇时，帕雷加入了法国军队。此后他写道：

那时候我非常缺乏经验，因为我从未见过对火绳枪伤口的治疗。我确实读过让·德·维戈（Jean de Vigo）的第一本关于外伤概论的书，第 8 章中说枪炮造成的伤口会中火药之毒。为使其愈合，他建议用接骨木油加上一点蜜糖来烧灼伤口。我不想在使用这种滚油时出错，也知道这种治疗方式对伤者来说极其痛苦，因此想在实际使用前看看其他医生是怎么处理第一次包敷的；他们就是将书中说的这种油加热到接近沸腾，再倒在伤口上，于是我鼓起勇气依样操作了。

最后，我的接骨木油用完了，只好改用一种由蛋黄、玫瑰精油和松节油制成的助消化药。那天晚上，我久久不能入睡，想着由于没有烧灼伤口，那些没能用上接骨木油的伤者可能会死于中毒；这促使我在天刚蒙蒙亮时就爬起来去看望伤员。出乎意料的是，我发现那些敷了助消化药的伤员都不怎么觉得疼，没有出现伤口肿胀或发炎，度过了安静休养的一晚。而其他用了那种滚油的伤员则在发高烧，疼痛难忍，伤口四周都肿了起来。

"我包扎了伤口，上帝使它愈合。"他随后说道。

也许是由于不懂希腊文或拉丁文，帕雷没有受到教条主义影响，从而成功地注意到了这次小型自然实验的结果。他后来使用的药膏也是从维戈的书中学到的，但原本是要在晚些时候、等伤口已经开始愈合时才使用。帕雷的成就在于认识到实验所提供的证据比最伟大的权威人物的学说更有价值。不过他还从未想过要去有意重复这类因误打误撞才完成的实验，去有意测试两种方法孰优孰劣。他也从没想过蛋黄、玫瑰精油和松节油可能也会对伤口有害。（事实上，这种敷料的设计初衷是用来保证伤口能受到感染。在不进行消毒的时代，伤口感染化脓的情况十分普遍——甚至从不缺席，仿佛伤口少了它就没法愈合，以至于医生还以为脓汁是伤口恢复所必需的。）帕雷最接近故意实验的一次，是因为一位老妇人告诉他洋葱加盐磨碎后可以制成治疗烧伤的敷料，于是他试了试：

> 过了一段时间，蒙特哈阁下（法国步兵司令）的一个德国卫兵喝得酩酊大醉，他的（火药）壶着了火，让他的手和脸都受了重伤，于是我被喊去给他包扎。我在他的一半脸上敷了洋葱，另一半脸则用了平常的药物。第二次换药时，我发现用洋葱的一边没有水泡或伤疤，而另一边脸满是水泡，所以我计划把洋葱的功效写下来。

即使在今天，距离帕雷奋力改进自己能用到的外科治疗手段已过去将近 500 年，仍然很难将他少有的成功和常见的失败区分清楚。如果说他对伤口敷料进行了"实验"，就意味着他的做法能够分辨出有用的药物和没用的药物。但由于他的做法并不能可靠地做到这点，从这个角度来看，他并没有在做"实验"，而只是在东敲西打、胡乱摆弄、浪费时间，他所做的事完全是愚蠢的，因为这会给他人的健康带来风险。把洋葱敷在一侧脸上的单次试验并不能说明什么，有些伤口就是愈合得比较好，有些则比较差；感染有时就只发生在这儿，而不是那儿。只有更系统性的、可重复的方法才能告诉帕雷，磨碎的洋葱是否具有治愈能力。

我们关于科学的观念已经大为进步，但用于描述它们的词语却还和500年前一样含糊不清。如果"实验"一词只是严格用于表述那些能够识别谬误与错觉的方法，那么情况就要好很多。

1662年，扬·巴普蒂斯塔·范·海尔蒙特（John Baptista Van Helmont）的著作《黎明，或称医学的新兴》（*Oriatrike, or Physick Refined*）在伦敦以英文出版。像教科书惯常所做的那样，它宣称这部著作纠正了先前的所有错误。其副标题谦逊地写道："批驳常见的错误，对医术进行全面重塑与纠正。"书中满含《圣经》式的情感和想象，既体现在其行文风格上，也体现在其内容所蕴含的力度之中：

> 医学不是空口白话，不是虚荣的吹嘘，或者徒劳的空谈，它需要以实干为支撑，因此我鄙视那些耻辱、吹嘘、可悲的虚荣心。说实话，你们这些学究，能不靠腹泻（即用药物排出人体肠胃中的内容物）来治好随便哪种发烧，而不担心旧病复发吗？过来一较高下吧，你们这些体液论者（盖伦的拥趸），让我们从医院、军营或者随便哪里带走200个或500个发着高烧或患有胸膜炎的可怜人。让我们把他们分成两组，让我们抽签选择，一半人由我负责，另一半人由你们负责。我将不用放血或者排泄就治好他们；而你们能否做到，你们自己清楚……我们来看看双方各会挖掘多少新坟……

遗憾的是，范·海尔蒙特的激情白白消耗在了他的文字里。如果他把自己宣扬的实验诉诸实践，恐怕世界会因此改变。医生们不仅有可能发现自己所做的恶事——给生病的人放血，让他们腹泻或者呕吐，而且还有可能意识到，范·海尔蒙特的技术能帮助他们找到真正有价值的治疗方法。然而范·海尔蒙特满足于只进行思想实验，只在他的想象和浮夸的文字里对自己证明自己的想法。鉴于他的读者也可以进行自己的思想实验，并在脑中满意地认为他们的病人存活得更好，范·海尔蒙特说服不了任何人。他的医学理论仍然是空谈，没有任何实践支持。不过，在下一个世纪里，情况有所好转。

第 5 章　树的味道

　　鸦片并不是唯一能够镇痛的药物，甚至也不是最常用的。酒精是最常用的麻醉剂，在医生当中也往往更受欢迎。鸦片的浓度很难预估，而且口服给药的剂量并不可靠。当医生获得满意的镇静效果时，病人胃里可能还满是药物，会逐渐将病人从镇静推入昏迷状态。酒精还不太容易令人长眠不醒。

　　在 18 世纪中叶以前，除了这两种药物，人们几乎没有其他选择。丁香有温和的镇静能力，但性价比不高。糖也能帮助镇痛，犹太人会在行割礼前给婴儿喂一匙加了糖的酒。实践表明，这很有作用——不过不出所料，它也没法完全镇痛。爱德华·斯通（Edward Stone）1702 年出生于里斯伯勒王子城（Princes Risborough）的一个农民家庭——位于牛津与伦敦之间的奇尔屯丘陵（Chiltern hills）的一个小镇。正是他改变了这种情形。他 18 岁时来到牛津，之后便进入教会。从 1745 年开始，他就在牛津郡西部长驻下来，住在奇平诺顿镇（Chipping Norton）上，并在一个名为布瑞恩（Breurn）的小村庄当牧师，服务于乔纳森·科普爵士（Sir Jonathan Cope）。1757 年前后，他在穿过科茨沃尔德（Cotswold）乡间时，忽然有了一个想法。

　　这个想法是如何产生的，斯通一直无法解释。在他行走的原野中，柳树沿着河岸生长。有一天，他剥下一块树皮放进了嘴里。"我不小心尝了一下。"他说，就好像是不小心绊了一跤那样。斯通发现柳树皮没有肉桂那种辛温的甜味，事实上非常难吃。这种极其苦涩的滋味触动了受过教育的斯通牧师——他想起了金鸡纳树。

在回顾过去时，他承认当时促使他进一步研究这种树皮的动机是"一条基本原则，即很多疾病都自带治愈方法，或说……毒物附近必有解药"。这种想法充斥着未经检验的迷信，与帕拉塞尔苏斯及其他许多人痴迷的以形补形学说相去不远。荨麻和能缓解其刺伤的酸模长在一起，很多人注意到了这种巧合，却忽略了其他大量疾病中都没有类似的情形。斯通牧师是《圣经》和英国国教的虔诚信奉者，但这并不妨碍他相信一点儿类似异教的魔法。

斯通推断，既然疟疾常见于沼泽地带，而这里柳树丛生，那么柳树就很可能治愈这种疾病——至少他在 6 年后是这么解释的。也许他只是想编个有意义的说法，来取悦皇家学会的听众。无论如何，斯通为自己的行为所选择的解释方式意义深远：从早期人类文明到 18 世纪的牛津郡，科技已有巨大发展，但对世界的思考方式却没有跟上。

为了研究柳树是否像金鸡纳树一样有用，斯通在某个夏天收集了一些柳树皮，放在面包房烤炉边的一个袋子里。三个月后，柳树皮就被烘干，可以研磨成粉。疟疾在奇平诺顿附近十分常见，于是这位牧师便开始用他的新型药粉治疗病人。这种药粉似乎有效——当他给病人服药后，便感到他们的热度减退，并有好转的趋势。但他并没想过，这些病人是否本来就会好转，也许放任不管的话还会好得更快。在之后的 5 年多时间里，斯通牧师继续给奇平诺顿的疟疾患者开药，然后才鼓起勇气给皇家学会写了封信。

他写道，他把这种树皮"开给了大约 50 个病人，并将他们全部治愈，除了几例秋季疟和三日疟"。这和盖伦的推导法如出一辙，即宣称自己的疗法能治好所有人——除了那些病死的，这说明他们肯定已经无药可救了。

金鸡纳树皮最初只是作为秘鲁香脂树的廉价替代品，结果真是好运气，它不仅能像香脂那样退烧，还能真正治愈疟疾。现在，斯通又发现了新的省钱方法。英国人不必再从秘鲁进口昂贵的金鸡纳树皮，而可以自己采集便宜的替代品。

由于干柳树皮确实有退烧的功效，斯通的发现可谓成功。但在当时环境的局限下，他无从得知发烧本身并非疾病，而是身体努力恢复健康的方式。他原本有机会，但最终未能领悟的是，病人是否发烧并难受几天并非重点，重点是他们最后是否能活下来。

斯通之所以没能这样思考，部分是因为他感到自己能看到治疗起效：热度在消退，病人在好转。要是有谁病情恶化，也总有现成的理由。

柳树皮的古老用法早已不再流行，斯通没有查阅到哪本书对此有所详述。古埃及人说他们用它给心脏以力量，但实际上它做不到。他们还把柳树皮放在受感染的耳朵和酸痛的肌肉上，但它在这两处实际都没法被吸收。迪奥斯科里季斯在公元100年曾提及过使用柳树，但他只用到了树叶，没有用富含活性成分的树皮。柳树的药用虽然历史久远，但与芹菜、生菜和西瓜的药用方式没什么区别。斯通的成就在于发现了柳树皮的一项真正功效——退烧，尽管他误以为这代表着它能治愈疾病。

正如斯通所希望的那样，到18世纪末，柳树皮已经作为药物被广泛使用。一位名为威廉·怀特（William White）的药剂师对它的功效大加赞誉："自从巴斯城（Bath City）的医院和药房引入了这种树皮，并在临床上代替金鸡纳树皮，慈善组织每年至少能节省 20 英镑的开支。"他也致力于进行柳树皮提取物的研发。拿破仑战争的爆发让商品进口变得更困难，也令人们更加努力地寻找金鸡纳树皮的替代品。于是，治不好疟疾的柳树皮取代了一部分真正有治愈能力的金鸡纳树皮，而医生们还为自己的进步欣喜不已。

第二部分

化学的崛起

第6章 甜菜根、催眠术与有机化学

　　无知是激励人们提出问题、追求进步的重要动力。自皇家学会设立以来，自然科学家常因意识到自己有多么无知、有多少知识尚未被发现而激动不已。没有哪一群人比化学家对这个世界更感到欣喜、着迷、充满希望。

　　化学是从中世纪及文艺复兴时期的炼金术发展而来的。炼金术带有阴谋论的味道：某人在某处发现了将铅炼成金子的方法，而炼金术士的任务便是找出其他人隐藏起来的秘密信息，将谜团的核心连根挖出。哪里都能找到线索——在书里隐藏的密文中，在来自上苍的征兆里。所有炼金术士都认为知识其实早已存在，只是被人藏匿了。猜疑、妄想加上对魔法的信奉，使炼金术士感到自然世界已经被探索殆尽，而最好的东西都被那些最先到达的人藏了起来。

　　17至18世纪，化学在完全不同的认知下诞生。其从事者认为大自然是开放而诚实的，欢迎所有人前来探索。只要找到正确方法，任何人都能获得知识的回馈。要接近她的奥秘，用不着偷偷摸摸。你带去越多智慧，她为你展示的就越多。

　　直到18世纪中叶，化学才得以"摆脱这些妄想，作为一种有价值的科学，满怀着本土自豪感走向世界"。格拉斯哥大学化学钦定讲座教授托马斯·汤普森（Thomas Thomson）在 1830 年写下了这句话，以回顾这门学科从炼金术起源并逐步发展的历程。他相信，化学直到 18 世纪中叶才终于开始"对人类有用，向他们提供了比古代医生所熟知的更优良、更强效的药物"。

在汤普森写下这段话时，人们尚未真正认识到药物的无用。他认为化学家拓展了有效药物的范围，但这个想法并不准确，连他关于原先已有不少有效药物的假设也不尽然。古人已经掌握了鸦片，现在又有金鸡纳树皮和柳树皮，但没有一项能归功于化学。

不过进步确有发生，就像帕拉塞尔苏斯把鸦片溶于酒精而不是水。下一项突破发生在奇形怪状的甜菜根上。18 世纪中叶，德国化学家安德烈亚斯·西吉斯蒙德·马格拉夫（Andreas Sigismund Marggraf）发现，他能用白兰地从这种普通的蔬菜根部提取出一种晶体。这种晶体尝起来是甜的，马格拉夫证明，它就是给甘蔗带来甜味的物质。自此，人们开始努力培育更甜的甜菜。马格拉夫这项创新的重要之处在于，它证明了一种分子（此处指糖）无所谓来自何处，其自身性质才是关键。这就朝着化学物质的功能是由其结构而非来源决定的理念更近了一步。

接下来的一步是由安东尼·弗朗索瓦·富克鲁瓦（Antoine François Fourcroy）迈出的。他是一位效力于奥尔良公爵（Duc d'Orléans）的药剂师之子，在 1780 年取得了医生资格，随后开始研究化学，并在 4 年后得到了一个化学讲师的职位。当时金鸡纳树皮还很受欢迎，价格也十分昂贵，许多人都致力于寻找它的替代品或者仿制品。富克鲁瓦交游广泛，但出身贫寒，他出众的才华让法国皇家医学会（French Société Royale de Médecine）决定资助他接受医学教育。在富克鲁瓦尚未完成学业之时，他们便聘请他协助进行矿泉水的分析研究。作为回馈，富克鲁瓦发明了多种能与水中物质发生反应的试剂，这不仅使分析精度达到新高，而且不必再将水煮干才能测量溶解在其中的固体。出于对法国化学家拉瓦锡的仰慕，富克鲁瓦不仅致力于精进自己的化学实验，也努力为别人的实验提供帮助。

1784 年，拉瓦锡应法国国王路易十六的要求，暂时从其他研究中抽出身来。当时弗朗茨·梅斯梅尔（Franz Mesmer）正以一种令人无法理解的方式获得惊人的疗效，似乎他只要靠近并触碰病人，就能治愈很多毛病。他认为自己的治疗用的是"动物磁力"，这是一种尚未被发现的物质流，不易被其他观察者看到，却能将他和他的病人联结起来。国王想知道这是不是真的，就设立了一个委员会来调查此事，委任了四位医生［包括吉约坦（Guillotin），就是后来"人道"与"民主"的机器*的发明者］和五位顶级科学家，其中包括拉瓦锡和本杰明·富兰克林。委员会最终认定梅斯梅尔的"动物磁力"不过是种幻觉。拉瓦锡的观点如下：

> 估计出概率，并评估其是否大到足以构成证据，这就是从经验与观察中得出结论的艺术……江湖骗子、巫师和炼金术士——所有利用公众轻信的人——的成功，都是建立在这类计算的错误之上。

拉瓦锡所言略微有失公正，因为对轻信的大众构成最大危险的并不是那些故意愚弄他人的骗子，而是连自己都骗过了的人。他们有些

---

* 这个机器指绞刑架。——译者注

是催眠师，而更多的则是医生。

拉瓦锡的语言很有意思，得出结论是种"艺术"，依靠的是"经验与观察"，而不是实验。概率不是通过计算得出，而是通过"估计"。不过，这恰好准确地总结了国王的委员会用于判断疗效真伪的方法。当事项"触及人数最多"时，拉瓦锡总结道，就最容易出现非理性。人们想要预见未来，想要延长生命，欲望让他们无法清楚地思考这些问题。

与此同时，富克鲁瓦在分析矿泉水方面的经验让他得以胜任更加重要的研究，他开始着手分析一些用作金鸡纳树替代品的树皮。多花金鸡纳*——别名圣多明戈金鸡纳（Quinquina of St Domingo）——就是其中一种：这个名字既给人以希望，又巧妙地结合了广告效应。富克鲁瓦在 1791 年发表了他对树皮化学成分的分析报告。这种分析后来被奉为研究植物成分的经典方法，但富克鲁瓦对于被推定为树皮活性成分的苦味滤渣仍然知之甚少，而且对如何分离出抗疟疾化合物也无计可施。不过，由于他成功地将树皮分解为各类组成物质，这就激发了其他人的兴趣，让他们沿着他的路径继续前进。富克鲁瓦对这种兴趣持鼓励态度，法国政府也是一样。化学分析工作的早期驱动力来自对药物稀释和掺假的关注，特别是关于鸦片和金鸡纳树皮。商业利益也推动着研究发展：当拿破仑战争阻隔了法国与热带英属殖民地之间的贸易，从甜菜中提炼糖就突然变得有利可图，这让人们意识到其中涉及的化学过程的价值。如果能用甜菜这么常见的东西代替昂贵的进口甘蔗，你会不这么做吗？溶剂萃取技术——化学家用于分

---

* 多花金鸡纳（*Cinchona floribunda*）后来被改名为多花外蕊木（*Exostemma floribundum*），从而消除了将它当作一种金鸡纳树的误解。

离和提纯液体（或植物）中的特定成分的方法——似乎不再只具有学术价值。

从 19 世纪初期开始，人们就能成功分离活性药物成分。起初，这只是出于偶然。1803 年，巴黎药剂师查尔斯·德罗斯内（Charles Derosne）尝试设计一种测量鸦片浓度的方法，结果却得到了一种他不认识的物质，而且还颇不寻常地具有碱性——当时的化学家认为，从植物中提取的成分都应当是酸性。德罗斯内误以为是自己在晶体中混入了钾碱才导致结果异常，因此并没有多想。几乎同时，年轻的奥地利药剂师弗里德里希·瑟托内尔（Friedrich Sertürner）也发现了相同的物质。他从 1805 年开始就这个题目反复发表文章，却没引起什么反响。直到 1817 年，他设法将自己的论文发表在了法国最杰出的化学家盖-吕萨克（Gay-Lussac）主编的期刊上。这本《化学年刊》（*Annales de Chimie*）是 1789 年由拉瓦锡创办的，一直吸引着公众广泛的兴趣。其读者意识到，这种碱性晶体是种极其特殊的物质。

盖-吕萨克在其评论中指出，瑟托内尔分离出的似乎就是鸦片的活性成分。（瑟托内尔与三名志愿者因为不小心服用过量，从而令人信服地证明了这一结果。）瑟托内尔称其为 morphium，但盖-吕萨克想在名字里反映出它奇怪的碱性特征，便将其改为吗啡 *。但盖-吕萨克认为，最重要的成就还不是分离出这一物质本身，更令他兴奋的是其确立的原理，即植物中除了此前分离出的有机酸外，还含有其他物质。如果发现的第一种有机碱就是吗啡，植物体内会蕴藏怎样的力量？

自然而然地，金鸡纳树便成了充满希望的关注目标。在盖-吕萨

---

* "吗啡"（morphine）与 "碱性"（alkaline）具有相同的后缀。——译者注

克发表评论之前数年，就有过几次接近成功的尝试，但直到文章发表，人们才开始寻找碱性的物质。而一旦他们弄清了目标，进展就十分迅速了。1820 年，法国人佩尔蒂埃和卡旺图分离出了奎宁。这其实只是金鸡纳树皮的多种成分之一，具有退烧和抗疟疾的特性。佩尔蒂埃和卡旺图明白，这些新发现的植物成分或许能有更广泛的应用，便建议好好研究它们的药用价值。

从某种意义上说，这种后来被称为生物碱的物质的发现有助于医学更加正视自身的无知。化学界正在不断研发出新药，与此前的任何药物都不一样，你用不着质疑自己的老师或偶像可能犯了错误，也该知道这些新药的药效尚未被完全发现。

新撰写的药典非常实用，它包含的条目是化学制品，而不是植物。植物的特质随季节、气候、泥土而变化，难以从中获得稳定一致的药品，所以也没法进行测试。比起含有多种生物碱的金鸡纳树皮，奎宁要可口得多，毒性也比较低。人们比较容易吞下奎宁，也不太会呕吐。我们现在有种错觉，认为植物效用温和，而药物是具有刺激性的人造品。但早期制药者会觉得这种想法简直不可思议，他们的看法恰恰相反。人们致力于将自然界中的金鸡纳树皮不断转化成更加温和有效的硫酸奎宁，这正是现代制药业的肇始。

1828 年后的十年间，从柳树皮中分离活性化合物的工作取得了不少进展。德国、意大利和法国先后研制出了水杨苷（salicin，源自柳树的拉丁文名字 Salix）和水杨酸。它们也很快被用于替代价格居高不下的金鸡纳树皮及其衍生品奎宁。但就像柳树皮一样，无论是水杨苷还是水杨酸，其实都没有抗疟疾作用。

同样是在 1828 年，弗里德里希·沃勒（Friedrich Wöhler）合成了尿素。尿素是人体蛋白质代谢路径中的基本成分，也是尿液中的主要化学成分，用于去除人体内的氮元素。其分子式中包含碳元素，因此也属于有机物，但沃勒在合成尿素时使用的却是一种无机化合物——氰酸铵。这是化学家第一次知道，他们能够人工合成一种此前只能由生物产生的分子。

第 7 章　新英格兰与新思路

思维方法也和化学技术一样，正在不断进步。

奥利弗·温德尔·霍姆斯 19 世纪初出生在马萨诸塞州的坎布里奇市，他曾考虑放弃医学，改行成为诗人。21 岁时，他的诗作《老铁甲》（*Old Ironsides*）让他受到举国瞩目。诗中赞美了美国木制军舰"宪法号"，这艘战舰以美国榉树修建，由革命英雄保罗·列维尔（Paul Revere）打造铜护甲，并在 1812 年的对英海战中服役。这首诗的成功触发了霍姆斯的想象力，他说看到自己的作品被印成铅字，"铅毒"已深入他的灵魂。

虽然霍姆斯倾心于艺术，但他在加尔文教派家庭中长大，必须献身于工作。对于一个有教养的人来说，写诗虽然是种令人钦慕的才华，但可能妨害他的职业生涯。在接受了菲利普斯学院和哈佛大学的全套美式精英教育后，霍姆斯 1833 年前往巴黎，这一年他 24 岁。有一阵子他把时间都消磨在赛马场和剧院里，随后，他清教徒的一面又占了上风，把精力都集中在医学院的学习上。他在那里师从法国最优秀的老师——皮埃尔·查尔斯·亚历山大·路易斯（Pierre Charles Alexandre Louis）。

路易斯对于现行的医学知识抱有少见的怀疑精神。当时公认的理论认为，发烧是由炎症及血液过多引起的，把水蛭放在身体最接近发炎的位置吸去血液，就能降低热度；比如对于肺炎患者，就要把水蛭放在病人的胸口。霍姆斯到达巴黎的那一年，除了本土出产，法国医疗行业还额外进口了 4200 万条水蛭。匈牙利、乌克兰、土耳其、罗马尼亚、俄国和北非都是水蛭的出口国。水蛭的寿命约为十年，可以多次重复使用。

这看起来难以想象，会有人认为所有放血治疗都毫无用处，甚至有害健康。但路易斯质疑了给病人放血的治疗方式，同时提出了新的想法；更重要的是，他还开始仔细地检验这些想法。"要怎么做，"他问道，"才能知道放血对肺炎是否有积极作用，以及程度如何？"在霍姆斯向他求学期间，这个问题还只是在他的头脑中萦绕。他在 1828 年的一篇文章里第一次写到这个问题，随后又在 1835 年的书中进行了详尽的阐述。路易斯想要弄清楚应当在什么时候对病人放血。在他们得病的当天把水蛭放到胸口上最好，还是第二天、第三天？令他备感困扰的是每个病人都不一样，他们的健康情况、年龄、受感染程度都有差异。他想知道，如何才能避免把这些因素的影响误认为是水蛭的作用。

我们对这些问题的清晰思考能力正在逐步提高，但这并不是由一连串前后衔接的事件引起的。路易斯并不是因为读了范·海尔蒙特的书才这么想，霍姆斯后期的想法也不是他在法国学习的直接产物。这些善于创新的思想家用比过去更准确、更有价值的方法观察这个世界，以部分出于自己、部分来自他人的观念推动着人类文明进步。种种真知灼见如水下翻滚的气泡，关于真理、关于实验方法、关于科学如何最有效地探索自然，时而循着这个人的认知方式爆破，时而又循着另一人的。

对于任何具体疾病，路易斯写道：

> 我们假设能不加选择地找出 500 个病人，让他们接受一种治疗方法，再以同样方式让另外 500 个病人接受另一种疗法；如果第一组病人的死亡率高于第二组，我们不就能得出结论，认为第一组的疗法没那么适当或有效吗？

范·海尔蒙特在 1662 年的描述中只是不经意地提到这种方法，而路易斯却是经过了深思熟虑。为防范不同病人、不同感染病例之间的自然差异给测试结果造成偏差，只需纳入足够多的被试者，并将他们随机分组。正如路易斯所承认的：

> 我们不可能以数学的精确性评估每个案例，因此大样本就变得不可或缺。通过这么做，接受不同治疗的两组病人之间的（难以避免的）差异就会趋同，并且彼此抵消，忽略不计也不会对结果的准确性造成实质影响。

换句话说，只要你选取的人数足够多，并且能够将他们随机分组，个体差异就不是问题。有的人病得更严重，有的人健康一些。但只要有足够多的病人，这种差异就会互相抵消。

路易斯又进一步阐释自己的观点：已知病人间存在差异，得病的程度也有所不同，除了用大量样本将这些差异进行平均，还有什么别的路径呢？另一条路径就是假装自己能发现所有存在的差异，并将它们正确地考虑在内，还要假装它们不会让你的直觉产生偏差，也不会破坏你的结论。不使用大数量样本并不能让你免于受到病人自然差异的误导，而只是让你免于承认差异的存在。让两个人比赛跑步，哪怕是十个人，都可能有一组天生就比另一组快。而如果让 500 个随机选取的人和另外 500 个随机选取的人赛跑，你就可以合理预期这两组会有类似的成绩。

但就像范·海尔蒙特那样，路易斯也是想得多，干得少。他从来没有真找 500 个病人，让其中一部分人接受一种治疗，剩下的接受另一种治疗。他只是记录了 77 名此前已被确诊为肺炎的患者，看看放血前等待的时间长短会给他们造成什么影响。路易斯有许多优秀品质，但可惜的是他的研究存在很大局限。这些患者并没有被随机分配，也没有接受不同的治疗，他们是在事后才被选出来，与路易斯认为看上去很相似的病例进行比较。以这种方法得出的结论没什么用处。正因为他没能有效运用自己所提出的方法，才让自己的积极影响受到了局限。

尽管如此，路易斯同时持有对试验的信念与对医疗干预的怀疑，这点并非出于巧合。奥利弗·温德尔·霍姆斯在回到波士顿时已经充分吸收了这两种新思想。他在哈佛同时出任解剖学教授和生理学教授（他对此评论道，就是少放张椅子，多放张沙发），同时也在全国知识界名流中占有一席之地，是一位波士顿婆罗门（Boston Brahmin），也是亨利·华兹华斯·朗费罗（Henry Wadsworth Longfellow）、威廉·卡伦·布莱恩特（William Cullen Bryant）、约翰·格林利夫·惠蒂尔（John Greenleaf Whittier）和詹姆斯·拉塞尔·洛厄尔（James Russell Lowell）等人的朋友。在他们的陪伴下，霍姆斯继续写作，并时常在《大西洋月刊》（Atlantic Monthly）和《早餐桌上的独裁者》（The Autocrat at the Breakfast Table）等书刊上发表诗歌和散文。

1843 年 2 月，霍姆斯协助提出了产褥热实际是由医护人员传染给产妇的观点。产褥热是当时产妇死亡的首要原因，这种伤口感染是在产妇生完孩子后，细菌侵入子宫的破损黏膜所致。霍姆斯并不是第一个留意到这种病主要是由医生传播的人，但他首先公开发表了这一见解。如果医生不是如此深信自己的仁善，他们本可以更早得出这个结论。"医生都是绅士，绅士的手是洁净的。"当时一位杰出的产科医生查尔斯·梅格斯（Charles Meigs）说道。他对霍姆斯的理论感到惊骇万分，因此也就没把它当真。梅格斯并不愚蠢，也无恶意，他只是太过依赖自己的信念，认为受过良好教育且仁慈为怀的医生一定会以他们的美德带给病人健康。

霍姆斯的想法却有所不同。他写道："在我家里，我宁可让我最尊敬的那些女子毫无帮助地在马厩里、食槽边生产，也不要住在最华美的房间里，接受最精心的照顾，却被笼罩在这种无情疾病的阴影之下。"他曾受过关于风险的教育，因此医生有时也会带来伤害的想法对他来说十分合理。

1860 年 5 月，霍姆斯在马萨诸塞州医学会（Massachusetts Medical Society）发表演讲。他对听众所从事工作的价值给出了直率的论断："我坚决相信，如果把现在使用的所有药物（materia medica）都沉到海底去，对全人类肯定是件好事，但鱼类就要遭殃了。"

"materia medica"指的是人类拥有的所有药物。在霍姆斯看来，医生最好不要插手，他们的工作就是在精神上支持病人，鼓励病人养成合理健康的习惯，并承认人类文明至今取得的所有"药方"和"疗法"归结起来都是毒药。

他还讲了他认为导致这种情形的原因。他对思维谬误的描述和培根所说类似，并在此处直接引用了培根的表述。除了关于人类健康的思维谬误外，霍姆斯还提及了用药文化。"有些人大买各种骗人的药物，为那些……（制造它们的）百万富翁建起了豪宅美屋。他们是谁呢？这些人有数以百万计的顾客。病人就应该服用苦药，这一观点深入人心。"他说道，什么样的社会就会产生什么样的医生。如果人们非得要求医务人员一有机会就开药给他们，那他们就活该得到这种结果。比起那些较为低调、没那么成功的国家，美国的国民甚至更加轻信这些。霍姆斯说：

> 美国人喜欢在药品上过度消费……他们信任药物，就像信任其他东西一样。一个每四年就进行一次革新（指一次政府选举）的人，一个发明了鲍伊猎刀和左轮手枪的人，一个在独立日演说中津津有味地咀嚼着所有夸张言辞的人……一个坚持要扬帆出海、策马奔驰、上阵杀敌，并将其他生灵赶尽杀绝的人——这样的人怎么会满足于任何不够"英勇壮烈"的行为？星条旗在 90 格令 *一剂的奎宁上方挥舞，美国雄鹰看到病人一口服下 3 德拉克马 **的甘汞时开心地大叫，这些又有什么好奇怪的呢？

医生们一方面渴望成功，另一方面也希望提供帮助，因而对此推波助澜，"喜欢尽可能多地诉诸我们的医术"。霍姆斯感到医学其实功不抵过，而这么想的不止他一个。德国医生塞缪尔·哈内曼（Samuel Hahnemann）比霍姆斯年长 50 岁，他描述了自己在发现 18 世纪末可用的治疗手段都具有危害时的感受：

---

* 1 格令 ≈ 0.065 克。——编者注
** 德拉克马是古希腊和现代希腊的货币单位。——编者注

我的责任感不允许我使用这些功效不明的药物来治疗我可怜的弟兄们原因不明的病症。想到这么做可能谋杀或伤害我亲爱的同类，我就不寒而栗。在这种恐惧和困扰下，我在结婚的第一年完全放弃了工作，把时间全部花在化学和写作上。

哈内曼拼命想要摆脱这种充满"恐惧和困扰"的处境，于是开始寻求确定性。在一次没有设定假说的实验中，哈内曼服用了过量的金鸡纳树皮，让自己大病一场，症状看起来和疟疾十分相似。他因此得出结论："一种药物若能在健康人身上引起一系列症状，就可以治好具有类似症状的病人。"结合水对曾在其中浸泡过的物质具有"记忆"的幻想*，哈内曼发明了顺势疗法（homeopathy）。

奥利弗·温德尔·霍姆斯投入了相当精力和笔墨来批评顺势疗法，因为这种思维方式激怒了他。霍姆斯说，要面对围绕人类的不确定性、谜团和怀疑，用妄想代替错误并不是勇者所为。

在临近生命尽头时，奥利弗·温德尔·霍姆斯收到了一个奇怪的问题。提问者是加拿大医生威廉·奥斯勒，他主要凭借自己的人格魅力，成为 19 世纪最受欢迎的医生。奥斯勒想知道是哪个让霍姆斯更满足——医学还是诗歌。换句话说，他为了从事医疗行业而放弃自己成为诗人的野心，是否是个正确的选择。

霍姆斯保持了清教徒的风范，回答说，毫无疑问，他的医学更重要。他也曾试图拯救生命，不过只是通过警示其他医生，他们正在对病人造成伤害。然而他又立刻回忆起写诗的时候："我心中充满了

---

* 我故意用了"幻想"这个词，来强调哈内曼所发明的并不是一种理论。因为他没想要对它进行检验，也无法设想如何证伪。

更美好的感觉，是我从未获得过的最大的内心喜悦和最透彻的洞察力——我指的是对自己思想的清晰图景，以及所有在一瞬间变得精妙悦耳的表述。"

有益于你的同胞，这是作为 19 世纪波士顿知识分子中的精英明知应摆在首位的。尽管如此，霍姆斯的心依然不属于此处。

奥斯勒的最大成就就是鞭策医生们意识到自身的不足。他所写的教科书《医学原理与应用》(*The Principles and Practice of Medicine*) 在 20 世纪初期前后非常畅销，书中指出，虽然对疾病的理解已经获得了长足发展，但医学干预的能力还很欠缺。那时的世界已更能听得进这样的内容，因此奥斯勒的观点受到了欢迎，被视为振奋人心、充满希望。洛克菲勒基金会设立的部分原因就是响应奥斯勒书中所强调的机会，而它随后也资助了大量具有临床价值的医学研究。

霍姆斯与路易斯的进步和他们成功普及的思维方法并没有立即带来新的治疗方式，但他们为医生理解手中药物的局限性和改进的必要性铺平了道路。而接下来的创新来自一个意想不到的方向：染料。

第8章 染料、着色剂与抗生素

现代药品的起源与我们对色彩鲜艳的布料和织物的喜好，与生产它们的染料深深地交织在一起。而染料又是源于一项新发明——煤气灯——的意外副产品。

18世纪90年代，发明家威廉·默多克（William Murdoch）正在协助将康沃尔郡的锡矿产业化；他发现如果将煤放在密闭空间里加热，就会产生一种"燃烧起来非常明亮"的气体。到了1794年，他位于雷德鲁斯的房子就已经在用这种"煤气灯"来照明了。到1807年，伦敦的蓓尔美尔街（Pall Mall）也用上了煤气灯；威斯敏斯特大桥（Westminster Bridge）在1813年紧随其后，巴尔的摩在1816年，而巴黎则是在1820年。在此后的数年间，默多克的煤气灯开始在全世界最发达的城市散发出光芒。

富产煤矿的英国发现这个奇妙的过程会产生一类废物——一种黏稠、难闻的废渣，被称为煤焦油。英国并非唯一发现这种物质的国家。

1834年，德国化学家弗里德里奇·龙格（Friedrich Runge）正在对苯进行研究。苯是煤焦油的组成成分之一，当时没人需要，因此很快就堆积如山。龙格用漂白粉处理苯，获得了一种非常蓝的物质，他

因此将其命名为 cyanol*。其他化学家也有类似发现，不过都取了不同
的名字。1855 年，德国化学家奥古斯特·威廉·冯·霍夫曼（August
Wilhelm von Hofmann）研究了所有这些化合物，发现它们就是同一种
物质，他称其为苯胺。

它们的色彩原本可能会给他以启示，也应给弗里德里奇·龙格以
启示。但霍夫曼只是赞叹他从煤焦油中获得的苯胺的颜色，随后便转
而研究起这种美丽之外的更重要的性质。

霍夫曼于 1845 年应阿尔伯特亲王（Prince Albert）的邀请来到英
国，成为新成立的伦敦皇家化学学院（Royal College of Chemistry）首
任院长。他的化学"初恋"就是苯胺。它的性质令他着迷，一部分原
因在于这些互相关联的化合物具有一些共同的属性，这就引发了一种
迷人的猜测，即它们的分子结构——如果能被找出来——可能存在相
似性，从而反映在它们的外观及化学性质上。霍夫曼的一个英国学生
从煤焦油中分离出了苯——在包含苯胺在内的分子家族中，它居于核
心位置。霍夫曼将这一族分子称为"芳香族"，因为它们具有香甜的
气味。

当时确定分子结构的技术还很初级，但化学家很擅长找出分子的
组成元素。比如苯的化学式是 C_6H_6，不过这些碳原子和氢原子是如
何嵌在一起，就不得而知了。** 霍夫曼和许多前辈一样想要合成奎宁，
他在 1849 年递给皇家化学学院的一篇报告中提出：

---

* cyanol 来自单词 cyan，意为蓝绿色。——译者注

** 这一问题的著名解法是凯库勒（Kekulé）梦见一条蛇吞下了自己的尾巴，醒来时就意
识到苯是个环形。

……很显然，萘胺和奎宁在元素组成上只差两个水分子，那么只要加入水，或许就能合成（奎宁）。当然，我们不可能简单倒点儿水就指望它进入分子式，不过一次愉快的实验就可能做到……

4 年后，一个名叫威廉·珀金（William Perkin）的 15 岁男孩进入了皇家化学学院，并在霍夫曼座下学习。对于一个为化学的无限可能而着迷的年轻人来说，没有比霍夫曼更好的导师了。霍夫曼不仅聪明过人，对同事和化学物质都满怀热爱，他的爱意与智慧也充满感染力。另一个学生回忆说："谁不愿意为霍夫曼工作，哪怕是奴役呢？和霍夫曼共事有一种无法言喻的魅力，看到他因一个新结果而喜悦不已，或者在一次尝试中因没能得到理论指向的结果而流露出令人心碎的绝望。'又一个梦碎了。'他会伤心地喃喃自语，并发出一声深深的叹息。"

霍夫曼的自然世界中充满了奇迹。珀金记得他在实验室里快乐地转来转去，欣赏着随处可见的首次制备出来的新化合物，并参与学生们的探索。"他取了一点这种物质，放到一个表面皿上，并加入苛性碱，立刻得到一种美丽的深红色盐化物。他以他特有的方式狂喜地抬头看向我们，随即喊道：'先生们，新的奇迹发生了！'"

处于一个视"人造"为贬义的世界中，很难想象这些色彩看上去有多么新鲜奇妙，或者"人造"是如何意味着人类的才华与自然的丰饶之间成果丰硕的结合。化学可能为人类提供力量强大的化合物，但它对化学家的吸引力不仅在智力上，还在美学上。珀金和他的朋友阿瑟·丘奇（Arthur Church）都热衷于绘画。色彩吸引着他们，激起他们的好奇心。霍夫曼对色彩感兴趣，是因为它具有化学指示性，但珀金和丘奇却认为色彩本身就很重要。他们在 1856 年向皇家学院提交了一篇题为《关于一些新染色物质》（*On Some New Colouring Matters*）的报告。蒸馏器带给他们橙色、深红色和黄色，"闪耀着类似于骨螺紫（murexide）一般的光泽"。

骨螺紫是种有趣的物质，最早来源于骨螺属（*Murex*）的一种锥筒形海螺，这种海螺在被碾碎后能得到少量的珍贵紫色染料。（一个古老的神话讲到赫拉克勒斯带着狗在地中海的海岸边散步，那条狗嚼碎海螺，嘴里染上了颜色。）古罗马人很珍视它，主要是由于它很稀少——要染一件宽外套需要 10 000 多只海螺。德国化学家卡尔·威廉·舍勒（Carl Wilhelm Scheele）曾描述他在 1776 年从人类肾与膀胱结石中的尿酸里人工制得了骨螺紫。医生威廉·普劳特（William Prout）则对结石引起的医学问题更感兴趣，他发现巨蚺粪便中的尿酸含量更加丰富。（爬行动物和鸟类一样，以比哺乳动物更浓缩的形式排出蛋白质代谢废物。）通过化学转换，普劳特从中获得了紫脲酸胺，因为这个颜色和腓尼基人的海螺颜色如此相似，他将其称作骨螺紫。通过类比，他认为骨螺紫也应该能用作染料，但他的想法仅限于此。

"我很有雄心，想要研究这个课题。"珀金说，他指的是霍夫曼用煤焦油残留物萘胺制造出奎宁的梦想。1856 年春天和夏天，他把所有空余时间都花在他父亲位于伦敦东区的房子的顶楼房间里。在氨气刺鼻气味的萦绕下，在绘画与摄影作品的围绕中，在被各种实验染得满是污渍的桌子上，珀金改变了世界。

珀金想要制造已知是无色的奎宁，却获得了一种红色物质。他想搞清楚哪里出了问题，就以苯胺为起始物做了一个类似的实验，这回他得到了一种漆黑的东西。在清洗了实验所用的烧瓶之后，他留意到酒精清洗处留下了一种颜色，色调与光泽令人惊艳。珀金制造出了苯胺紫。

他发现这种颜色可以给丝绸染色，而且这种新型苯胺紫织物经过水洗日晒都能保持颜色如新。他在 8 月底注册了一项专利，开始挖掘自己发现的这种染料在商业上的潜质。而它很快成了爆款。

维多利亚女王 1858 年参加长女的婚礼时便身着苯胺紫染成的服装，1862 年步入伦敦万国工业博览会时又穿了一次。其间，查尔斯·狄更斯在《一年四季》（*All the Year Round*）中写道，珀金的苯胺紫令提尔紫看上去"平淡、沉闷而且土气"。对这种颜色的狂热为珀金带来了财富，也刺激了合成染料行业的发展，以充分利用煤焦油中蕴藏的七彩颜色。珀金又接连研发了不列颠紫、珀金绿以及一种商业化生产鲜红色的技术。其他人也纷纷进入这个行业，带着深浅不一的各种黄、紫、蓝、棕、黑。到 1863 年，甚至出现了一系列不同的紫红色，被冠以其发明者的名字：霍夫曼紫。这位化学家最初忽视了染料的商业重要性，现在终于做出了迟到的贡献。这是一个全新的、难以预料的化学世界，如此壮丽强盛，并孕育着人造的力量。

人造染料的影响力是巨大的，不仅影响着时尚和经济领域，也刺激了有机化学的发展。过去只属于学术领域的内容，现在却具有了巨大的工业价值。这是人们可以亲眼看见的科学进步，以生动可见的形式提醒着人们创新的力量，以及它所具有的为人类生活增添色彩的希望。

对毒性的担忧很早就存在，部分原因是有些染料在制造过程中确实会产生危险的砒霜。这种关注几乎立刻就被渲染夸大，人们开始普遍相信所有苯胺染料，乃至任何地方的所有化学与工业制品都生来有毒。英国北部的酿酒师发现，用泰晤士河河水酿造的啤酒会有种令人愉悦的苦味，这是由河水中的一种分子造成的。北方酿造师们开始将这种名为苦味酸的分子加入酒中，以获得同样的效果。尽管化学家们已经证实其中所含分子的相似性——直接加到伯顿啤酒（Burton beer）里的苦味酸与伦敦的泰晤士河水所带入的并无区别，人们仍然在怀疑，分子的力量是否并不在其结构之中，而是源自其产地；比起通过人工滴入烧瓶里的原料，从自然中获取苦味酸的啤酒是否更加安全。

染料行业发展中的多数关键步骤都是由英国人完成的。法拉第发现了苯，曼斯菲尔德（Mansfield）指出如何从煤焦油中规模化提取苯，珀金和他的同胞制得了许多早期染料。尽管如此，在1861年得知阿尔伯特亲王去世的消息时，霍夫曼发现英国人并不是真正关心科学，至多是将其当成一种业余爱好，于是他回到了德国。英国化学家则被他留在身后，受困于祖国对推进新化学制品商业化进程的无所作为。英国在与德国竞争中的领先优势开始逐步丧失。

19世纪下半叶，德国在工业化学和医药研发上都取得了领先地位。俾斯麦棕很快进入了色彩的万神殿，与不列颠紫并驾齐驱。珀金在伦敦创建的产业如今在莱茵河畔发展得更蓬勃，称手的专利法、大力支持的政府和更深思熟虑的企业家对此都有助力。同样致命的是，不列颠人虽具有科学思想，却对科学成果的商业化表示轻蔑。在1837年的利物浦大会上，一位德国代表对英国科学促进会（British Association for the Advancement of Science）这样说道："英国没有科学的土壤。这个国家对业余爱好者的崇敬已经到了有害的地步，到处都只有浅尝辄止，（英国）化学家都耻于被冠以这一名号，因为它已经被受人轻视的药剂师占用了。"

到1879年，德国已经有17家印染厂，而英国只有6家。第一次世界大战爆发时，德国供应着全世界四分之三的染料。英国尽管是这一产业的发源地，却有80%的染料需要从德国进口。

　　染料对于医学研究的直接作用在于，它们具有令健康或疾病过程显现出来的能力。它们的这一应用已有久远的历史。早在 1566 年，人们就注意到，羊在食用了茜草（一种古代植物性染料）后身体都染上了颜色，有只羊的骨头都变成了红色。仅过了 100 多年，法国解剖学家雷蒙德·维厄桑斯（Raymond Vieussens）就把藏红花白兰地注射到动物的颈动脉中，来观察它们大脑的哪一部分改变了颜色。

　　与此同时，罗伯特·胡克（Robert Hooke）正在英国用"锋利的铅笔刀"把软木切成薄片，然后用一个新工具——显微镜进行观察。列文虎克（Leeuwenhoek）用显微镜展示的"微小动物"已向世界发出了重要警告：理解关于生命运行方式的关键新信息的机会正摆在眼前。如果它当时激发起了应有的兴趣，那么可能在巴斯德之前几百年，人们就已经接受了微生物理论。在罗伯特·胡克切下软木片几年后，列文虎克也做起了同样的事。列文虎克联系皇家学会时，胡克正是其中一员，也成了他的研究成果的读者。在列文虎克 1674 年写给皇家学会的信中，附有他的部分制品——切成薄片的软木、翎毛、接骨木和"一头牛的视觉神经"。

　　在 1714 年的另一封信里，列文虎克告诉皇家学会他在努力将这些薄片与着色剂结合起来。就像维厄桑斯那样，列文虎克也使用了藏红花，想去比较一头肥牛和一头瘦牛的肌肉有什么不同。他写道：

　　　　由于肌肉已被切成尽可能薄的薄片，纤维透明到难以辨识，我就在白兰地中浸泡了一点儿藏红花。为了更容易看到肌肉纹理，我只是用酒稍微将其浸湿，于是纤维便被镀上了一层黄色。

无论是当时还是后来，都没有多少人读过列文虎克的信。哈佛大学的一位解剖学家弗雷德里克·刘易斯（Frederick Lewis）在第二次世界大战期间读到了这封信，为其中所述的发现感到兴奋不已，并重复了这个实验。他把藏红花放在波士顿的自来水中煮开，并涂在一片牛排薄片上，然后发现"肌肉纤维真的闪耀出金黄色"。

人们在很久以前就会把染料加到植物的水土之中，用研碎的朱砂把百合变成红色，或用藏红花把玫瑰染黄，但直到18世纪初，里昂的一位名为尼古拉斯·萨拉巴特（Nicolas Sarrabat）的耶稣会神父兼自然哲学家才试着用这种技术来确认植物是如何工作的。他发现墨西哥商陆浆果的颜色能穿透最细的根须，于是就用它来染色。被观察的植物在清洗之后，染上的颜色也没有褪去，在没有表皮、以供无机盐和水通过的地方清晰地勾勒出根系的形状。

虽然有种种线索，人类仍然迟迟未能领悟，染料对机体某一部分的染色能力能为我们打开一扇窥视生命内在运行机制的窗户。出于对茜草的好奇，英国外科医生约翰·贝尔希耶（John Belchier）在1736年的某一天坐下来烹食一只用茜草喂养的猪。"猪的骨头和牙齿是红色的，而猪肉及软骨部分却没被染色，"他记录道，"颜色和味道都没有什么改变。"

在此后20年间，人们对植物组织选择性染色的尝试有成有败。查尔斯·博内（Charles Bonnet）是一位瑞士律师，对科学很感兴趣，他用茜草、玫瑰和黑墨水给豌豆和大豆的根须染色。他评价自己的努力为"只是随便试试"，但认为这种方法是"一座宝藏"。他将樟脑溶于白兰地中，来灌溉一棵活梨树——梨树的叶子带上了樟脑的气味，但果实却没有。一个名叫格奥尔格·克里斯蒂安·雷谢尔（Georg Christian Reichel）的医学生在读了博内1754年所写的《对植物树叶的研究》(*Recherches sur l'usage des feuilles dans les plantes*) 一文后，用红色着色剂证明了植物在其螺旋状导管中运送的不是空气，而是植物体液。

从这以后，人们对此的兴趣逐步提升。英国医生约翰·希尔（John Hill）在他 1770 年的著作《树木的构造》(*The Construction of Timber*) 的论证过程中用到了胭脂虫红和铅：通过染色，树木用于运送生存必需的液体的导管就能被"优美地呈现出来"。希尔发明了一种机器，用来为染色的木头切片，这比虎克的铅笔刀改进了许多。此外，他还发明了硬化和漂白切片的方法。

威廉·弗里德里希·冯·格莱兴（Wilhelm Friedrich von Gleichen）出身卑微，却取得了军功显赫的职业成就，并将后半生都用在了科学研究上。他受约翰·希尔的著作和列文虎克的微生物理论触动，于 1777 年证明靛蓝和胭脂虫红能用来阐明微生物的世界。

> 给动物喂食茜草根就能令它们的骨头染上颜色，这让我想到了这个主意。我把水染成了胭脂红色，并与大麦浸泡液混合起来。浸泡液里成群的微生物已经生活了几个月，大的形如耳坠，小的则为卵圆形。

微生物虽然很小，但冯·格莱兴认为它们对染料的吸收能证明——至少在某种意义上，它们会像大型生物一样进食和饮水。1830 年，克里斯汀·戈特弗里德·埃伦伯格（Christian Gottfried Ehrenberg）将这一发现推进了一步，他发现只有特定染料才适合用在生物体中。他在笔记中写道："这些实验需要使用有机染料。"铅及其他常用染色物质对他想研究的动物来说往往过于致命。

植物实验是当时的主流，但随着 19 世纪逐渐过去，在较大动物身上使用着色剂的兴趣开始增长。1851 年，阿方索·科蒂侯爵（Marquis Alfonso Corti）用胭脂红色染料来展示内耳的结构。"在显微镜下，我发现所有组织都被染成了红色，较厚的地方颜色更深。可以清楚看到像小圆窗那样的孔洞。我可以肯定这些孔洞内并不存在组织，而且能明白无误地画出它们的边界。"他所描述的小孔是神经穿过的地方，这是它们在着色剂的作用下第一次显形。这位侯爵指出，胭脂红色能使细胞核显现出来。这项发现潜力非凡，写在"一篇伟大的论文里，发表在德国的重要期刊上"，本应获得关注。但事与愿违，在解剖学、生理学和化学都逐渐被强盛的德国主导的 19 世纪中叶，"这篇文章并未引起注意，（因为）它是用法语写的"。

浏览一下致力于显微镜观察的学者名单，你就能大致明白德国取胜的原因。在德国，这些工作是由专职人士完成，并受到研究院和大学的鼎力支持，而英国依靠的则是业余爱好者。奥斯本勋爵（Lord Osborne）1857 年向伦敦显微学会展示了对大麦细胞核的染色，但同时指出，他"只是业余爱好者，并无意解决化学上的任何问题"。同一年，天才的德国医生、解剖学家赫尔曼·韦尔克（Hermann Welcker）用着色剂显示了青蛙的细胞核。英国及其他地方的主要学者都听说了韦尔克的发现，但奥斯本的工作成果没有传到他们耳中。

阿道夫·冯·贝耶尔（Adolf von Baeyer）从年轻时候就对染料十分着迷，他在柏林大学上学时常在物理和数学上草率了事，腾出时间埋头于化学。他从 1856 年开始在海德堡为本生（Bunsen）工作，次年做了心怀苯环梦的凯库勒的助手，先是在海德堡工作，随后又去了根特。在霍夫曼的敦促下，柏林大学于 1866 年聘任贝耶尔为高级讲师，但没有付工资，而是代之以足够大的实验室。他致力于染料研究，研发出数种在化学上和工业上都十分重要的新品种。他相信对于一个只掌握理论而没有证据的人来说，谦逊是必不可少的，哪怕是 1905 年诺贝尔奖这样的成功都没有消解他的信念，反而令其更加坚定。他认为，那些只是为了证明自己的成见而设计实验的人都处于危险的境地，要么设计出糟糕的实验，要么错误地解读实验结果，甚至不可救药地认定自己的理论优秀到不需要任何检验。冯·贝耶尔说："我从不用实验来验证自己是否正确，而是看事实如何呈现。"

亚甲基蓝是一种苯胺染料，在粉末状时呈现深墨绿色，溶解在液体中时则像澄净而充满希望的天空。它是 1876 年由海因里希·卡罗（Heinrich Caro，参与研发了俾斯麦棕）和贝耶尔合作发现的。卡罗是巴登苯胺苏打厂（Badische Anilin & Soda-Fabrik）巴斯夫（BASF）的实验室主管。巴斯夫在 1865 年应德国化学工业的重大机遇而成立，它的亚甲基蓝专利是德国第一个煤焦油染料专利。通过罗伯特·科赫（Robert Koch）和保罗·埃尔利希（Paul Ehrlich）的工作，亚甲基蓝在现代医学的发展中也发挥了极其重要的作用。

19 世纪 60 年代，巴斯德在法国展示了奇迹，说服世界接受了微生物理论的真理。一旦理解了感染这一概念——看不见的微小生物可以侵入人体，让健康的人患上疾病，许多原本难以理解的疾病一下子变得清楚了。这就像突然出现的一把钥匙，打开了通往理解、预防并可能治疗许多疾病的、此前未曾想过的道路的大门。

尽管新技术始于巴斯德，但它真正的闪耀之处还是在德国。罗伯特·科赫 1877 年发现了引起炭疽热的病菌，1882 年发现了肺结核病菌，1883 年发现了霍乱病菌。他甚至为其他微生物猎手们制定了操作程序，即"科赫法则"（Koch's postulates），它是将疾病和导致它们的微生物可靠地联系在一起的思维工具。在支持严谨科学的风气下，德国继续向前迈进。

保罗·埃尔利希是受到科赫支持与启迪的其中一人。他于 1854 年出生在上西里西亚的斯特勒伦（Strehlen，普鲁士的一部分，今属波兰），在童年时期便酷爱当时新出现的显微学。他上学时就在捣鼓显微镜，并从表兄卡尔·魏格特（Karl Weigert）那里了解到了组织染色，随之便进入后者的布雷斯劳实验室（Breslau laboratory）工作。魏格特向他展示苯胺染料是如何给细胞和组织着色的，并显现出它们的结构和关系。埃尔利希被迷住了，正如他后来回忆的那样，"我对染料的热爱与理解被突然唤醒，并伴随了我的整个职业生涯"。他以此作为自己的博士课题。在同学们的记忆中，他的手指上总是色彩斑驳。在此后的 5 年中，他用染料来研究血细胞，然后是细菌。在给动物尸体注射染料并遭遇挫折之后，埃尔利希提出了"活体染色法"，证明了亚甲基蓝和其他一些染料可以被注射到活动物体内，和通过进食摄入一样。这种方法的成果让埃尔利希备受鼓舞：大自然不仅展示了自己的秘密，而且是以最绚烂多彩的方式。

> 如果把少量亚甲基蓝注射到青蛙体内，然后切下一小片青蛙舌头进行观察，就能看到最细的神经末梢都被染上了美丽的色彩，一种华丽的深蓝色，在无色的背景下分外明晰。

科赫演示了用亚甲基蓝为结核杆菌染色的方法。在正确染料的作用下，引起肺结核这种古老而可怕的疾病的罪魁祸首被发现了，而且是以美丽的粉色与蓝色色调呈现于世人眼前。当科赫在会议中公布这一发现时，埃尔利希也在现场，他坐得离科赫很近，并注意到多年的工作在科赫双手上留下的印迹。这双手皮肤暗沉发皱，因为工作所必需的染料和消毒水而受到损伤。埃尔利希满怀惊叹地听着科赫的发言，他后来说，"我将那天晚上视为我科学生涯中最重要的经历"。

这件事发生在 1882 年，当时埃尔利希在柏林的查瑞特医院（Charité Hospital）很不受欢迎，无论是他的想法还是犹太教习惯都与那里格格不入，而且他还患上了疾病。尽管如此，他仍然改良了科赫的技术，并在 1887 年用这一最新技术证明了自己咳出的痰中带有结核杆菌。这种病菌虽然已被发现，但还没有相应的治疗措施。于是埃尔利希前往埃及，希望那里的气候能对他的肺部恢复有所帮助。两年后，他感到稍有好转，便回到科赫新设立的传染病研究所（Institute for Infectious Diseases）担任助理工作。

进入科赫的实验室，埃尔利希就处在了世界医学研究的中心——这在当时仍是个较小的领域。奥古斯特·冯·瓦塞尔曼（August von Wasserman）对梅毒的研究颇有成就，他还记得当时的才智荟萃是多么激动人心：

> 如果对这些伟人存在恰当的类比，我不得不说，保罗·埃尔利希就是美酒中的香槟。如果说科赫是位认真严谨的科研工作者，对每个词都字斟句酌，鄙视一切理论，只观察真实发生的结果，并以精心组织的简练语言表达出来，那么埃尔利希简直就是在不断冒出聪明卓绝的主意和观点……

埃尔利希的实验室是一道奇特的风景，排满了装有苯胺染料的调色盘。瓦塞尔曼说道：

> 来访者面对的是一首五彩缤纷的交响乐。毫不夸张地说，周围排

列着成千上万个玻璃瓶，每个瓶中都装满了鲜艳的苯胺颜料。埃
尔利希……与煤焦油行业保持着高度活跃的意见交流。每当行业
开发出一种新染料，就会给他寄一份样本。他与德国染料行业中
富有创造力的天才和名流的终身友谊，以及对他们的深深崇敬，
也都是从这时开始的。

有一段时间，埃尔利希将他挚爱的染料抛在脑后，专注于研究动
物如何击退感染。血清是承载血细胞运行的液体，本身是澄清的，因
为含有血细胞才变为红色。埃尔利希将动物暴露在感染源中，再给它
们放血，并发现它们的血清产生了治疗能力。那么，其中一定含有某
种免疫成分。

血清疗法让埃尔利希又开始琢磨起自己的着色剂来。很显然，血
清中有某种抗毒物质，尤其能抵抗破伤风、白喉等感染。埃尔利希推
断，这些"抗体"的作用机制一定像某种"魔法子弹"，能够找到特
定的目标，并且只将其摧毁。尽管只是大略描述，但埃尔利希首次提
出了活细胞产生抗体的方式。1901年，有一封信指出埃尔利希应当
获得首个诺贝尔医学奖。信中写道，他的"解释与至今所有关于抗体
来源的想法和文章都有很大差异，而且更有创新性"。不过这只是埃
尔利希大量深度原创性工作的其中一项，这些工作还包括他"早期在
血液学上的工作、对肥大细胞的发现、用亚甲基蓝对活神经细胞进行
组织化学染色以及活体染色法"。但有另一位化学家阻止了第一届诺
贝尔医学奖的发放，他错误地反对埃尔利希的部分观点，而且不喜欢
他所造成的"明显的犹太氛围"。

当埃尔利希把亚甲基蓝注射到活老鼠身上时，他发现染料主要是
被神经细胞吸收。染料对身体这部分组织具有选择性，这让埃尔利希

想起抗体挑选目标的方式。因此，他开始寻找以同样方式工作的化学物质，即能模仿机体自身打败感染的能力，将自己与感染性微生物绑定，并杀死它们。

你很容易将埃尔利希想象为一个沉迷于微生物和化学制品的人，就像在面对新一辈的成功医生时，你也很容易以为他们不如效率较低的老辈医生那样关心病患。但这两种印象都不尽然，埃尔利希既不冷漠，也没有沉迷于某种出于想象的全能力量。他知道自己的肺结核随时可能复发，而且到时没人帮得上忙；而且他也有临床工作，就和在实验室里一样。

> 无论是谁，只要在医院一字排开的病房中见到病床边的保罗·埃尔利希，就一定会感到这位杰出的医生正是人道主义的化身。他在照顾生病的孩子时温柔细致，他和他们开玩笑，试图用爱抚缓解他们的不适，这些都令我动容。与此同时，我还留意到他的不安，他正处于一台毫无感情的机器正中，齿轮以他的名义，在他的权威下不断转动。

苯胺染料让埃尔利希比此前的任何人都更了解血液的构成。在他用这些煤焦油衍生物对血液染色时，一系列此前不为人知的细胞类型一一显现出来。正是这项工作让他发现了肥大细胞，这也是他的仰慕者推荐他获奖的理由之一。肥大细胞是大量存在于每个人血液中的白色细胞，如果没有染料，没人会发现它们和周围其他白色细胞有什么不同。

在 1891 年的圣彼得堡，尤里·罗曼诺夫斯基（Yuri Romanovsky）从罹患疟疾的病人身上抽血并进行染色。在接受奎宁治疗的病人身上，疟原虫明显遭到了破坏，这就第一次明确指明了这种药物的作用机理，即攻击入侵者，而不是加强被感染者的防御能力。同年，埃尔利希在柏林给两个疟疾病人服用了装有亚甲基蓝的胶囊，他知道这种染料能给疟原虫染色。两个病人都痊愈了。由于埃尔利希无法故意让动物患上疟疾，而且他正在忙于白喉相关的项目，便没有再跟进这一发现。

1896 年，埃尔利希在柏林独立开设了血清研究与检验所。三年后，即 1899 年，它搬到了法兰克福，并更名为普鲁士皇家实验疗法研究所。埃尔利希与染料公司的合作还在继续，他们将自己生产的新染料样本寄给他，而他则尝试赋予它们以新的用途。

第 9 章　医学传教士

德国一直是微生物猎手的大本营，但其他国家也仍然保有一席之地。比如英国，因为拥有庞大的海外帝国，所以对热带疾病格外感兴趣。对于戴维·利文斯通（David Livingstone）这样的人来说，熟知疾病既是生存所必需，也是出于帮助他人的愿望。

利文斯通一边进行医学研究，一边开展各类探险活动。他 1813 年出生于苏格兰，家中共有七个孩子，与父母一起挤在他父亲所在工厂的一间出租屋里。利文斯通从 10 岁开始就与父亲一起去厂里工作，不过他还是继续着自己的学业，一面上夜校，一面自学或向父亲学习。23 岁时，利文斯通已经存够了上医学院的钱，同时也在受训成为一名传教士。他感到宗教与科学互为补充，两者都一样，属于上帝的工作。1840 年，27 岁的利文斯通在这两个领域都合格了。

利文斯通当牧师并不在行，却成了优秀的传教士。这部分源于他的谦逊，因为他不会不管人们感不感兴趣，一味向他们宣扬福音，而是从观察与探索开始。维多利亚瀑布旁树立着他的一尊雕像，上面刻着一句铭文："基督教、商业与文明。"这在今天看来平淡无奇，甚至有点儿傻气，但对于利文斯通来说，这些文字鲜活而真实，意味着建设社群、开展交流，从而实现救赎。医学对这项事业至关重要，它一方面能提供援助、赢得友谊，另一方面也是自身生存之必需。当时欧洲对非洲的探索除了受限于外交困难之外，疾病肆虐也是一个问题。下文是利文斯通关于如何在疟疾下生存的指导，摘自他 1865 年所写的《赞比西河考察记》(*Narrative of an Expedition to the Zambesi*)：

> 有一个药方，是将 6 到 8 格令药喇叭树脂、同样重量的大黄、甘汞和奎宁各 3 格令制成 4 粒药片，与小豆蔻酊一起服用，能在 5 到 6 个小时内缓解所有症状……在用药期间或用药后，每隔 2 到 3 小时就要大剂量使用奎宁，直至出现耳聋或金鸡纳中毒现象。至此，治疗便完成了。只有在发生无法控制的呕吐时，我们才会完全无能为力。

利文斯通使用的奎宁剂量很大，这本来足以让他比同侪更成功，但他和他的妻子、女儿都死于疟疾。他 1865 年记录的这张药方里含有这么多种原料，这就提醒我们，当时的化学家还没有改革治疗方法。其中唯一有效的成分是奎宁，而其他原料都是用来造成腹泻的，有害无益。

在这之前，利文斯通曾于 1858 年 3 月 22 日给《英国医学杂志》(*British Medical Journal*) 写了封信，这封信也在 5 月 1 日正式刊出。当时他正在"珍珠号"轮船上驶离塞内加尔海岸，并在信中向杂志记者道歉，因为他太过繁忙，以至于未能更早告诉他们"我想到用砒霜来治疗一种被采采蝇叮咬后导致的疾病"。他指的是一种叫作"那加那"(nagana) 的疾病，看起来和疟疾很相似，但没法被奎宁治愈。利文斯通描述了一次机会性的动物实验，对象是一匹被采采蝇反复叮咬、患病后被丢在一旁等死的母马。利文斯通写道："我把两格令砒霜混在一点儿大麦里，每天喂它吃下，坚持了一个星期。它的皮毛变得油光水滑。我想我已经治好了这个可怜的家伙。"

虽然一开始有些好转的迹象，但这匹马还是没能痊愈，在几个月后便死去了：

> 我又试了一次砒霜，但这匹母马已经骨瘦如柴，对大麦连碰都不碰一下。当我想要哄它吃下时，它那温和的眼睛哀求一样地看着我，意思明显是说："我亲爱的朋友，我宁可死于疾病，也不想死在医生手里。"于是，我没有再强迫它。

这匹马死去时已经病了 6 个月，这让利文斯通相信，砒霜确实延长了它的生命。

他由此提出了砒霜疗法。这倒并不是什么新鲜事物，早在 1786 年，英国就已使用，不过人们不是用它治疗特定的疾病，而是作为全效的保健品。使用砒霜的人会因慢性中毒而死，但他们却误以为它能帮助治疗发烧、疟疾、头疼以及一系列其他病症。这些所谓的疗效都是无稽之谈。（砒霜会破坏面部的毛细血管，这让人们的面颊呈现出一种"健康的光泽"。）

利文斯通对砒霜疗效的观察实际上也落入了类似的医学直觉陷阱，他所看到的与其说是事实，不如说是种乐观精神。这匹母马拒绝吃下含药大麦或许是明智之举，比起死于砒霜，死于疾病要舒适得多。砒霜确实能杀死引起这种疾病的寄生虫，但也会将得病的马或者人一并杀死。

戴维·布鲁斯（David Bruce）19 世纪 90 年代出生在澳大利亚，并在苏格兰长大。他原本想要成为一名职业运动员，但十几岁时一场严重的肺炎让他转而从事医学。他娶了一位同事的女儿——一个与他在科学上志趣相投的女人，随后参加了军医部队。一次，这对夫妇被派驻到马耳他，从而有机会追随两人共同的偶像：科赫。当地有一种能感染牛羊和人的少见疾病，叫作马耳他热。他们试图找出这种疾病的病原体，并在以苯胺染料龙胆紫对被感染的血液染色后，最终找到了它。

在科赫的实验室工作一段时间后，这对夫妇被派驻到非洲。他们前往当时的祖鲁兰（Zululand），去调查当地的那加那病疫情。在那里，那加那病毁灭了祖鲁人赖以生存的畜群，也感染了其他动物。戴维·布鲁斯这样描述道：

> 这匹马直瞪双眼，眼睛和鼻孔都冒出水气……在这期间，它变得越来越憔悴，看上去麻木呆滞，低垂着脑袋，它的皮毛变得粗糙，并有多处稀疏……到了重病期，这匹马便完全是一副可怜的模样。它简直像是用稻草扎成，覆盖着一层粗糙的、稀稀落落的毛发……最后，它倒在地上，精疲力竭地死去了。

布鲁斯夫妇使用他们花了很长时间学到的染色技术，在被感染动物的血液中发现了一种像蠕虫一样的寄生虫。他们证明，这就是疾病的罪魁祸首，通过采采蝇的叮咬传播。为向他们表示敬意，这种寄生虫被命名为布氏锥虫（*Trypanosoma brucei*）。

睡眠病——或称"非洲昏睡症"——从 14 世纪起就已为欧洲人所知。19 世纪下半叶，这种疾病开始蔓延。据 1876 年一位法国医生报告，睡眠病当时在塞内加尔屠灭了多个村庄；而到了 20 年后，维多利亚湖畔也因它而荒无人烟。据估计，当时约有 75 万人因此病死。

布鲁斯夫妇和来自意大利的康特·奥尔多·卡斯泰拉尼（Count Aldo Castellani）一起，从被感染者的血液中找到了一种类似的寄生虫。睡眠病和那加那病是同一种疾病的变种，都是由长不过一英寸的采采蝇叮咬传播。砒霜虽然对人体有毒，但布鲁斯夫妇证明它也能杀死锥虫。*

到 1901 年，法国巴斯德研究所的研究员已经能够用锥虫故意感染实验小鼠，这至少为更方便地检验可能有效的疗法打开了道路。

埃尔利希已经证明，染料可以有选择地对某些细菌染色。他由此推断，在细菌表面存在与人体细胞不同的接收器，而如果能让毒素只通过这些地方进入，它们就能在不伤害携带者的情况下杀死细菌。在寻找此类功德无量的药物时，着色剂能提供一条具有思想与视觉双重愉悦的道路。"所以在一开始，"埃尔利希回忆道，"'化学疗法'其实就是'光谱疗法'。"埃尔利希创造了"化学疗法"一词，指用化学制品来治疗病人，他比任何人都更有资格创设这样一个词。

理论上，药物可以将细菌作为攻击目标，现在的问题是如何从理论的突破再进一步，找到应用实例。有些着色剂在注射到体内后会导致动物死亡，有些则只精准地给感染性的有机体染色，但完全无害。如果能将毒性与选择性绑定在一起，世界将会大不相同。

联合化学工厂（Vereinigte Chemische Werke）是一家德国化工企业，在 20 世纪初期开始销售一种基于砒霜的睡眠病药物。这种药物最早合成于 1863 年，但一直没获得什么反响。联合化学工厂认为这

---

* 1931 年，这对夫妇在十几天里先后去世。戴维在临终时说道："如果在我死后，还有人关注到我的科学研究，我想让人知道，玛丽的功劳完全不逊色于我。"

种药物很有潜质，于是在毫无证据的情况下，就声称它与已有的药物一样有效，而且毒性要低得多。他们称其为阿托西耳（Atoxyl），也是想充分表达这个意思*。这家化工企业与埃尔利希之间一直有联系，可能正是他们给他寄了一份样品。埃尔利希在锥虫身上试验了一下，发现这种药物毫无用处，就将它抛到一边，去研究别的东西了。

1905 年，埃尔利希读到一篇英国论文，其中指出阿托西耳对睡眠病确有疗效。埃尔利希检查了自己的工作，但并没有发现问题。他的错误在于直接将药物作用在已被分离出来的锥虫身上，在这种条件下，药物体现不出效果。但如果把药物用在被感染的动物身上，情况就不同了。巴斯德研究所让小鼠染上睡眠病的技术让他发现了一种奇怪的情形：如果单独对锥虫使用这种砷制剂，仍然不会有什么效果；但如果将它喂给活动物，药物便明显生效。他认识到，受检物质的生物活性只能在生物体内评定，而不能在试管之中。实验需要的工具不是玻璃器皿，而是生命。

不过，这种药物仍然缺乏足够的选择性，因此还不够安全。它会破坏感染性微生物，但也会引起耳聋和其他问题，这个代价过于昂贵，令人难以接受。"阿托西耳"的命名并不妥当，联合公司对其安全性的宣称也大错特错。埃尔利希证明，这些人搞错了这种分子的结构特性。在得到更精确的模型后，他开始思考是否有可能改进阿托西耳的结构及相应疗效，是否能以某种方法提升这种分子的选择性，既保持对睡眠病的治疗效果，又能对患病者更加安全。"如果可能，我们必须精确打击这种寄生虫。"埃尔利希说，"要这么做，就得学会用

---

* Atoxyl 可以分拆为 A（arsenic）-toxy（toxic）-l（less），即"比砒霜毒性小"。——译者注

化学物质进行瞄准！"

埃尔利希想要让药物具有更高"治疗指数"（therapeutic index），即对寄生虫尽可能有杀伤力，而对宿主则要尽可能安全。附近的卡塞拉染料工厂（Cassella Dye Works）为埃尔利希提供了研究资金，作为回报，他同意授予他们专利权。埃尔利希让小鼠染上睡眠病，随后试验了上百种不同的染料，看哪种染料能杀灭引起疾病的锥虫。唯一一种见效的染料被称为那加那红（Nagana Red），它能扫清小鼠血液中的锥虫，但这个效果维持的时间不长，原先会在三四天后死去的小鼠，现在也不过能活五六天。埃尔利希让他在卡塞拉染料工厂——不久便成为赫希斯特公司（Hoechst）的一部分——的联络人对这种染料进行调整，指出这样可以使其更好地被动物吸收，从而提升疗效。结果正如他所料，所获得的新染料"锥虫红"（Trypan Red）确实效力更强。在研究热情与孤注一掷的心态驱动下，它开始被应用于人体。但它的选择性还是不够强，在有效杀死锥虫的同时，也会杀死病人。

1905 年，当埃尔利希继续致力于研发睡眠病药物时，人们找到了梅毒的病因。梅毒螺旋体（*Treponema pallidum*）是这种新染色技术的最新发现，它对颜色的吸收很差，即使是在最鲜艳的着色剂的作用下，也仍保持着苍白的模样。除了这点，它与锥虫在许多地方都有相似之处。埃尔利希把所有用过的化合物都拿了出来，逐一试验对梅毒的效果。睡眠病是很重要，但对于发达国家来说还不算什么大问题，但梅毒就不一样了。

起初这一工作进展缓慢，因为梅毒的唯一动物模型是类人猿，而要在这种动物身上进行操作十分费时费力。但在 1909 年，生物学家秦佐八郎（Sacachiro Hata）从东京来到埃尔利希处工作，他找到一种方法让兔子感染上梅毒，从而加快了工作进程，也提高了操作可行性。在用埃尔利希的第 606 号药物进行测试时，秦佐八郎发现这种药物虽然在两年前对睡眠病无效，现在却对梅毒起了作用。

埃尔利希坚持对第 606 号药物——或称撒尔佛散（Salvarsan）——进行广泛的动物实验，来确保它的毒性足够小，对病人能利大于弊。他想要的是魔法子弹，所以要确定自己造出的不会是铅散弹，不会破坏所及之处的所有东西。当他最终确信之后，便从 1910 年开始四处发放样品，以交换每名受治疗者的全部病案信息。梅毒通过性传播，是种难以被治愈的慢性病，最终还会致命。在 100 年前，它的地位大致相当于抗反转录病毒药物研发出来之前的艾滋病，而如今艾滋病已经在药物的作用下得到了控制。梅毒病人在大脑和脊髓受到感染后，就会产生一种名为麻痹性痴呆的症状。撒尔佛散对这一阶段的病人的疗效不容置疑，宛如奇迹。（几年后，另一种类似的化合物被研发出来，专门用于治疗锥虫病，疗效同样显著。）

埃尔利希证明，药物的效果是由其分子结构决定的，他还提出了细胞表面受体的概念，即化合物用于选择特定目标的途径。然而科学无法不经由实验就准确预测一种药物的效果，撒尔佛散就是一例明证。而在检验阿托西耳时，连培养皿都不能满足需求；这项突破需要用到的是兔子，许多兔子。

一段时间过后，犹太复国主义者、化学家哈伊姆·魏茨曼（Chaim Weizmann）和埃尔利希见了一面，想就在耶路撒冷设立希伯来大学一事获得他的支持：

> 埃尔利希给我留下了难以磨灭的印象。他的身形矮小粗壮，却有着如被精雕细琢过一般的美丽头脑，眼睛里流露出我所见过的最有洞察力的目光，但又充满着人性的善良。埃尔利希知道我是个

化学家，却不知道我来找他的目的，所以他一下子就把话题带到了他的研究上。他向我介绍他的几位助手（后来都成名了），特别是他的兔子和豚鼠。

由于这些动物的毛色和特性，它们本身就很有价值。除此之外，它们更是一把把钥匙，能打开认知世界的大门，发现让世界更加美好的方法。埃尔利希热爱它们。

苯胺染料产业不仅在德国和英国蓬勃发展，也蔓延到了新大陆。纽约周边的港湾和码头原本因盛产牡蛎、野生动物及其优美的风光而闻名，后来却受到严重污染，寸草不生。19 世纪 80 年代，布鲁克林的居民留意到染料行业繁荣发展，对从海湾向内延伸的郭瓦纳斯运河造成了很大影响。他们"抱怨气味难闻，但更被这些色彩震撼。因为染料厂家的缘故，运河每天都呈现出不同色彩，并因此获得了一个昵称——'薰衣草湖'"。

关于这一产业对健康的影响，有不少奇怪的迷信，而且不光是那些喜欢放大恐惧的人爱这么想。有的人无端认为所有来自染料产业的东西都不健康，也有人没来由地相信另一面。布鲁克林人带着他们患哮喘病的孩子来到薰衣草湖，让他们站在运河桥上，相信蒸腾的水汽具有治疗疾病的能力。

这两类人有的只看到坏处，有的只看到好处，他们的共同误区在于将全部结果都归因于一个本身具有两面性、临床表现也千差万别的事物上。弗里茨·哈伯（Fritz Haber，曾和本生一起在海德堡工作，和霍夫曼一起在柏林工作）和卡尔·博施（Carl Bosch）两位德国化学家在 19 世纪末 20 世纪初花了多年时间研发合成氨的技术，这意味着人们能够工业化制造肥料，让土地更加高产，从而使人们不再饥饿。但哈伯—博施法的首次使用并不是为了防止饥荒，反而助长了第一次世界大战的屠戮。早在 1914 年，德国就已经耗尽了作为炸药的核心成分的氨。但哈伯帮助战争又延续了 4 年，在此期间还研发了化学武器，并在西部前线亲自监督氯气的使用。他的妻子因为抗拒这种暴行，朝自己的心脏开了一枪。

有机化学就像医学一样，既能提供良药，又能带来伤害。如何区分与选择，才是难点所在。

第三部分

抗生素时代

第 10 章　阿司匹林与药物研发

斯通牧师在 18 世纪发现了柳树皮的作用，让它很快风靡一时。它比奎宁便宜得多，因此得到广泛应用。1826 年，法国人亨利·勒鲁（Henri Leroux）尝试分离柳树皮中的疑似活性成分，并首次取得了一定成功。两年后，约翰·毕希纳（Johann Buchner）在慕尼黑成功将其提纯，并将浓缩后的药物命名为"水杨苷"。其他人也纷纷找到了类似的方法。人们发现，水杨苷会在人体中转化成为水杨酸，不过意大利化学家拉斐尔·皮里亚（Raffaele Piria）在 1838 年证明，柳树皮也能直接产生水杨酸。

但无论是水杨苷还是水杨酸，都具有糟糕的副作用，它们会破坏人体肠道，导致出血、腹泻和死亡。1853 年，法国药剂师夏尔·热拉尔（Charles Gerhardt）找到了一种降低水杨酸腐蚀性的方法。但他的兴趣主要在化学而非商业，因此在庆祝成功之后，他便将这种方法丢到了一边。还有几位德国化学家重复并改进了热拉尔的工作，但也都没能看到它的临床潜力。

欧洲人口在 19 世纪有所增长，这说明疟疾已经没那么流行。沼泽与湿地被抽干以供耕种，减少了疟疾发病量。这固然很好，但也让人们对奎宁和柳树皮的混淆进一步加深。疟疾病例减少，意味着对这种疾病的研究也在减少，这让人们迟迟不能区分退烧和治愈疾病之间的差别。

医生认为风湿性关节炎就像疟疾一样，对水杨苷和水杨酸的反应都格外显著。这种疾病的主要症状是关节疼痛肿胀，往往还伴有发烧。苏格兰医生托马斯·麦克拉根（Thomas Maclagan）1876 年给《柳叶刀》（Lancet）写了一封信，叙述了他用水杨苷治疗风湿性关节炎的实验。是他还是另一群德国医生首先发现了这一疗法，后来人们还有争议，但更重要的是麦克拉根所使用的一些表述。他首先对这种疗法的副作用之少感到满意（"在用药后，我连一丁点儿麻烦都没发现"），但却令人鼓舞地保留了一定的怀疑。"如果有人使用了这种治疗措施，并且不介意发表他们的观察结果，"他写道，"请不吝将你们的实验结果告诉我，无论是好是坏。我将不胜感激。"这句话里暗含的意思是，如果用药失败，结果就不太可能被发表。进步正在悄然发生，一方面是医生的思考能力有所提升，另一方面，他们也渐渐能够开些真正有益的药物。

在慕尼黑大学，化学家们仍在继续珀金已彻底失败的事业——人工合成奎宁。到 1882 年，恩斯特·奥托·费舍尔（Ernst Otto Fischer）和威廉·柯尼希斯（Wilhelm Koenigs）在恩斯特的表兄埃米尔·费舍尔（Emil Fischer）的指导下合成了一种新的化合物，他们认为这与奎宁十分相似。虽然他们错误设想了奎宁的分子结构，但这种新分子确实具有奎宁的退烧能力。

这几位慕尼黑化学家注册了一项专利，并找了一家公司提供支持。他们选择的是一家染料制造商，位于法兰克福的梅斯特、卢修斯与勃鲁宁颜料工厂（Farbwerke, vorm. Meister, Lucius & Brüning）。这家企业此前从未制造过药物（所有染料厂商都没有），但他们熟知化学，也深谙市场，因此抓住了这个机会。他们在 1882 年涉足了这项新业务，销售自己生产的退烧药，商品名为凯灵（Kairin），来自希腊语的"及时"一词。第二年，公司正式成立了一个制药部门，很快就大获成功。为此，公司需要简化自己的名字，于是更名为赫希斯特颜料工厂（Farbwerke Hoechst），或直呼为赫希斯特。*

　　赫希斯特的新产品标志着染料企业深度参与药品制造的开始，也促使了一系列退烧药物的出现。有一个化学家团队看到凯灵因为其毒副作用而招致大量诟病，便向赫希斯特提供了他们研发的替代药物——安替比林（Antipyrine）。这些化学家根据自己所知介绍了这种药物，但他们知道的其实并不多。正如凯灵的研发团队一样，他们对药物结构的理解也有基础性错误。这两种药都是基于两个苯环，前者是四氢喹啉（奎宁也被误认为属于这种结构），而后者曾被以为是四氢喹啉，后来才发现是吡唑啉酮的一种衍生物，彼此并不相关。不过即使是现在，也很难根据药物的化学性质来预测其疗效，所以这个错误其实也没有那么严重。关键问题在于，他们只开展了几个非结构性的动物实验，在健康人和发烧病人身上也只试用了几剂药物。比起药物的退烧能力，其潜在危害更难被发现，而人们也还不太接受药物可能有害健康的理念。1886 年 1 月 1 日，《纽约时报》（*New York Times*）在毫无依据的情况下就报道称："在所有已发现的缓解人们病痛的药物中，安替比林是最重要的一种。"这家报纸没有真凭实据，却在为其安全性提供背书。不过文中还有一句重要警示："应当了解，安替比林并不保证能治愈疾病，它只是能降低体温而已。"

---

* 经过多次更名与合并后，赫希斯特成为今天的赛诺菲-安万特集团（Sanofi-Aventis）。2006 年，其销售额超过了 280 亿欧元。

在最初使用这种药物时，赫希斯特还是表现出了一定的谨慎。他们在完成前期测试之后，只将药品发放给了愿意反馈其临床表现的医院。到 1884 年，已有超过 40 篇相关学术论文发表，而且大部分都取得了肯定性结论。所有人都觉得这差不多就够了。

萘是一种对人体具有毒性的煤焦油衍生物，不过毒性并不强。它是制作樟脑丸的主要原料，想要中毒身亡，得吃下不少才行。不过如果真的吞下足量樟脑丸，你的红细胞就会开始破裂。当斯特拉斯堡大学的医生在 19 世纪 80 年代开始给寄生虫感染患者服用萘时，他们对此还一无所知。在当时的时代背景下，要说他们是不知者不罪，似乎也可以接受。但当时动物实验已被证明能够用于发现未知毒性，医生不愿意在兔子身上实验，反而让病人来试用新药，这仍会让人感到气恼。到 19 世纪末，用动物进行广泛的药物安全测试已成为可能，但很少有医生或化学家真正这么做。

斯特拉斯堡大学医学院院长阿道夫·库斯莫尔（Adolf Kussmaul）让两名大一新生在感染寄生虫的病人身上测试萘的疗效。这两名学生分别是阿诺德·卡恩（Arnold Cahn）和保罗·赫普（Paul Hepp），他们依言完成测试后，既没发现明显疗效，也没看出什么问题。两人抱着乐观的态度，想随便碰碰运气，就又给一名并未感染寄生虫的发烧病人服用了萘。病人居然退烧了。他们在公开场合表示这项发现应归功于"一次幸运的意外"，说得好听，他们不过是愿意用别人的健康作为赌注罢了。

萘本应有刺鼻的气味，就和樟脑丸的气味一样，但成功让病人退烧的药物没有这种气味。卡恩和赫普随即发现，医院药房标为"萘"的药物根本不是萘，于是他们联系了生产厂商卡勒公司，想知道自己手里拿的到底是什么。结果他们发现，这种药物其实是乙酰苯胺，是一种有甜味、白色的苯胺衍生物。卡勒公司从卡恩和赫普这里得知了这种产品的潜在价值，但很难实现销售，因为乙酰苯胺是种常见化合物，他们无法保有专利权。他们的解决方式就是给它起了个新名字，叫作"退热冰"（Antifebrin），指望这个名字听着更诱人些。这个方法成效卓著，单是一个商标便足以让药物风靡一时。虽然医生们明知"退热冰"是什么东西，但比起较为便宜的"乙酰苯胺"，他们更喜欢在处方里使用这个价格不菲的名字。

1889 年，一场流行性感冒席卷欧洲，让吃药退烧成了西方文化中根深蒂固的习惯。幸亏有卡勒和赫希斯特这样的公司，每个人都能买得起药，至于这些药物能让他们增寿还是减寿，反倒变得无关紧要。病人喜欢吃药，医生喜欢开药，制药企业喜欢卖药，皆大欢喜。药物让人感觉良好，因此人们相信它必定有所裨益。

1896 年，赫希斯特开始销售退热冰的一种改良版本，称为氨基比林（Pyramidon）。其效力比原版要强三倍——这乍一听似乎很不错，但实际差异不过是让你少吃点儿药就能达到同样效果。像退热冰一样，氨基比林也成了畅销药。到 1908 年，赫希斯特的经营业绩已经十分出色，还将因生产退热冰而业绩不俗的卡勒公司收购了。制药企业的前景一片光明。

弗里德里希·拜耳（Friedrich Bayer）1825 年出生在科隆附近，他的父亲是一名丝织工人，他从 14 岁起就在一家染料经销店当学徒。此时离威廉·珀金的染料大发现还有好几年，因此他们使用的染料都

来自动植物，而不是苯胺。*

拜耳创办了一家企业，从事全欧洲的染料贸易，经营得十分成功。此时他遇见了一位志同道合的伙伴，名叫约翰·威斯考特（Johann Weskott），两人便开始合伙经营。在珀金创新产品的挤压下，他们不得不进行反击，于是进口了一些早期苯胺染料，并尝试进行仿制。1863 年，他们共同创办了弗里德里希·拜耳公司。

公司稳步发展壮大，在拜耳与威斯考特于 1880 年、1881 年相继去世时，已有超过 300 名员工。威斯考特和拜耳的后人继承了公司，将它改名为（文采乏善可陈的）"Farbenfabriken vormals Friedrich Bayer & Company"（曾被称为弗里德里希·拜耳公司的染料工厂）。他们出售股份以筹措资金，部分用作科研经费投入：组建实验室，聘请化学家。

其中一个新来的化学家名叫卡尔·杜伊斯贝格（Carl Duisberg），刚满 23 岁，在来这儿之前只能以自己的化学资历勉强糊口。在很短的时间内，他就研发出了两种已有颜色的新制备方法（这样就能规避专利法），并发现了第三种（有机化学产品之中的）全新颜色。杜伊

---

* 从这个角度看，它们属于天然染料。但染料的制作过程中总会有一定的人工因素：挖掘根茎，收集贝壳，榨取汁液，浸泡布匹。泥土、醋、靛蓝、茜草、胭脂虫，种种化学反应都是由手工控制，很少有机器辅助。煤焦油产业则是从植物的远古遗存中获取颜料，并十分倚赖机器的作用。但即使是天然染料，也需要染料工人的参与，而且其中常含有铅或砷，不如机器制造的染料安全。医学历史之所以如此具有灾难性，部分原因就是人们喜欢无凭无据地断言事物属性，比如认为天然就一定好，人工就一定不好。1999 年的《柳叶刀》刊载了一个故事，是关于一个 25 岁的年轻人被发现在柏林的一个公园里昏迷不醒，他的心跳已经停搏 7 个小时以上，这期间全靠胸部按压维持血液循环。在其他人试图救助他时，一名护士翻找他的口袋，想看看有没有关于他昏迷的线索，最后她找到了一小片紫杉木。这个年轻人奇迹般恢复了意识，最终活了下来。他醒来后解释说，他经常吃点植物，"因为天然食品比较'健康'"。

斯贝格很快获得了晋升，原先只能协助别人的研究项目，现在可以开展自己的项目研究，并分工交办给其他员工。

杜伊斯贝格在 1885 年读到了退热冰的药品说明，立刻意识到，这就是拜耳公司应当竞争的产品。他让公司生产了几个稍有差异的版本，其中有一种疗效不错。次年，拜耳公司就将非那西汀（Phenacetin）投放市场。尽管这种新药的销量已经十分可观，但杜伊斯贝格还在继续指导公司研发新的替代性药物。到 1890 年，他已经成了拜耳公司的主要控制人。1893 年，在与著名化学家约瑟夫·冯·梅灵（Joseph von Mering）的合作中，杜伊斯贝格和拜耳公司试验出了一种和非拉西汀结构类似的化合物——N-（4-羟苯基）乙酰胺。它很快被改名为对乙酰氨基酚（Paracetamol），但又以同样的速度遭到了否定。冯·梅灵总结说，它的效果不错，但对血液有害。于是对乙酰氨基酚被当成废品而束之高阁。

当时赫希斯特生产的安替比林卖得不错，直到 1934 年，医生才发现安替比林会置人于死地。死亡案例不是很多，但也有一些。他们并没有开展试验、对比服药患者与未服药患者，发现这一点完全是因为安替比林导致的这种血液异常非常罕见，很容易识别。相较而言，退热冰导致的肝肾损伤则要隐蔽得多，被人们发现时已经是 1948 年。倒不是它的危害比较小，而是肝肾的慢性衰退本来就较为常见，如果不是通过结构化试验，很难确定这些人的死因，因此人们花很长时间才把这种症状与药物联系起来。非那西汀也是一样，它研发于 19 世纪 80 年代，而要过将近一个世纪，才开始有人关注它对肾脏的伤害。1949 年，一个美国研究组报告了他们的发现，即人体会将非那西汀分解为两种化合物，一种是非那替汀，它是造成其毒性的主要物质，另一种其实就是对乙酰氨基酚，它主要负责带来疗效。

以这种方式，对乙酰氨基酚重现于人们的视野中。这促使冯·梅灵修正了自己的观点，不再认为它过于危险、不堪使用。关于 19 世纪 90 年代的那次否决，普遍解释是冯·梅灵用于测试的化合物里掺进了杂质，从而导致了他的错误结论；而他自身是如此杰出，使人们 50 年来都没能发现这一错误。

19 世纪后期，煤焦油及其衍生物苯酚都被当作外用抗菌剂。人们观察到这两种化合物可以防止肉和蔬菜腐败，于是用它们来治愈伤口。在此基础上，苏格兰外科医生李斯特（Lister）发明了抗菌法，随后又衍生为无菌操作，带来了手术方式的革命性变化。抗菌法是指使用对致病微生物有毒性的化合物；无菌操作是指保持手术室及手术创口的严格清洁，让微生物没有机会落脚。李斯特不仅让手术室比过去任何时候都要安全，让医生在打开胸腔、颅腔、腹腔时仍能对病人的存活抱有希望，还对引入新技术前后的手术存活率进行了对比，他通过数据有效地证明了这项新技术的力量。统计学在医学中逐渐得到了应用，虽然不如无菌操作的使用率那样增长迅猛，但每一步都坚实有力。

到 19 世纪 70 年代，医生们意识到煤和苯酚的腐蚀性都太强，不适合作为伤口敷料，当然也不能够内服。但医生们更关注的是它们的潜力。他们一面研究药物在体外对细菌的作用，一面推测在体内发生的情形。消除肠道感染似乎比较有治疗希望，但让人吞下苯酚，就和饮用漂白剂没什么两样——细菌是被杀死了，但病人也不会好受，因为它对肠道的腐蚀性太强了。水杨酸成了广受欢迎的替代品，它具有杀菌能力，虽然也有腐蚀性，但比苯酚温和得多。1853 年，德国化学家赫尔曼·科尔贝（Hermann Kolbe）发明了从煤焦油直接制造出水杨酸的方法，从而不必再劳烦柳树。*自从 1874 年实现了产业化生产，水杨酸就变得非常便宜。

到 1897 年，拜耳公司的化学家已经研发出了水杨酸的多个衍生版本，期望从中找出保留所有疗效但危害最小的那一个。水杨酸会刺激胃黏膜，甚至能在上面烧出一个洞。拜耳所研发的衍生物中也包括效果较为温和的阿司匹林（乙酰水杨酸），这正是此前法国化学家夏尔·热拉尔在 1853 年制备出的那种化合物。当时热拉尔仅仅发表了结果，没有进一步的动作。

拜耳的员工对这种物质表现出极大的兴趣，但公司管理层之一海因里希·德莱塞（Heinrich Dreser）却反对对其进行研究，理由是它会损害心脏。他的同事阿瑟·艾兴格林（Arthur Eichengrün）认为他说得不对，并要求开展临床试验，却遭到了否决。艾兴格林无视这种态度，安排在柏林的医生那里秘密开展关于阿司匹林的试验。如果将他看作邪恶的制药公司爪牙，将无助的病人置于风险之中，似乎并不恰当。因为艾兴格林那一代人都以为药物没什么长期风险，对化学家预测人体用药效果的能力也有着盲目乐观，他不是有意要无视风险，一切都是发自肺腑。在对柏林的病人进行药物测试之前，艾兴格林自己就先试用了一次。

柏林试验的结果非常出色，甚至超出了艾兴格林的期望。这种药物不仅能缓解发烧和风湿性关节炎的症状，而且副作用比水杨苷或水杨酸小。由于这些试验是背着德莱塞进行的，所以他对此仍然持反对意见。当德莱塞读到关于药物疗效的报道时，哪怕文章是出自独立执

---

* 绣线菊也无须再使用，它是水杨苷和水杨酸的另一植物性来源，由德国化学家卡尔·罗威格（Karl Lowig）在 1835 年证实。

业的医生之手，他也仍然更笃信自己的成见。"这就是常见的柏林式
吹牛，"德莱塞在报告上批注道，"这种产品根本没有价值。"

　　卡尔·杜伊斯贝格为平息争论，便下令再做一次试验，结果证明
艾兴格林是对的。随后，杜伊斯贝格就将公司的重心放到了这个产品
上。由于阿司匹林的制造要用到乙酰化反应（acetylation），而水杨苷
的最初来源除了柳树之外还有绣线菊（*Spirea ulmaria*），艾兴格林就
在"spirea"前加了一个"a"，并对字母略微做了些调整，便得到了
新药的流通名：阿司匹林（Aspirin）。

　　拜尔公司在 1933 年首次公开了阿司匹林的研发过程，那时正值
纳粹上台的第二年。艾兴格林是犹太人，因此他完全没有被提及。

第 11 章　止咳良药海洛因

　　拜耳公司斥重金用于研究及改进研究质量，置办设备精良的实验室，精心设计动物实验方案。他们对自己的科学家慷慨解囊，鼓励他们在药物研发或测试方面朝专业化方向发展。染料公司首次发布药物（赫希斯特和它生产的凯灵）是在 1882 年，然而在 10 年内，拜耳公司和它的竞争者就已经踏上了一条崭新的现代化大道，向着创新药物的研发与生产高歌猛进。

　　在研发初期，较为诱人的方式是先利用现有的药物，即寻找现有药物的新生产方法，以此避开竞争对手的专利，就像杜伊斯贝格在他的商业生涯之初所做的那样。另一条路径是修改现有的化合物，让它们变得更安全或更有效。拜耳公司继续对柳树皮产品进行优化，继续在合成奎宁的道路上屡败屡战；与此同时，它也在寻找新的方向。当时世界上的有效药物寥寥无几，不出意外，他们很快就注意到了罂粟。

　　自从弗里德里希·威廉·瑟托内尔在 1805 年分离出吗啡，化学家们就不断对它进行修改——往往是出于好奇，不带什么目的性。在苏格兰和伦敦都出现了一些改良版产品，其中一些促进了化学理论的发展，确立了不同分子结构导致特定药效的概念。

　　1874 年，查尔斯·阿尔德·赖特（Charles Alder Wright）在伦敦的圣玛丽医院合成了一种新的化合物——二醋吗啡（diacetylmorphine），并将它寄给了曼彻斯特的 F. M. 皮尔斯（F. M. Pierce），以便在狗和兔子身上进行测试。在一千年前，拉齐斯曾在巴格达写下比较的重要性，他对某些病人使用他的脑膜炎疗法，而对另一些病人不用，通过比较两组病人之间的差异来确定这种疗法的效果。从赖特采用的方法就可以清楚看出，医学在这一千年里与拉齐斯的思想已脱离甚远：尽管赖特的化学知识远比 10 世纪的波斯人精准，但他并没有使用对照组动物。结果他对二醋吗啡的作用仍然全无概念，也失去了进一步研究的兴趣。

　　与此同时，卡尔·杜伊斯贝格的拜耳公司也在寻找改良鸦片的方法。1832 年，他们从罂粟中分离出另一种生物碱可待因。它与吗啡功能类似，可以抑制烦人的咳嗽，对精神的影响比较温和，这引起了拜耳的化学家们的兴趣。他们正在寻找比全能的吗啡更温和的药物，而将乙酰基加入化合物中就能产生这种效果，让药效更柔和，更容易被利用。拜耳公司的化学家菲利克斯·霍夫曼（Felix Hoffmann）在 1897 年 8 月 10 日对水杨酸进行乙酰化，从而制造出了阿司匹林。在两周时间内，他也乙酰化了吗啡。

　　约瑟夫·冯·梅灵医生曾在 1893 年告诉拜耳公司，对乙酰氨基酚没有进一步研究价值；1897 年之前，他一直在默克公司（Merck）工作。默克公司在 1668 年起步之时只是德国西南部达姆施塔特的一家药店，由家族经营并传承至今。19 世纪初期，伊曼纽尔·默克（Emanuel Merck）继承了家族企业，并开始进行业务扩张。在他的掌管下，公司把兴趣放在了威廉·珀金及苯胺染料之前的药物上，与其他竞争对手形成了较大差异。默克让冯·梅灵来测试经过乙酰化的吗啡，并对其发表意见。冯·梅灵没觉得这种药物有什么特别之处，便让默克不必在意。

但在拜耳公司，霍夫曼的这种乙酰化产品——二醋吗啡——就要受重视得多。他们发现动物在使用二醋吗啡后，呼吸会变得深沉缓慢。当时结核病正在世界范围内肆虐，急性发作时能让人呼吸急促、咳嗽不止。这么看来，这种药应该很有前途。拜耳的员工在自己身上进行测试，发现效果出众。服用者的咳嗽停止了，并感到自己身强体健、神采奕奕，也不再疼痛；事实上，他们觉得自己英勇无畏（heroic）。1898 年 9 月，拜耳公司开始推广这种可以缓解呼吸道疾病症状的新药，他们称其为海洛因（Heroin）。

新药很快被销售一空。早期研究并未发现其成瘾性的证据，当然，成瘾性一直存在，只是这些研究的设计很差，根本发现不了。但海洛因并不会立刻让人上瘾，所以首批使用它的医生和病人都没有发现。* 拜耳的化学家十分自信，认为基于他们对药物结构的了解，成瘾性不是什么问题，所以他们并未设计任何能够证明自己所言有误的试验。化学家和医生的力量正在不断强大，而成功肯定不会令人谦逊。

海洛因能消除咳嗽、缓解疼痛，并让人整体感觉更加良好，这些效果显而易见，甚至用不着借助什么系统性的观察方法就能发现。服药者就算本来没什么毛病，也会在服药后备感舒适。首先被扭转的是海洛因有助于呼吸的观点。人们发现，海洛因对呼吸的影响就和吗啡一样，和此前的鸦片酊、鸦片也一样。事实上，海洛因在人体内会转

---

* "你不会在一夜之间药物成瘾，"小说家威廉·伯勒斯（William Burroughs）写道，"至少要每天注射两次，过三个月才会形成惯性。"

化成吗啡，这也是其疗效的来源。当发现这一点时，没人感到惊讶，因为他们已经见多了两者的相似之处。海洛因的故事证明，就算是世界上最好的化学家和医生，并且在已知药物结构的情况下，也不一定能够预测出其疗效。但吸取这一教训的人并不多，研究者也往往不长记性。

拜耳公司在 1913 年停止了海洛因的生产，因为在大众心中，尤其是在美国，它已经和成瘾牢牢联系在一起，销售利润抵消不了恶劣的公众影响。虽然还有公司在继续生产海洛因，还有人将它当成有效、好用的药物，但美国等国家已经对其完全禁用，哪怕是出于治疗需要。对于患有粉碎性骨折、心脏衰竭、折磨人的癌症、窒息性呼吸困难的病人来说，海洛因具有很好的效果，如果手头只有吗啡，那么大剂量使用也能获得同样效果。拜耳公司的官网上自豪地描述了阿司匹林的研发过程，却对海洛因只字不提，这真是可悲。但要说羞耻，拜耳公司可参与过许多更恶劣的行径，正如下文所述。

第 12 章　弗朗西斯·高尔顿：几近革新

　　到 19 世纪末，科学的产出已蔚为壮观。不仅是研究结果，研究方法也在进步。化学中有一部分研究方法最初是为了追寻其他目标，比如炼金和下毒。与此类似，科学方法也常常来自意想不到的人物。

　　"高个、修长、衣着整洁，额头像圣保罗大教堂的圆顶那样。"弗朗西斯·高尔顿（Francis Galton）拥有卓绝的头脑，完全配得上他头颅的形状。他最大的兴趣就是研究思维的起源与能力，以及它们如何反映在头颅的形状上。遗传性天赋与颅相学是他的两大兴趣，但他还有别的爱好：数学、心理学、指纹学、气象学、摔跤、莎士比亚、遗传学、非洲探索、呵欠、中东、双胞胎、家庭、小说和进化论。

　　1838 年，弗朗西斯·高尔顿 16 岁，正与他富有而聪慧的家人围坐一堂。当时"门外寒风刺骨，屋里的家庭聚会却舒适惬意。一顿丰盛的晚餐过后，大家正在享用甜点。明亮燃烧的壁炉、闪闪发亮的红木桌子、美酒、水果，诸如此类"。大家正商量着高尔顿是否要从医，家族的一位朋友保证能让他在下定决心之前先尝试尝试。正在这时，一张纸条传了进来。高尔顿抓住机会立刻离开了餐桌，冒着严寒出门，去为一个刚死去的女用人进行尸检。"噢！"他大声喊道，"反胃、好奇、有趣、兴奋，都夹杂在一起啦！"

这个姑娘死得很迅速，死因是胃上的一个穿孔——正是柳树皮会导致的那种，但当时的医生还不知道这是药物的副作用。在为死者缝合腹部时，高尔顿不小心刺破了自己的手指，于是细菌从姑娘的尸体上转移到了他的体内。此后几天里，感染不断恶化，高尔顿的命运十分堪忧，不过他最终还是出乎意料地活了下来。

高尔顿对这次危险的经历印象深刻，于是投身于医学。19 世纪 40 年代初，他在伯明翰综合医院"学到了输液、汤剂、酊剂、浸出物之间的差别"——除了金鸡纳树皮、鸦片、柳树皮之外，这些药物的治疗价值都只分布在有毒到没用之间。高尔顿给自己服用过甘草（一种利尿剂，用于让人排尿）和罂粟籽，两种药的味道都不错，但在他身上都没起到什么特别的效果。那个年代"离氯仿被发明还有很多年，离巴斯德和约瑟夫·李斯特爵士的发现还有很多年。听诊器在那时还是新鲜东西"。

责任落到了高尔顿身上，他处理力所能及的创伤，在必要时求助。他接上断骨，复位脱臼，有时止血，更多时候却要制造伤口——因为相信失血对人身体有益，他会割开静脉和动脉。他包扎烧伤，眼看着干净的绷带随病情恶化而浸满脓血。他为伤员剃头，把伤口的鲜血当作肥皂沫，并缝合裂开的头皮。他产生了一种感觉，在"大自然不分是非的课程"中，在痛苦与折磨的洪流中，有某种值得学习的东西。他写道："大自然似乎正闭上眼睛，无情地活活解剖着我们。作为理性的生灵，让我们拿出所有本事，来逃离她的解剖实验吧。"病人在恐惧中眼看彼此死去，而他能提供的措施都毫无用处，这深深地打击了他。当他遵照指示去给一个患斑疹伤寒的女孩敷芥末时，她恳求他别再管自己。她乞求着："请让我安静一会儿吧，我知道我快死了，不想再受罪了。"高尔顿没有听从老师的指令，照她说的做了。

　　也许是因为高尔顿的遗传基因——他的家族成员似乎个个都是皇家学会会员、达尔文主义者或具有天赋的科学家，尽管被临床实践深深吸引，但他对医学的缺陷仍保持着警醒。一次，有个男人喝得烂醉如泥，躺在大路上，一辆马车从他的腿上轧过，把骨头压成了碎碴。他的腿肯定是好不了了，于是外科医生趁他不省人事之际，把两条腿都锯掉了。这让高尔顿很不理解：医生为何不在手术前故意把病人灌醉呢？这个问题十分合理，但并没有得到合理的解答。另有一个人"跌进了滚烫的沥青锅里"，在被拉出来时，有多处烫坏的皮肤粘上了沥青，完全无法清除。他的一条腿上覆满了这种东西，让医生无从下手，而另一条腿伤得没那么重，于是医生就在这条腿上涂了一层药膏。日子一天天过去，那条伤势较重但没怎么用药的腿反而恢复得更快。"很显然，"高尔顿总结道，"包扎术远没有发挥出应有的潜力。"尽管有这样的见解，高尔顿还是没能全然领会个中深意：大自然的这堂活体解剖课已经给出了明确的信号，要么包扎敷料会让伤口恶化，要么沥青能使它好转。就像滚烫的沥青附着在皮肉上一样，对药物效用的盲目信仰已经植根在人们心里，差别只是，这种信仰对健康毫无好处。"我实在太热衷于医学工作，"高尔顿说，"所以我开始小剂量服用药房里所有的药，从字母 A 开始。这是个有趣的实验，但显然也有缺陷。"

　　在他看来，医学正在不断发展。"进步的迹象无处不在。显微镜一跃占据了十分重要的地位。"这是在 1839 年，距列文虎克做出第一个放大透镜并开始描述微生物的世界已过去将近 200 年。显微镜确实是一项令人惊叹的技术，但它带给医生的不过是一点可供炫耀的资本，而对病人全无好处。

"我们还不清楚，如果只是以愉快的心情、休息、暗示和良好护理辅助康复，而不使用药物，"高尔顿尖锐地写道，"大自然本身能做到什么程度。"缺乏知识的原因，是没人用正确的方法来寻求知识。如果没能用可靠的方法向大自然提出正确的问题，医生们也就无从得到有用的答案。高尔顿提出了一种方法，只要他们愿意，就能用它来更有成效地研究世界。"如果对某种疾病有两种不同且互斥的治疗方法，"他提出，"就让罹患这种疾病的病人选择要由哪位医生治疗，A 医生还是 B 医生（分别指代这两种疗法），然后统计比较两组结果。如果许多大医院能放弃派系之争，互相合作，那些争论多时、悬而未决的问题应该很快就能得到解决。"然而，医生们可不这么想。A 医生觉得自己的方法明显可以见效，没有任何理由进行验证；B 医生认为 A 医生错得离谱，却对自己的治疗方案同样自信。他们在很多地方存在分歧，但共同点在于，他们都对自己的想法深信不疑，也都不觉得有检验的必要。

这部分内容出现在高尔顿的自传中，后面紧接着有一段表述，如果你读得太快，可能会觉得这段话有点乏味。这其实是在总结医生为什么总是治不好病人，解释为什么未经组织的观察、对经验与直觉的依赖都具有误导性：

> 在我所知的所有数据中，医学统计数据是最不适于进行细化比较的，因为那些难以被纳入考虑、在实际操作中也没被考虑到的条件恰恰具体入微、影响重大、千差万别。然而令人羞赧的是，有人付出努力，希望引起对哪怕最粗糙的数据的关注，却往往落败。我很怀疑，以人类的理解能力，是否能够独立分辨出平均 10 次中发生 4 次的事件和发生 5 次的事件的概率差异。

换句话说，人与人、病与病之间差异极大，用个人经验进行比较往往毫无价值。这个男人得的肺结核与那个女人所患不同，这个孩子的喉咙痛和她母亲的症状又不一样，完全不可能进行精确比较。高尔顿想要说明的是，如果你看了同一种疾病的 10 个病例——一般是在一段时间跨度内，就不太容易注意到某种结果是发生了 4 次还是 5 次。或者这么说，就算你的药物能提高 25% 的存活概率——或者降低 25%，你也发现不了。这就是为什么 17 世纪的医生迟迟没有发现，对疟疾疗效卓著的金鸡纳树皮要比完全没用的秘鲁香脂树皮好用得多，因为许多得了疟疾的人无论如何都会康复，而很多服用了金鸡纳树皮的人也没能逃过一死。尽管耶稣会士树皮对存活率的提升远远高于 25%，但很多医生还是不能确定它是否真的有效。

高尔顿举例说明了他所观察到的医学谬误、被忽视的内在联系，以及被误解的疾病成因。医生的一种积习尤其令他印象深刻，他们会斩钉截铁地指出某个最佳食谱，但每个医生所信奉的食谱又都完全不同。此外，医生们也以为自己已经完全掌握了酒精的作用。盖伦作为罗马皇帝马可·奥勒留（Marcus Aurelius）的御医，曾经翻遍帝国的各个酒窖，想要为他的病人奉上最健康的美酒，因为他相信酒与酒之间必定存在差异。而在尽心竭力地寻找了一番之后，盖伦得出结论，最好喝的那种酒就是最健康的。高尔顿的一位朋友翻看着自家作为"老字号酒商"的销售记录，想要找出医生们多年来给顾客开的是哪种酒，结果发现"每种酒都曾受到过医生的青睐"。也就是说，医生自己也全无头绪。高尔顿倡导运用统计学进行试验，正是在指出，合理的对比能帮助他们找出线索。

高尔顿从未真正成为一名医生。1844 年，他的父亲过世，"我十分沮丧，也希望过上更加健康的生活，因此我完全打消了成为医生的念头"。这个决定令全世界蒙受损失，但通过他的努力，统计学进一步渗入了医学思维之中。

第 13 章　抗生素与纳粹时期的诺贝尔奖

　　证明一项可能性会让发明者和他们背后的赞助商都兴奋不已。如今已经有了杀灭梅毒和锥虫病的药物，那么对于其他对人类健康有更大威胁的微生物，制造出有杀伤力的药物也指日可待。

　　1925 年，卡塞拉染料工厂、拜耳公司及其他公司共同加入了法本公司集团（I. G. Farben）。卡尔·杜伊斯贝格一手策划了这家"染料公司辛迪加"（Interessen-Gemeinschaft Farbenindustrie），他被美国石油公司联合体的成功深深折服，因此领导德国新兴制药企业进行了同样操作。联合体有助于减少竞争，保持高利润率，却不会停止造福消费者的脚步。1929 年，法本公司设立了一个耗资巨大、设备精良的实验室，由埃尔利希的学生、内科医生格哈德·多马克（Gerhard Domagk）掌管。

　　多马克 19 岁时就在西部前线为德军效力，那时他还是个医学生。他在 1914 年的圣诞节前负了伤，因此在战争的剩余时间里都在帮着做卫生工作。霍乱、斑疹伤寒、痢疾，治疗疾病时的缺医少药，再加上连无菌手术都无法阻止的可怕的感染和坏疽，都给他留下了深刻的印象。

　　人类在不知道细菌的存在，也不懂得清洁的价值时，处境要糟糕得多。但在基础科学已取得重大进步的情况下，医学的徒劳无功便促使医生们开始反思，他们此前做得有多差劲，还有多大的提升空间。这是一种健康的刺激，尤其能让人产生怀疑精神，接受自身的无知。随着科学技术在各个领域中快速进步，如果医学还在自满自得，就越来越显得不合时宜。在第一次世界大战中死去的一千万名士兵中，大约有一半是死于感染。哪怕是一个小小的伤口、一道划痕，都足以致人死亡。对此，医生们似乎应该能有所作为。

任何有希望杀死细菌的药物——今天所称的抗生素——都会有很大的医学需求，显然也会带来丰厚的商业利益。法本公司对此心知肚明，并给予员工充分支持："染料厂的……管理层以各种方式支持我们，让我们能专注在科学研究上。事实上，他们给我们的帮助比政府给的还多。"多马克认为制药企业的眼光十分不凡，因为无论是"疾病基金"还是保险公司，尽管自身资金雄厚，也有让参保人员保持健康的经济动力，都不如制药公司那样具有责任意识，且能发现其中的机遇。多马克认为，法本公司的远见卓识很大一部分要归功于杜伊斯贝格。

自从 1910 年成功研发撒尔佛散，即埃尔利希的第 606 号药物后，化学家和医生就开始更认真地寻找可以杀灭常见致病菌的化学物质。多马克创立了一套筛选系统，既在测试方法上考虑周全，又具备前所未有的规模。据一位英国访客描述，"他们在庞大的实验室里不干别的，就是一个接一个地测试化合物，确认它们是否能治愈被感染的动物"。多马克遵循埃尔利希的启示，利用这些实验室继续研究染料的选择性，以及相应的选择毒性。

到 1890 年，医生已经清楚"免疫"是人体健康的重要概念。天花、流行性腮腺炎和麻疹这些病，你一辈子只会得上一次，之后要么死了，要么终身免疫。正因如此，爱德华·詹纳（Edward Jenner）才能从 1796 年开始成功推广天花疫苗。人们通过实验观察发现，血清能够在一定程度上传递免疫力，并基于这点发展出了新的血清疗法。埃米尔·贝林（Emil Behring）在 1891 年证明，从已对白喉免疫的动物身上提取血清，可以用来治疗其他正在罹患此病的动物。同年圣诞节，柏林的一个孩子接受了血清疗法，这也是这种疗法第一次被应用于人体。

在尝试用血清疗法治疗细菌感染时，先得将目标细菌注射到动物（通常是马）身上，再把马的血清注射到感染这种细菌的病人身上。但由于不是所有细菌都会致命，很多病人无论是否接受血清治疗都会康复，而有一些接受了血清注射的人身体出现剧烈反应，反而因此死亡。还有很多人出现了较为轻微的副作用——"血清病"，即发热、皮疹、关节痛等一系列问题，有时比疾病本身还要严重。成败得失，很难分清。

在医学的语言体系中，我们习惯于比较风险与收效，但这种说法恰恰是数千年来自满情绪的余患。比如你接诊了一个肺炎患者，并给他（或她）使用经过处理的马血清，显然这会存在风险：病人可能会得血清病，也可能会死。但是收效同样也是不确定的。也就是说，我们并不是在风险与收效之间寻求平衡，而是在危害与收效之间，因为两者都不确定。任何治疗都有一定概率会产生疗效，或者说有一定"风险"，同时也有一定风险会造成危害。对"风险与收效"进行比较，很容易让人以为好的一面会确定发生，只有坏的一面难以预料。

血清疗法显然具有危险性，但疗效也显而易见，它的发展有力地推动了平衡危害与收效的系统性方法。更多人致力于设计可靠的实验，以研究这种不确定性，这种设计思考方式是前所未见的：

用胰岛素来治疗糖尿病，或者将肝治疗应用于恶性贫血，都可以
获得稳定疗效，因而只需要对少量病例进行试验就可以确认这些
疗法的价值。但血清疗法对大叶性肺炎的治疗却有所不同。血清
只是病情好转的因素之一，而它的作用可能还敌不过潜伏数日才
暴发的感染，或者其他可能削弱病人抵抗力的复杂因素。要精确
地衡量其收效，就需要找两组疾病严重程度和发病时状况都相同
的病人，一组用血清治疗，另一组作为对照，然后比较两组的病
情及死亡率。但这种方法并不具备可操作性……

　　上文写于 1934 年，内容是关于血清疗法的试验，作者都是医学
研究理事会（Medical Research Council，简称 MRC）治疗试验委员会
的成员。他们在《英国医学杂志》上发表文章，认为要刻意选出这样
两组完全匹配的病人是不可能的，因为身体状况相同的病人数量肯定
是太少了。读过他们的报告就会明白，虽然没有在文中明说，但他们
很清楚真正的原因是什么。无论你多么努力，都不可能找到完全相同
的病例。就算找一对同卵双胞胎，同时让他们感染上同一种病菌——
这已经难以想象，也不能保证两者完全等同。可能其中一个的身体
一向比另一个更弱，或者最近较为疲劳。即使是基因相同的个体也
会因为所处的环境不同而存在一些差异。相同的病人并不是数量太
少，而是根本没有。你根本不可能期望一个病人的情况和另一个完全
相同。

　　为了规避这个问题，从 1933 年开始，一些英国医院就开始尝试
按顺序给病人分配不同的治疗方法。比如第一个住院的肺炎病人用血
清治疗，第二个不用，以此类推。他们希望通过这种程序抵消所有差

异。这种交替分配使医生不必努力"匹配"患者，也就不用去评估可能影响健康的所有因素。更关键的是，就算存在尚不得而知的重要影响因素也没关系，将一个病人指定到这一组，下一个病人指定到另一组，那么他们之间的所有差异都会被抵消，不论你是否理解这些差异。当然，前提是你的病人足够多。

对无知和无能的容忍也是一大成就。医生毕竟是凡人，总会犯错，总有不知道的知识、没看到的情形。因此他们建立了一个体系，能够兼容自身的不完美。这一系统来之不易，有些医生还对此感到惊骇不已。苏格兰医生约翰·考恩（John Cowan）就曾给医学研究理事会写信反对这种试验方法：

> ……在我看来，血清的效果肯定会被证实……所有医院都应该使用……对照组病人可能都要命不久矣，这对他们不公平。

在他看来，医生的直觉极其可靠，无须任何外部支持；医生完全有能力分辨一种治疗方法是否起效。为了与用药组的结果进行比较，而不让对照组的病人使用新药，这是残忍而不公平的。

不少参与试验的医生都有类似想法，这就令试验结果大打折扣。这些医生觉得自己能够辨别血清疗法对哪些病人有效，对哪些病人无效，有时这甚至只是下意识的，但也造成了同样的结果。在他们面前，交替分配的机制并不那么稳健，因为他们并不会严格遵守规则。在交替分配的过程中，医生知道每个参加测试的病人会得到什么治疗，就能扣留病情最重和最轻的病人，把他们分配到"最适合他们"的组别中去。他们同意进行试验，但无法克制自己，他们仍觉得自己知道最好给哪些病人使用哪种疗法。

到最后，不同的医院得到了不同的结果。"无法解释各个中心的结果差异。"报告称，这委婉地暗示这些医生是在作弊。1933 年到1934 年，阿伯丁、爱丁堡和伦敦的医生一共研究了 530 名肺炎病人，其中 241 名使用了血清疗法。论文整合了三个医院及一组医生的全部研究过程，但作者们仍然担心样本数量太少，不足以排除随机性的影响。最终结论令人振奋，而且推翻了约翰·考恩的信念，他以为凭自己观察少数病例而取得的个人经验，就可以准确估计一种新疗法的风险。

英国人有保留地采用了血清疗法。本次试验于 1934 年公开发表，指明这种治疗方法只对部分患者有效。尽管试验方法和结论都算不上美妙绝伦，但由于对抗生素的探寻仍然毫无成果，人们已经逐渐失去兴趣和希望，很多医学界人士都觉得埃尔利希的魔法子弹根本是无稽之谈，而马匹的活工厂中制造出的血清至少偶尔管用，又很少出现恶果，许多医生便断定这就是能找到的最佳方法了。

当时，酿脓链球菌（*Streptococcus pyogenes*）是极其致命的，在第一次世界大战及随后暴发的流感中致使大量伤口感染者死亡。多马克在法本公司时，从一具患者尸体上分离出了一种链球菌。他培养了一些菌群样本，并发现它们的表现具有惊人的一致性。被注射了这种链球菌的小鼠无一例外会在四天后死去。

这种可重复性正是真实临床情形中所缺少的。由于小鼠的死亡率是 100%，因此多马克知道，在接受实验性疗法后只要出现幸存者，就一定是治疗的功劳。这给了他一条在短时间内测试大量药物的有效路径。

早期试验证明，使用动物是多么明智，否则实验性药物难免会草菅人命。基于在培养皿和试管中的表现，人们已经知道有一些化学物质具有杀菌特性。多马克尝试了几种含有金元素（一种很受欢迎的治疗物质）的化合物，这些物质帮助小鼠战胜了链球菌，但只是让它们换了个死法。金元素会破坏健康的肾脏，作为一种药物，它的目标不够精准，还称不上是魔法子弹。由染料衍生的化合物相对安全些，在培养皿里也确实能有效杀死细菌，但在动物体内，它们却失效了。

　　法本公司的团队运用一种让染料不易褪色的技术，给多马克提供了一种新的着色剂。1932 年 12 月，多马克在链球菌培养皿里对它进行了试验，但没有产生什么效果。但多马克还是在小鼠身上试了试这种没用的新染料。12 月 20 日，他取了 26 只小鼠，全都注射了致死剂量的链球菌。一个半小时后，他给其中 12 只小鼠用了一剂染料。这就是他和其他医生的差别：约翰·考恩觉得血清疗法对肺炎如此有效，设置“对照组”完全没有必要，甚至是不道德的；但这种疾病的大多数患者无论如何都会好转，而血清疗法却有置人于死地的可能。虽然多马克的小鼠肯定会死，但以防万一，他还是留了 14 只作为对照。在方法上的谨慎是医学认识论的标准不断提升的结果。临床医学一贯以科学思维为基础，表明它自身也在逐步走向科学，逐渐学会如何检验最宝贵的希望。四天后，即 1932 年的平安夜，所有对照组小鼠都死去了，而使用了染料的那些还都活着。

　　百浪多息红（Prontosil rubrum）——后半部分是指这种染料的颜色——在这之后的三年里一直处于保密状态。到底出于什么原因，我们还不得而知，可能是因为公司担心其受到专利保护。1935 年 2 月 15 日，多马克终于发表了他的试验结果。

　　这种脓毒症十分危险，在全世界都是常见的死亡原因，此前还从未有哪种药物可以对抗它；尽管如此，这一结果居然并未引起多大反响。也许是疾病过于凶险，让医生们很难想象还有药物能够起效。人们普遍不相信存在有效的抗生素，因而对多马克的新药持有偏见，认为它可能没什么大不了的。

在伦敦有一位名叫伦纳德·科尔布鲁克（Leonard Colebrook）的医生，他是夏洛特皇后医院的研究工作负责人。这是一家妇产科医院，所以科尔布鲁克对产褥热格外感兴趣。奥利弗·温德尔·霍姆斯和其他人早就指出，产褥热是通过照料者从一个产妇传染到另一个产妇，这一观点在当时已被接受。而链球菌就是致病原因，它会感染妇女生殖器官在产后留下的伤口。1920 年，科尔布鲁克的一个朋友因为产褥热失去了妻子，科尔布鲁克受此触动，从此便潜心研究这种疾病。

1934—1935 年，夏洛特皇后医院总共接收了 210 名感染产褥热的妇女，其中有 42 人死亡。尽管科尔布鲁克和他的员工都懂得微生物理论，知道卫生在预防微生物传播中的重要性，也付出了最大的努力，却只能取得这样的结果。（作为对照，2000 年，共有 85 名英国妇女在分娩过程中或产后数周内死亡。这是全国的产妇死亡总数，包括所有死因，也不分医院内外。）

科尔布鲁克在读到多马克的新疗法后，感到这比同事们的研究结果更吸引人，于是请求法本公司给他提供一些百浪多息。从他读到的内容来看，这种药物似乎十分有效，但他不太确定其效力是否适用于他所关心的产妇们。他开始小心翼翼地进行尝试。

首先，他重复了多马克在小鼠身上所做的试验。尽管药物的表现不如在德国时那么有效，但也让科尔布鲁克深受鼓舞。其次，他给那些已被链球菌严重感染的妇女用药。她们已经病得很重，哪怕是服用毒药也不会让她们的情况比现在更糟。当她们有所起色时，科尔布鲁克便开始给其他病情稍轻的患者用药。在总共 38 名用百浪多息治疗的妇女中，仅有 3 人死亡。前一年产褥热的死亡率还高达 20%——

210 人中有 42 人死亡，而用药后的死亡率仅为约 8%，这还是在有意
选择病情最重者的情况下。

这个结果让科尔布鲁克十分兴奋，但不管自己对产褥热的有效疗
法多么令人魂牵梦萦，他仍然没有下定论。"在对产褥热的任何治疗
方法进行疗效判断时，"他写道，"我们理应谨慎给出结论。"这种疾
病诊断困难，也不易预测。多马克的小鼠当然肯定是被链球菌感染
的，而且肯定都会死亡，但对夏洛特医院的女患者来说，病因和后果
都没那么清楚。

法国巴斯德研究所的科学家提出了一项引人注目的看法，又让
问题变得更加复杂。他们称，百浪多息具有功效，并非因为它是
种染料。虽然百浪多息的研发确实源于苯胺染料给细菌着色的能
力，但他们认为这种药物的颜色和它的效用并无关系。事实上，其
中呈现红色的部分可有可无，而药效来自去除染料成分后的剩余部
分，其化学结构是一个磺基团连着一个氨基，被称为对氨基苯磺酰胺
（sulphanilamide）。

这一结论影响重大。因为有个化学博士生在 1908 年就发现并描
述了对氨基苯磺酰胺，导致无论是法本公司还是其他任何人，都不能
用它来申请专利。如果巴斯德研究所说得没错，他们的见解就能指导
未来同类药物的研发，不仅如此，这还意味着生产与销售对氨基苯磺
酰胺都将是为了大众福祉，而不是某家公司的私利。

科尔布鲁克继续谨慎地检验着百浪多息。接下来的试验包含 64
名妇女，结果死亡率低于 5%。而在另一组 100 人的试验中，他分别
使用了百浪多息和对氨基苯磺酰胺，最后有 8 例死亡。无论使用的是
哪种新药，死亡率都比此前的 20% 有大幅下降。

为什么科尔布鲁克迟迟不能满意呢？这多少是因为，这个慎思的

人与苏格兰医生约翰·考恩的想法一致，而产褥热又比肺炎更致命，因此他的新药试验里都没有设计对照组。故意不给产褥热患者用药，对他来说实在太残忍了。

　　然而，这也给他所观察到的疗效提升留下了别的可能性。如果链球菌正好在引入新药的时候进化得比较温和，于是没那么致命了呢？这虽然听上去荒唐，但也有理由严肃看待这种可能。因为在同样由链球菌引起的猩红热身上，就曾上演过这样的演化历程。科尔布鲁克查阅了其他医院的记录，发现在启用新的磺胺类药物之前及使用过程中，产褥热的死亡率都在不断下降。此外，还需要担心药物本身的危险性。科尔布鲁克发现一部分使用此药的妇女出现了肤色改变的症状，皮肤变暗、变深、变蓝，这意味着血液运输氧气和二氧化碳的能力可能发生了重大变化。

　　科尔布鲁克取得了两项重要成就：其一是 1936 年他在《柳叶刀》上发表的一系列文章，让磺胺类药物获得了更多认可与关注，促进了其广泛使用；其二是他认为其中尚存在不确定性，这也获得了人们的认真对待。科尔布鲁克不仅激发了富有价值的热情，也让具有积极意义的怀疑精神得以滋长。20 世纪 30 年代，不断有跟踪研究来审视磺胺类药物对产褥热的疗效，并且全部取得了正面结论。虽然没有一项研究采用对照组（而是使用医院在引入磺胺类药物前的诊疗记录），但仍然具有说服力。*

　　通过磺胺类药物的研发历程，医生们开始明白，药物的有效程度

----

* 这里存在一个悖论。科尔布鲁克觉得对于如此危险的疾病来说，采用对照组是不道德的，他不愿意让参与试验的妇女冒生命危险，但这么做的结果是人们对新药的接受速度很慢。如果他在一开始就使用对照组，真正死去的妇女可能要少得多。科尔布鲁克为了避免伤害少数人，却使多数人承受了痛苦。

决定了证实其有效性需要用到哪类证据。对产褥热及 1938 年后的流行性脑脊髓膜炎来说，由于疾病本身非常致命，而药物又非常有效，得出确定性结论就相对容易，只要对比一家医院在采用新药前后的情况变化就足够可靠了。但对于其他感染，磺胺类药物的作用就很难估计。举个例子，大部分人在患上肺炎后能够自己康复，而且肺炎的感染率也有很大波动性，每个月、每年都大不相同。在判断磺胺类药物对这些相对轻微的感染有何疗效时，就需要用到更精细的方法。在猩红热的治疗试验中，医生采用了同步对照法，即给部分患者使用磺胺类药物，而其他人不用，结果是药物没有表现出明显效果。这一发现令人惊讶，因为猩红热和产褥热是由同一种微生物引起的，按逻辑推理，这种药也应该能够见效。尽管如此，结果仍然是无效，这证明逻辑推理还是不如做个实验更靠谱。

在多马克与科尔布鲁克之前，英国每有 500 个婴儿出生，就有一位母亲死去。当人们发现这种疾病是经由医生与护士的双手传播后，死亡率下降了一些，但降幅并不大。此前 8 年里，死亡率基本没有变化，而到了 1940 年，即使用百浪多息之后，死亡率已经跌至 1/2000。

法国人提出的观点最后被证明是正确的，百浪多息红的着色能力确实与其功效无关，对氨基苯磺酰胺才是化合物中具有抗菌作用的部分。不过许多医生忽视了这一事实，让百浪多息得以保持丰厚利润，这真是法本公司之幸。比起药效，他们似乎更执着于药物名称，因此更愿意选择百浪多息，而不是对氨基苯磺酰胺。这与过去的医生在处方中用退热冰取代乙酰苯胺的做法如出一辙。*

---

* 在今天的市场上依然存在这种偏好，比如布洛芬片在药房中的价格就比冠有努乐芬之类品牌名的同样药物要便宜得多。

多马克自己也用到了这种药物。1935 年 12 月初，他 6 岁的女儿希尔德加德正在制作圣诞节装饰。在穿针时，她想找妈妈帮忙，便拿着针线下楼去。她照着大人教过的样子，小心地捏着针鼻，针尖朝下远离自己，却不慎摔了下去。她落地很重，虽然抵在手掌上的是较钝的针鼻那端，但针还是深深地扎进了她的手里，一直刺入骨头，并在里面断成了两截。

外科医生在用 X 光检查后取出了断针。第二天，希尔德加德发烧了，被针刺伤的地方长了一个脓包。尽管实施了多次手术以排出脓血，感染仍然越来越严重，从她的手掌蔓延到手臂。在脓毒性休克状态下——由于细菌毒性，她的血压降到极度危险的地步，她陷入了昏迷。医生们讨论着截去她的手臂，看能否保住性命。她的血样里出现了链球菌，这个孩子已命悬一线。

多马克征求她的主治医生的意见后，给她喂了些百浪多息，把药片放进她的嘴里，看着她吞了下去。她很快就康复了。以当时的标准来看，这完全是个奇迹。还没到圣诞节，她就健健康康地回到了家。

比这一奖赏略微逊色的，是格哈德·多马克获得的另一个奖项——1939 年的诺贝尔奖，当时是希特勒禁止德国人领奖后的第四年。1935 年的诺贝尔和平奖颁给了卡尔·冯·奥西茨基（Carl von Ossietzky），一位对纳粹来说非常危险的和平主义者，这令希特勒十分恼火。虽然奥西茨基 1938 年就死在了集中营里，但他的死没能撼动这一禁令。多马克小心地告知委员会奖项已收到，他对此表示感谢，但不确定自己是否能够接受。对于德国当局的眼线来说，这种回复好像过于礼貌，因此多马克随即被盖世太保带走，在监狱里待了一段时间才被释放。在一次前往柏林举办讲座的路上，多马克在波茨坦火车站听到大喇叭里喊着自己的名字。等待他的还是盖世太保，他们告诉他讲座取消了，并递给他一封对诺贝尔奖的拒绝信。他在上面签了字。

　　1947 年，多马克终于获得了诺贝尔奖。根据诺贝尔基金会的规则，当时他的奖金已经被罚没。但多马克最终还是接受了诺贝尔奖。

第 14 章　盘尼西林与链霉素

　　磺胺类药物的染色性能与其药效无关，从这个角度来看，其研发具有一定偶然性。这令人想起几桩类似的意外，比如以金鸡纳树皮代替秘鲁香脂来治疗疟疾，或者斯通牧师只因柳树生长在沼泽地区，就用它的树皮来医治发烧。只不过在这两个年代更久远的例子中，是错误的理论凭借好运气而歪打正着。但埃尔利希和多马克所为并非如此，对染料的研究让他们想到，一种化合物可能会对不同机体具有选择性毒性，这一思考方向还是正确的。从染料开始是个明智的选择，一方面因为它们已被证实可进入细菌或特定种类的细胞之中，另一方面因为它们的可视性使其易于观察。抗生素的研发只依赖于两件事：一是人们能正确构想它们的存在，二是能应用有效的系统筛查大量分子来找出它们。百浪多息碰巧是红色，但并不是非得红色才能起作用。

　　多马克的实验室拥有强大的科学家团队，他们有意让动物生病或受到感染，并在它们身上一种接一种地测试各类化合物的疗效。这似乎与 17 世纪开始萌芽的科学理念大相径庭，但其实并非如此。高瞻远瞩的弗朗西斯·培根已经看到，科学"并非一条只容一人通过的小路……而是应由大量人力与产业共同参与（尤其是在经验收集、积累的过程中），最好的方式是先分头工作再整合成果。唯有如此才能让人类了解自己的力量"。而在抗生素被发现的背后，正是集体努力的贡献超越了个人灵感。

第一次世界大战期间，亚历山大·弗莱明（Alexander Fleming）中尉（后来升为上尉）在法国工作，致力于研究战争伤口经常恶化的原因。浸透抗菌剂的绷带在布尔战争中对英国人很管用，但在佛兰德斯却似乎收效甚微。弗莱明发现，西线战士的伤口更肮脏。泥土伴着高速武器，将污物深深打入受伤的身体，而奇怪的是，用抗菌剂清洗伤口反而有害无益。看似合理的措施竟然让情况更加恶化，因为抗菌剂不但杀死了伤口处的细菌，也杀死了机体自身的细胞，而后者正是伤口赖以愈合的基础。如果不经试验就投入使用，就算是最先进的抗菌技术也会伤及性命。

1928 年夏天，弗莱明在伦敦工作，并开始以一种霉菌开展试验。他真正感兴趣的其实是溶菌酶，一种在鼻涕等体液中发现的酶，可以溶解细菌。溶菌酶对人体内常见的葡萄球菌无效，但这种霉菌却起了作用。

这并不是个新奇或惊人的发现，甚至算不上特别有趣。约翰·廷德尔（John Tyndall）早在 1876 年就曾描述过霉菌杀死细菌的能力，他观察了一块羊肉腐败的过程，注意到上面生长的细菌全被霉菌杀死了。和弗莱明一样，廷德尔知道在他观测中起作用的霉菌叫作青霉菌。廷德尔写道："在这种霉菌成片茂密生长的地方，细菌就会死亡或者休眠。"

这么说来，青霉菌和石炭酸、漂白剂或其他抗菌剂没有什么区别。弗莱明的官方传记作者记录了这个日常观察结果，解释说弗莱明观察到一种似乎可以杀死细菌的霉菌："可能这种霉菌能产生对葡萄球菌有害的酸性物质——这种情况并不少见。"这算不上什么大事。

而在 1897 年，有人以更惊人的方式展示了青霉菌的性质。一个名叫恩斯特·杜彻斯尼（Ernest Duchesne）的法国学生提交了他的博士论文，课题是微生物之间的竞争——为了生存而发动的战争。《对微生物生存竞争的研究——霉菌与微生物之间的拮抗作用》（*Contribution à l'étude de la concurrence vitale chez les microorganismes-Antagonisme entre les moisissures et les microbes*）是篇非同凡响的作品，杜彻斯尼宣称他通过注射青霉菌，安全地治愈了患有伤寒的动物。可惜杜彻斯尼的结论没有被巴斯德研究所接受，他的观点也没能产生任何影响。现在已经不可能知道他具体使用了什么方法，但无疑他对自己正在接近的真相已有深刻见解。他写道：

> 直到现在，关于生存竞争的研究都只局限于较为高等的动物与植物，但对于极其微小的生物中是否存在这种生存斗争，以及这种竞争是否能为病理学或治疗学提供有用的理念，感兴趣的人也并不少。如今我们已经清楚地知道微生物在疾病发生中所起的作用，但如果能利用它们的减毒培养基或分泌物，它们也可以是治病的良方。

杜彻斯尼得出结论，当青霉菌与一剂伤寒杆菌同时注射时，就会令后者变得无害。他认为这是个重大发现。杜彻斯尼在 1912 年死于结核病，享年 37 岁；他至死都没能说服任何人，也没有在博士论文遭到无视后继续他的研究。

另有一些人也注意到了青霉菌杀灭细菌的方式，但和弗莱明一样，他们都没能想到这"可能有用"。"生命阻碍生命，"巴斯德在

1877 年写道，"在被酶或好氧菌入侵的液体中，较弱的微生物就难以繁殖……从治疗的角度看，这可能蕴含着最大的希望。"简单微生物通过化学攻击彼此竞争，这一概念直到 1899 年才被正式定名。让-保罗·维耶曼（Jean-Paul Vuillemin）描述了霉菌是如何与细菌战斗的："没什么好含糊的，一个生灵摧毁了另一个。这一概念是如此简单，以至于从未有人想过要给它起个名字。"他称之为抗生现象（antibiosis）。包括李斯特在内的许多 19 世纪研究者都注意到了霉菌对细菌的这种杀伤力，在巴斯德述说自己希望的同一年，李斯特甚至试着用青霉菌来治疗被感染的伤口。但最终他感到希望渺茫，便放弃了这一尝试。

弗莱明试图对霉菌所产生的杀菌物质进行提纯，但没能成功。尽管如此，他还是在迈步向前，逐渐接近于认识到人类"最大的希望"就在他实验桌上的培养皿中。他所提取出的霉菌浓缩液对于白细胞或活的小鼠都没有毒性，这就与之前人们泼在手术室地板上、浸透在伤口绷带里的抗菌剂有着天壤之别。但这种差异并没有对弗莱明产生多大触动。

弗莱明本可以在被感染的动物身上测试他的"盘尼西林"（penicillin，他在 1929 年年初想到的名字），就像多马克的实验室在同一年用豚鼠所做的那样，但当时的动物权益人士对此强烈反对，他们激烈地争论说，在老鼠或兔子身上试用治疗方法，根本不能让你学会如何给人治病。自 19 世纪中叶以来，医生们就借探索之名进行无谓的动物解剖，数量之巨令公众震惊，尤其是英国民众。有敏锐的观察者指出，这类动物解剖几乎从未带来过创新的治疗方法，或者有效的新药。弗莱明从未想到过，把盘尼西林注射到感染动物身上会有什么价值。此时，就像在大部分染料被发明时那样，德国人再次走在了前面。

　　弗莱明知道他的浓缩液中充满了杂质，注射到人体内并不安全，因此他把盘尼西林用作伤口敷料。有一次，他将盘尼西林敷在一个女子受感染的断腿残肢上，结果一点儿用也没有。弗莱明在 1929 年发表了一篇论文，名叫《关于一种青霉菌在培养皿中的抗菌作用，特别提及其对分离的 B 型流感嗜血杆菌的作用》（*On the Antibacterial Action of Cultures of a Penicillium with Special Reference to Their Use in the Isolation of B. Influenzae*）。由于盘尼西林能杀死大多数细菌，他解释说，盘尼西林在除 B 型流感嗜血杆菌之外没有其他东西的培养皿中表现最好。这对那些想要研究这种菌群性质的人来说是个福利，但在治疗上却毫无用处。弗莱明继续研究其他东西，任由青霉菌在培养皿中生长，就像他在论文中所描述的那样，好清除掉来自实验室仪器的杂菌。各类记载表明，在 20 世纪 30 年代磺胺类药物上市之时，弗莱明经常使用或提及盘尼西林。如果他确实说过自己相信盘尼西林可能会对人类有巨大价值，偶尔也用这种提取液来治疗些简单的皮肤或眼睛感染，那么他的无所作为就更令人不解。不过既然医生常造成伤害而不自知，那么对真正有效的东西视而不见，也就没什么好奇怪的。

　　作为 20 世纪 20 年代的一名伦敦医学生，塞西尔·乔治·佩因（Cecil George Paine）曾在弗莱明的讲座中听到过盘尼西林。当他到谢菲尔德开始工作时，便写信给弗莱明，要了一些青霉菌的样本。1930—1931 年，佩因一直在进行试验，他将霉菌液提取物用于三名皮肤感染的病人，却没见到效果。"用盘尼西林来对抗感染的尝试都落空了。"佩因说。接着，他开始将其用在先天感染淋病的婴儿身上。尽管淋病是种性传播疾病，但也可能在分娩过程中感染新生儿。它会影响婴儿的眼睛，令其充满感染脓水。根据保存下来的一组医疗记录，盘尼西林培养液被用于一名 3 个月大的婴儿的眼部。这个名叫彼得的婴儿在出生 3 周时就感染了淋病，一直用硝酸银滴液来治疗眼部感染。*1930 年 11 月 25 日的记录中写着"开始 c. 盘尼西林"（原文如此）。到 12 月 2 日，两只眼睛都已经干净了。佩因回忆，盘尼西林的"效果有如魔法"。

佩因将霉菌培养在肉汤中，他也和弗莱明一样，无法对培养液中的活性成分进行提纯，所以只能将其整体使用。但无论如何，他没有停止试验。从附近的矿区过来一个病人，一块石头碎片刺穿了他的眼睛，直扎进角膜下方。伤口已经受到感染，因此佩因只需擦拭流出来的脓液，就能查看里面生长的是哪种细菌。"我们从他的角膜处采集了菌种，培养后发现是最怕出现在眼睛里的微生物——肺炎球菌。"佩因说。只有需要彻底切除感染部位时，医生才会对感染伤口进行手术，而要切开眼睛来取出石头碎片无异于令感染扩散。目前最好的办法似乎就是在感染蔓延到病人大脑之前摘除整个眼球，但佩因和他的同事打算采用另一种做法："我们试用了盘尼西林，结果感染被清除得一干二净。手术得以进行，术后他很快就康复了。"在眼部感染被清除后，外科医生安全地取出了石头。病人恢复后视力如常。

1931 年 3 月底，佩因离开谢菲尔德，去伦敦和伦纳德·科尔布鲁克一起研究产褥热。之后，他又回到一家妇产科医院工作。他再也没有对盘尼西林进行试验，也没有将他此前的几次试验结果发表。

在佩因临终前，米尔顿·温赖特（Milton Wainwright）和哈罗德·斯旺（Harold Swan）采访了他。据他们推断，"佩因显然看到了盘尼西林的治疗潜力，虽然他已经将其当作抗菌剂使用，但还是被这

---

* 这之后就证明了硝酸银滴眼液在这种情形下没有效果。

种粗陋提取液的不稳定性挫败了"。这个结论并无偏颇，但佩因对自己的评判却要严厉得多。温赖特和斯旺问佩因，他认为自己在盘尼西林的发现中居于什么位置。

"没有位置。"他回答——

> 一个可怜的傻瓜，没能看到摆在眼前的显而易见的事实。我猜有许多原因合起伙来阻挡了我。我很抱歉，但确实如此。如果我稍有点儿运气，也许它就能早点儿问世。

从佩因的角度出发，他所说的也很恰如其分。你要承认成功的发现者，就必须承认那些功败垂成的人，那些"没能看到摆在眼前的显而易见的事实"的人。佩因的悲哀似乎并不是因为错过了声名与财富，而是为了那些本可以避免的死亡和痛苦，只要他能取得其他人——包括李斯特和巴斯德这样的伟人，也未能取得的成就。

多马克在磺胺类药物上的成功促成了盘尼西林的发现，人们在看到他的工作后，才开始想到研发其他具有杀菌特性的药物。第二次世界大战期间，牛津大学一群杰出的研究者从青霉菌中稳定地提取出了赋予其杀菌作用的分子纯净物。他们的组长是霍华德·弗洛里（Howard Florey），一位从澳大利亚来到莫德林学院的罗德学者，具有灼人的智慧、伟大的抱负以及深恐走上失败道路的谨慎。

他在给他同为医生的爱人回信时写道：

> 我发现自己正在研究一种非常棘手的产品。我正处于最可恶的孤独之中，有时候我真不知该怎么办。我不是在抱怨什么人或什么

事……但事实是以我对"朋友"一词的理解，我连一个朋友都没
有，而且也根本交不到。

不过弗洛里还是不乏支持者、鼓励者，即使大家公认社交不是他
的长项。一位同事指出："弗洛里的个性极其粗鲁生硬，他不会管铲
子叫铲子，而是叫该死的铲子。"

弗洛里与恩斯特·钱恩（Ernst Chain）、诺曼·希特利（Norman
Heatley）一起推动了盘尼西林作为药物的研发工作。当全世界都开始
认识到盘尼西林的威力时，多数赞誉欢呼都送给了弗莱明。弗莱明愿
意接受采访，而弗洛里却不愿意。弗莱明在伦敦人脉广泛，他的支持
者积极地将功劳都归到他身上，哪怕他实际所做的并没有那么多。比
起报道的准确性，新闻记者对报道速度更关注，他们很乐意简化故
事，稍做更改。弗莱明并没有主动邀功，但他也没有拒绝这份额外的
赞誉。

在牛津的研究组中，似乎只有钱恩对于名声有着真切的渴求，因
而他对历史的歪曲也怀恨在心。弗洛里对于这种误解也感到生气，但
他没有像钱恩那么强烈地想要纠正别人。他在写给英国医学研究理事
会要求他们澄清这段药物研发史的信中写道："倒不是有谁觉得我们
有什么丰功伟绩，我们不过是做了些还不错的试验，并有幸偶然发现
了这种有惊人特性的物质。"诺曼·希特利也持一致意见："其中并没
有原创性内容。问题不过是：有这么一个产品，有这么一种能制备出
某种物质的方法，那么这种物质是什么？要如何制造出来？……解决
这个问题只需用到已知的技术。"

功劳归属的问题本来可以避免，正如埃里克·拉克斯（Eric Lax）
在《弗洛里博士外套中的霉菌》（*The Mould in Dr Florey's Coat*）一书

中指出的，只要牛津大学研究组给他们的药物起个新名字，与"盘尼西林"区别开来就行了。弗莱明最初使用这个名字，是因为他无法区分菌液中的哪种物质具有杀菌效果。对他来说，"盘尼西林"是指一种还没搞明白的混合真菌培养液。弗洛里和他的团队分离出来并实现量产的化合物是种完全不同的东西，就像阿司匹林与一片柳树皮也完全不同，他们完全可以，也应当通过命名来表明这种区别。

盘尼西林的研发过程就是战争时期的一次历险。牛津研究组最担心的是，如果德军成功入侵，他们的工作会怎么样，有的时候这种可能性还不小。拉克斯的书名指的是弗洛里和他的同事在第二次世界大战最不乐观的日子里所想好的计划，那时英国战败似乎已近在眼前，他们打算摧毁实验室，烧掉所有记录，以免盘尼西林落入希特勒德国的手中。就如此前其他世界争端一样，疾病和武器共同决定着战争的最终胜败。弗洛里、钱恩、希特利及其他人计划将青霉菌揉进自己的衣服里，然后试着逃跑。他们的希望是至少有一个人能活下来，到一个自由的国家继续他们的工作。

他们心目中的自由国家就是美国。尽管他们并未前往寻求庇护，但美国仍给盘尼西林的研发提供了重要支持。弗洛里的团队在早期（1936 年）就是由美国提供资金支持，才弥补了英国资金的不足。

威廉·奥斯勒的《医学原理与应用》首次出版于 1892 年，是医学界之后几十年内最重要的教科书，让医学界深刻认识到他们虽在疾病理解上有所进步，但在治疗上却缺少相应的突破。他著名的"治疗虚无主义"是指对治疗的价值抱有怀疑态度，这和他的好友奥利弗·温德尔·霍姆斯的观点一致，也十分具有挑衅意味。（这种态度也不尽然，比如奥斯勒仍相信放血疗法对肺炎有治疗作用，由此可见一斑。)《医学原理与应用》极大地影响了洛克菲勒慈善性基金的目标。洛克菲勒基金会设立于 1913 年，次年便捐赠出 1 亿美元。它积极响应奥斯勒关于世界缺少真正有效药物的声明，表现方式之一便是资助弗洛里在牛津大学的团队。

盘尼西林——不是指青霉菌或其粗制的原液——被首次使用是在 1941 年 1 月的拉德克利夫医院。埃尔娃·艾克斯是名濒死的癌症患者，她被询问是否愿意试验性地接受一剂盘尼西林。他们并不认为这能给她带来什么好处，但反正她也快要死了。她会愿意帮忙吗？是的。而盘尼西林也并没有对她造成伤害。

这么看来，盘尼西林对人体应该是安全的。接下来，它被用于治疗牛津郡的一名警察。前一年的 9 月，他在自家花园中安静休息时被玫瑰花刺划伤了脸颊，到 2 月份时，他已经奄奄一息，全身长满了感染性脓肿，左眼因充满脓液而被外科医生完全切除。他对盘尼西林的反应很不错，几乎是一夜之间便有了很大起色。这个药眼看就要救他的性命，却在此时断供了，即使加上从他的尿液中再次结晶提取的部分也还是不够。于是，他死了。

这支英国团队继续在大学实验室里制造盘尼西林，并进行了几次成功的人体试验，治愈了其他几位已明显被感染危及生命的病人。然而他们尽最大努力制造出的药物也只够治疗一小部分人。青霉菌的有效药物转化率如此之低，即使用上最高效的量产方法也只能获得一丁点儿纯的盘尼西林。英国制药公司已被战争榨干，对此既无意愿，也没能力，因此洛克菲勒基金会让弗洛里和希特利飞往美国。弗洛里在获得人们的信服后便回到了牛津，而希特利因为对培养、提纯盘尼西林的具体操作最了解，又多留了一段时间。

1942 年 3 月，盘尼西林第一次在美国被成功使用，当时希特利也在现场。安妮·米勒 33 岁，因为流产后的细菌感染（实际上也是产褥热的一种）而生命垂危。就算有磺胺类药物，这种疾病仍可能致命。但安妮·米勒是在耶鲁患病，光是这一点就能改变一切。她的一个病友知道盘尼西林，并在她医生的请求下联系了战争时期的用药管理机构。默克制药公司拿出了一小匙盘尼西林，要知道，尽管当时默克和其他公司都在大力投入，那一匙已经占了全世界供应量的几乎一半。

诺曼·希特利虽然是美国唯一一个具有盘尼西林临床使用经验的人，但他没有行医资质。他只有单纯的科研背景，而且他的道德感与英国做派都让他觉得，给医生提建议并不是自己该做的事。拉克斯在盘尼西林的历史中引用了他的私人日记，给此事的结果平添了一番风味。耶鲁的医生约翰·巴姆斯特德（John Bumstead）对安妮·米勒使用盘尼西林后奇迹般的康复感到惊奇。出于对药物的谨慎，他想尽快减少剂量；但希特利回想起那位因为盘尼西林用完而疾病复发去世的牛津郡警察，并不同意这种做法，却又有些说不出口。巴姆斯特德敏锐地感觉到希特利的寡言是出于谦逊，而不是无知，于是开始坚持不懈地追问这位英国人。

> 巴姆斯特德每天都会问希特利："你有什么建议？我们要继续用盘尼西林吗？"而每次希特利都会回答："你看，我没有行医资质，提任何建议都是有违道德的。"于是巴姆斯特德就又问道："那么你觉得弗洛里医生会怎么说呢？"这回，希特利就愉快地答道："哦，我觉得他会让我们继续用。你知道，现在可不能停药。"

安妮·米勒的治疗继续进行，继续使用着盘尼西林，她最终彻底康复。此后，随着盘尼西林的效力变得清晰，其工业化生产也成为美国战备的一部分。 到 1943 年，盘尼西林已成为美国第二大研究项目，优先级仅次于曼哈顿计划。

在诺曼底登陆之前，美国每个月生产的盘尼西林已足够治疗40 000 人，正如每个人希望的那样，对战时的死亡人数产生了显著影响。

盘尼西林的成功既挽救了生命，也促进了研究的开展，同时还将一则信条深植于医生们的心中：要知道一种药物的作用，只需将它给病人使用并观察结果。但盘尼西林毕竟是真正的灵丹妙药，是奇迹般的存在，它的效果如此显著，完全不可能弄错，而且还碰巧特别安全。医生们却由此轻率地得出了结论，认为科学会一直给他们提供新的灵药，再也没有必要对风险进行复杂的评估，也无须仔细权衡危害与收效：不必再担当科学家的角色。

默克公司是众多为盘尼西林这段故事深深打动的制药公司之一，并立刻着手寻找其他类似的药物。这么做的公司不在少数，但他们无疑是最成功的一家。默克公司从 1668 年创建，到 1891 年由乔治·默克（George Merck）在美国设立分部，始终是一个家族企业。乔治·默克的儿子乔治·W. 默克（George W. Merck）1915 年毕业于哈佛大学——在这一时期，他返回德国从事研究工作的计划显然只能落空，于是很快开始为家族企业工作。1917 年，美国分部由于战争的原因从德国母公司分立出来，成为独立的法人主体，但仍由默克家族掌控。

在第二次世界大战期间，乔治·W. 默克显示出了自己的爱国热情和强大力量。他动用了一切力量，用药物来帮助美国赢得战争，包括磺胺类药物、盘尼西林，还有马里兰州德特里克营（Camp Detrick）的细菌武器。

默克寻找新型抗生素的努力之一就是资助塞尔曼·瓦克斯曼（Selman Waksman），一位俄罗斯流亡者。瓦克斯曼在罗格斯大学的学术兴趣是土壤微生物，受盘尼西林启发，他专注于尝试从土壤微生物中提取出抗菌性化合物。从人类的角度来看，它们是碳循环的一部分，将腐殖质分解成为土中的养分。而从它们自身的视角来看，它们是在与所有其他生物进行一场生存之战——细菌战也是它们的一种斗争形式。

1942 年，瓦克斯曼招收了一个名叫阿尔伯特·斯卡兹（Albert Schatz）的博士生。斯卡兹因战争而中断了学业，但时间不长。一年不到，他就因背部损伤无法继续服役而退伍，并回到了瓦克斯曼这里。这两人之间有什么样的约定，以及他们关系的其他方面如何，现在仍存在争议。有些记载说斯卡兹在几个月的军旅生活中看到许多人因肺结核死去，所以回到罗格斯大学后就坚持要求找到治疗方法；另一种说法则称他进行抗生素研究只是因为瓦克斯曼以此作为支付薪水的条件。

两人之间的嫌隙出现在 1943 年 10 月。在对瓦克斯曼的土壤样本研究几个月后，斯卡兹找到了一种新的抗生素。此前人们也发现过别的抗生素，但都被证明对人体有害而无法使用，但这种物质——链霉素——却很不一样。瓦克斯曼虽然设立了这个土壤测试项目，却没有参与斯卡兹在实验室的日常工作。他安排将这种化合物送到梅奥诊所进行试验，在那里的 4 只患肺结核的豚鼠接受了药物。它们虽然都没有痊愈，但病情得到了极大控制，而且没有发现什么副作用。这是个相当不错的结果，说明药物确实具有潜力。瓦克斯曼敦促默克召开了一次董事会，希望公司能支持这种药物的进一步研究。但这种研究非常昂贵，董事会成员们并不乐意投赞成票。正在这时，迟到的乔治·W. 默克进入了会议室，并对瓦克斯曼的想法表示全力支持。*

链霉素在对其他微生物的影响方式上与盘尼西林有很大差异，它不会杀死其他微生物，只是阻碍它们继续繁殖，不过这也足够让人体免疫系统占据上风。瓦克斯曼前往梅奥诊所，向他们解释到目前为止获得的一手材料。"1943 年 9 月，"他告诉听众，"我和我的助手在实验室里分离出了一种能产生抗生素的微生物。"从那以后，他就没这么大方了，经常完全不提斯卡兹的名字，于是两人之间生出了嫌隙。瓦克斯曼从这项发现中不断获得声望与利益，他因专利而越来越富有，又得到了诺贝尔奖的加冕。而斯卡兹却怀着苦涩与受骗的感受，在费城碌碌无为，直至终老。"你不应该从地位较低的合作者那里抢走功劳。"这是诺贝尔奖获得者马克斯·佩鲁茨（Max Perutz）对这场争执的评判。瓦克斯曼收集了这些土壤微生物，并建立了研究体系，但却是斯卡兹幸运地撞上了正确的那一种。如果因为有运气成分就说某人没有资格获得荣誉，那未免荒唐，至少根据佩鲁茨的经验，好运气确实是科学发现中的重要一环。

要让科学家承认科学研究的合作性本质，承认应当分享功劳，有时显得尤为困难。瓦克斯曼似乎认为他和斯卡兹属于这样一个系统，其中的所有功勋都属于高高在上的领导者（差不多就是字面意思：斯卡兹在地下室做他的实验，而瓦克斯曼则坐在楼上的办公室里）。不过，病人更关心的不是在这项发现里谁排在前面，而是这种新药究竟

---

* 后来他将默克公司所有关于链霉素的国际专利权都赠予了罗格斯大学。

有什么用。

对链霉素的血液浓度检测显示，病人的用药剂量和进入他们循环系统的剂量几乎没有相关性。这一发现令人担忧，因为链霉素具有明确的危险性，它能伤害神经和肾脏，破坏人的听力。不过，在豚鼠身上试验的结果仍然显示出链霉素的良好前景，它应该是有效的。在磺胺类药物和盘尼西林获得成功之后，人们已经形成了对抗生素的盲目信心。美国人没有再进行进一步测试，便热切地接受了这种药物。

即使在那时，人们也应该已经知道，不加怀疑地使用链霉素并不理性。几千年来，医生和病人都是秉持同样的乐观精神给自己用药，但都到了 20 世纪中叶，人们应该清楚他们还有更加明智的行为方式，况且在肺结核的治疗中刚刚发生过教训。

当时的另一种新药硫代硫酸金钠（Sanocrysin）是一种含有金元素的化合物。它在丹麦完成研发，20 世纪 20 年代中期在美国流行开来。人们知道金的毒性很强，但肺结核也是种危险的疾病，他们觉得药物的作用还是利大于弊。1925 年，《美国公共健康杂志》（*American Journal of Public Health*）对这种新药持一定保留意见，但鉴于它在欧洲口碑良好，仍然支持医生使用这种药。杂志断言："这种药物的疗效有待被证实，但会以严谨的专业态度向公众提供。"《加拿大医学杂志》（*Canadian Medical Journal*）也在 1927 年表达了类似的观点，指出虽然这种药物的适合剂量尚不明确，但肯定是有益的。

也有医生持有异议，但因为他们关注的是服药效果不佳的病人，而药物的支持者则完全着眼于获得不错疗效的病人，双方谁都说服不了谁。直到 1931 年，才有人对这种药物进行了相对可靠的检验。底特律有一群思维异常缜密的医生找了 24 个肺结核病人，将他们平均分为两组。"显然没法对他们进行精确匹配，但我们尽力接近这个结果，每名病人都由两位医生进行独立评估。"按照抛硬币的结果，其中一组被指定以硫代硫酸金钠进行治疗，另一组则什么都不用。参与试验的医生向病人和其他医务人员小心隐瞒了分组结果，他们给每个病人都进行注射，有的是硫代硫酸金钠，而有的只是看上去很相似的无菌水。

底特律研究的结果证明，注射无菌水的病人比注射硫代硫酸金钠的病人更可能存活下来。也就是说，这种前途无量的药物事实上弊大于利。

《美国肺结核病评论》（*American Review of Tuberculosis*）发表了底特律的试验报告，同期还发表了来自肯塔基一家肺结核疗养院的另一则研究。那里的一位医生按要求给 46 名病人使用了硫代硫酸金钠，他没有使用对照组，得出的结论是这种药物十分出色。同一份刊物上的这两篇报告是对审慎试验与采用对照组的最佳肯定，特别是在面对有危险性的药物和像肺结核这样难以预料的疾病时，这些举措就都极其重要。

这对于早期的硫代硫酸金钠使用者来说应该具有重要意义，然而上述研究却受到了冷遇。新的抗生素只得等待医生采用更先进的药效评估方法，而这种进步主要来自英国。

第四部分

统计学与药物试验的争议

第 15 章 "萨洛尼卡之病——我的第一次最糟糕也最成功的临床试验"

判断药物有效性的缜密方法出现得极为缓慢，方向也不明确。创新遭到忽视，深刻见解无人听取，研发结果不知该用在哪里。试验方法上的改进没有汇聚起来成为一种趋势、一场运动，也没有体现出感染力与强大的自我传播能力。詹姆斯·林德（James Lind）的工作就是例证。

说到林德，我们通常将他当作可靠临床试验方法的发明者。他于1716 年出生在爱丁堡，在成为皇家海军的外科医生后，便受到的维生素 C 缺乏病极大困扰。这种疾病的成因还是个谜，但症状却已为人所熟知：牙龈出血，牙齿和头发脱落，原有伤口裂开，没有伤口的地方也生出溃疡；出现妄想与幻觉、出血、关节问题、失明乃至死亡等现象。总之，状况惨不忍睹。

1740 年，海军的安森准将（Commodore Anson）出发进行环球航行，准备去攻打南美大陆上的西班牙人。在 6 艘战舰上的总共 1900 名船员中，只有 400 人活了下来，其他大部分都死于维生素 C 缺乏病。记叙这次航行的书籍于 1748 年出版，在文学上获得盛赞的同时也引起了公众的注意。根据林德的调查，被这种疾病杀死的海军士兵比死于武装战斗的还多。他从 18 世纪 30 年代起就随饱受折磨的军舰航行，亲身接触了维生素 C 缺乏病。林德曾写过，是安森关于环球航行的记述激发了他对这种疾病的兴趣，但这恐怕只是种圆滑的政治说辞，因为安森后来升任英国海军大臣。从时间上看这也不太可能，因为令林德广受赞誉的事件发生在 1747 年，比那本"给他启发"的书的出版还早一年。

林德所在的舰艇是"索尔兹伯里号"，属于海峡舰队的一部分，船上共有 350 名船员，一共航行了 10 个星期。航行结束前，有 80 名水手患上了维生素 C 缺乏病。1747 年 5 月 20 日，林德选了 12 名患者，并将他们两两分组。"我尽量选出症状相似的患者。他们都有牙龈坏死、脓疱、精神倦怠、膝盖无力的问题，一起躺在前舱中一个适合安置病号的房间。"林德给每一组病人使用一种不同的治疗方法：醋、苹果酒、硫酸、海水、用草药和秘鲁香脂树皮做成的药膏，或者柑橘。吃了柑橘的两人迅速而显著地康复了，其他人却依然如故。林德的传记之类很可能会告诉你，这不仅是首个真正意义上的试验，而且用新鲜柑橘的力量拯救了被维生素 C 缺乏病折磨的水手。

但这两种说法都不是事实。林德的举动看起来很先进，但他其实并没有真正理解自己在做什么，这很重要。他完全不能解释自己的试验，居然对柠檬和酸橙的非凡疗效还半信半疑。不出意外，他也没法说服其他任何人。人们继续因维生素 C 缺乏病而死去，而医生们——包括林德自己——则继续在不同疗法间盲目地猜来猜去，并未意识到能真正检验疗效的方法就在他们手中。

尽管如此，林德的工作仍然有其重要之处。它并非像某个重大发现那样，在天空突然迸发闪耀，从此改变了世界，而更像是在空气中飘荡的一缕思绪，被经过的人捕获，润物无声。大约两个世纪以后，在第二次世界大战之前的数年间，关于试验的理念带着新的力量潜入人们的意识之中。林德逐渐被捧成可供敬仰的典型人物，哪怕这只是源于一个误会，但这也说明现今医生们重视的是什么。新一代医生中有这样一位，名叫阿奇·科克伦（Archie Cochrane）*。

　　阿奇博尔德·莱曼·科克伦（Archibald Leman Cochrane）出生于1909 年，在苏格兰南部的加拉希尔斯长大。他家庭富裕，又很聪明自信，从很小的时候就显示出对运动的热爱和对愚蠢当权者的厌恶。他的青少年时期一直被运动占据，直到在剑桥大学玩英式橄榄球时撕裂了右腿的肌肉。在跛足期间，他在阅读与思考中发现了深刻的趣味，并在腿伤痊愈后继续保持了这种兴趣。

　　他患有不能射精的疾病，还对弗洛伊德的观点很感兴趣，这使他横跨欧洲去寻求精神分析的治疗方法。接着他参加了西班牙内战，虽然拒绝成为共产主义者，但他却相信自己值得为西班牙共和政府反抗法西斯而战。**1936 年，虽然科克伦还没有完成医学院的学业，但仍被派到一家西班牙小型部队医院，负责伤员急救站的工作。那里需要救治的人数远远超出了医疗救助的能力范围，这让科克伦尝到了定量供应的滋味，并促使他思考如何将有限的医疗资源进行最有效的分配。他注意到有一个外科医生在治疗某些类型的病人时速度特别慢。"一个护士告诉我，他对腹部手术不是很有经验，后来他自己也这么说。于是我决定把他诊疗名单里的骨科病例提到前面，有些腹部患者

---

* 阿奇是阿奇博尔德的昵称。——译者注
** "我在巴塞罗那的一家酒吧里和一个高个儿、大脚的英国人有过一次有趣的会面。"他回忆说，但随后就发现乔治·奥威尔不那么讨人喜欢，"比起那次谈话，我后来更喜欢他的书。"同一时期他还遇到了海明威，并震惊于他是个"令人讨厌的酒鬼"。

可能因此死亡,但我也能接受。我想我是对的。"

这个开始带来了丰硕成果,也反映出科克伦的个人品质。他会拒绝向一部分人提供医疗服务,从而让尽可能多的人得以存活。在1989 年的回忆录中,他提及一次战役期间到来的伤员:

> 第一个病人朝右侧卧着,遮住了一部分脸。他的左侧胸腔已经完全被打碎,我能看到一颗心脏在微弱地跳动。我把大拇指朝下,给护士打了个暗号,意思是这个病号已经没救了(语言会带来危险)。我走向左边,去看下一个病人,并偶然往回看了一眼,我惊恐地认出那是朱利安·贝尔的脸。

科克伦被朋友濒死的样子扰乱了心神,以至于难以信任自己的判断,马上改变了主意。他的同事设法使他确信他的第一反应并没有错,伤势实在过于严重,而在确实回天乏术时,按人道做法继续施救就意味着抛弃那些真正有救治希望的病人,让他们难以及时获得帮助。朱利安在西班牙是以志愿救护车司机的身份为共和军效力,这枚炸弹炸烂了他的胸膛,令他很快就死去了。

当科克伦回到英国继续完成医学培训时,他担心这些年的缺席、他的新形象和同情左翼的立场会让他被医院拒绝。他晒得黝黑,留着"一撇惹眼的凡·戴克式红胡子",紧张地试探着能否被接收,并故意加入大学学院医院中最右翼的医生所在的病房。"啊,科克伦,你在这儿。"他被招呼道,"很高兴见到你。周末过得怎么样?"

科克伦注意到德国的政治动荡,对欧洲即将陷入冲突的前景感到憎恶,却又无计可施。"我一直认为必须与法西斯斗争,因而战争不可避免。但我又讨厌被再次卷入战争,因为我知道那是什么样子。"

对于阿奇来说，只要涉及医学和政治，多么严酷的现实都不是逃避的借口。

在获得行医资格后，科克伦帮助大学学院医院做好了接收伤员的准备，接着就应征入伍。他先被派往多塞特郡的一个战地急救队，然后在伦敦卫生及热带医学学院（London School of Hygiene and Tropical Medicine）接受了一系列课程，随即被派驻埃及。他从格拉斯哥乘船出发，途中结识了另一位医生理查德·多尔（Richard Doll）。两人在航行中互相交谈，组织音乐会，学习阿拉伯语。（多尔回忆了他们的方法差异。他们在学习时，"阿奇拿了本大部头的书，从阿拉伯字母学起，而我看的却是贝利茨的平装本《三个月自学阿拉伯语》"。）科克伦对埃及穷人的处境感到惊惧，在待了一段时间后，他的语言能力就指引他走上了一个新的方向。一个带着西班牙难民的突击营需要一名医生，他愿意吗？愿意。但这个突击队员的新角色对体能要求很高，尤其是在开始阶段。科克伦回忆说："我记得一次尤其艰苦的长途沙漠行军，水只能限量供应。杨上校建议我紧跟着他前进，这样就不必担心自己产生幻觉，他也让我生出了极大的敬意。"

部队来到了克里特岛，作家伊夫林·沃（Evelyn Waugh）担任他们的情报官。一位参与这次任务的高级军官向科克伦介绍情况："他用抱歉的语气告诉我，伤亡恐怕会很惨重，我自己也很可能被杀。如果那样，他会给突击营再派一个医生。"

科克伦活了下来，但联军对克里特的联合袭击却一败涂地。到 5 月底时，余下的联军投降了，科克伦作为战俘的生活就此开始。作为一名能说流利德语的医生，他被迫接受工作。他与怀着敌意胡言乱语的战俘斗争，与恶劣的条件斗争，与德军守卫的暴虐残害斗争。在屈辱、筋疲力尽、饥饿与孤独的连番打击下，为了自我防御，他更加牢牢抓住对他来说最重要的东西：努力写诗，并尽力提供最好的医疗救治。

科克伦被囚禁在萨洛尼卡（Salonica），眼见着许多人在饥饿与监禁的压力下身体与精神双双崩溃。每天 600 卡路里实在太少；战俘营里的厕所太破也太少，而且一到晚上，战俘就被禁止使用他们囚室外的厕所。从 7 月进入 8 月，德国人开始漫无目的地随机枪决一些战俘。"随后到来的一天我永远都不会忘记。"科克伦说。一个新西兰勤务兵在营房医院工作时遭到枪击，然后是一个南斯拉夫勤务兵，接着又是个新西兰人，其中一人伤重不治。科克伦十分愤怒，要求与战俘营司令见面，但遭到了拒绝。那天晚上，一个守卫听到战俘在使用外面的厕所，就向厕所里扔了一颗手榴弹。手榴弹在正想松快一下的人群之中爆炸了。第二天早上，司令当众夸奖了这名守卫。

当天下午，科克伦被允许与司令见面：

> 我已经从狂怒中平息下来，并决定换一种说辞试试。我用流利的德语表达我之前对德国文化有多么仰慕——我在说德语时，还会带有上层阶级的腔调。我提到那些常见的名字——歌德、海涅、贝多芬和莫扎特，又讲到罗伯特·科赫和最近的磺胺类药物对医学做出了多么大的贡献，以及我在发现德国人违反《日内瓦公约》、饿死战俘、谋杀医疗勤务兵、试图枪击医生时有多么震惊。

让对方知道廉耻而回归人性，这种方法似乎奏效了。在科克伦的一番倾吐后，战俘的待遇得到了改善。枪击停止后，疾病成了首要问题。科克伦拿到了一些阿司匹林和奎宁，但仅此而已；白喉、伤寒、肝炎开始流行。"我让那些患上伤寒的人静躺在自己的排泄物上，看得出他们已经严重脱水，我把能从德国人那儿拿到的所有葡萄糖都给了他们。"肝炎事实上还挺受欢迎，因为患了这种病就会失去食欲，而食欲对于饥饿的人来说无异于折磨，他们巴不得能摆脱它。

随着夏天结束，科克伦又注意到一个新情况：人们的腿和脚踝开始浮肿。这看上去像是因饥饿所致，就和快要饿死的婴儿会腹部鼓起一样。科克伦乞求能取得进一步帮助——血液检测、更资深的医学建议，但德国人拒绝了他。他们告诉他，"医生都是多余的"。

受浮肿影响的人数迅速增长，于是科克伦到营房厨师那里，拿到了战俘的具体人数，好计算患病率的每日变动情况。他被这个数字吓了一跳，感到行动刻不容缓，但要说服德国人却比以往更困难。

科克伦在英国时已经听过詹姆斯·林德的经典故事：他如何发明了临床试验，并从维生素 C 缺乏病手中拯救了英国海军。受此启发，科克伦选了 20 个已经浮肿到大腿根处的囚犯，把他们分为两组，分别安置在营房医院的两个单独病房内。他给其中一组服用自己在黑市上买到的酵母补充剂，另一组则服用维生素 C 片。

> 我预料到会失败，但又感到害怕。我每天早上都记录下数字。起初两天，两个房间之间没有区别，第三天出现了轻微差别，第四天差距就已经很明显了。

服用酵母的这一组明显有了好转，这一结果具有两方面的重要意义。首先是为科克伦增加了影响力：他对缺医少药的抱怨原本缺乏说服力，而这个数据却起到了效果。"我突然意识到，我真的打动了这些德国人。"这一胜利应当部分归于詹姆斯·林德的幽灵，因为在德国医生就读的大学中，林德也是个正面典型。

这位外表怪异的英国医生的巨大热情也起了作用。"我的脸很憔悴，黄疸严重，四周又长着浓重的红色毛发，以及令人印象深刻的红胡子。"科克伦的腿也浮肿着，他自己显然也疾病缠身。德国人饶有兴致地听完了他的话，并承诺提供帮助。

尽管获得了表面上的胜利，科克伦还是被忧虑和疾病折磨得筋疲力尽。他确信自己的试验是错误的，浮肿的原因并不是缺少酵母，而是整体缺乏食物。每组 10 个人实在太少了，表面上的差异很可能是因为偶然。没有什么实证，有的不过是这 10 个人恰好比那 10 个人感觉更好些。"我回到自己的房间里大哭一场，对未来感到一片茫然。"

但第二天，情况明朗多了。德国人不仅提供了可能有帮助的酵母，还给每人每天增加了三分之一的卡路里。营房中的健康状况有所改善，所有战俘的士气也随之提高。

> 说到这次试验，我总是会情绪激动，感到羞愧难当。我对错误的假设进行检验，样本数又太小，也没有随机分配。数据测算很是差劲，试验持续的时间也不够长。但另一方面，它可以被描述为我的第一次最糟糕也最成功的临床试验。

科克伦知道一次糟糕的试验可能得出错误的结论。他并不相信是缺乏酵母导致了这种疾病，而觉得应该只是缺少卡路里。但他也深知，任何试验都会影响现在的医生，哪怕是错误的。他们或许判断不出方法的优劣，但已经知道方法的价值，这就是一个进步。

随着战争继续，科克伦从希腊被转移到德国，在埃尔斯特霍斯特（Elsterhorst）的一个战俘营中落脚。大部分患了结核病的联军战俘都会被送到这里，而可供英国医生们选择的治疗手段也十分广泛，基本与当时的医院同步。结核病能够感染身体的任何部分，但在感染肺部时，所需的治疗时间最长。由于科赫的成果，从病人的唾液中观测到致病微生物已成为可能，但这并不能解决治疗问题。磺胺类药物是当时唯一可用的抗生素，但对它却没有效果。和在伦敦一样，战俘营中的医生可以嘱咐卧床休息——这是结核病的常见治疗方法。他们也可以有意排出肺部空气，其理念是让肺部得到休息，以便从感染中恢复过来。英国医生们可以自由选择什么时候使用什么措施，但这种自由反而让科克伦感到困扰。他敏锐地意识到，不能仅凭医生个人的主观意见来做决定。

即使在战俘营以外，结核病也是发达世界中年轻人的最大传染病杀手。虽然医疗条件相对较好，但很多患了结核病的战俘还是难逃一死。德国人有一个政策，医生要负责组织他所照顾的病患的葬礼，科克伦对此十分赞同。"这是个好主意，因为这能让医生清楚自己病案的死亡率。"在科克伦看来，这种做法有助于提高医生经验的准确性，因为医生们太容易记住他们的成功案例，而把失败案例忘得一干二净。他同时也看到了人文方面的价值，医生不仅需要学习治疗、照顾病患的方法，还要学习语言、宗教习俗和如何克制情绪。

他认识到，问题在于为垂死的病人做点儿事情——随便什么事——的压力太大，人们甚至不再关心自己采取的行动是否会让情况更糟。科克伦先试着不再使用肺部放气，他确信这种措施弊大于利。但这并不容易：每当他进行医疗干预时，病人就显得很高兴，他们希望看到医生做点儿什么。尽管科克伦清楚其中的疑点，尽管明知自己很可能让病人的情况恶化，但他发现给病人肺部放气会让自己也好受些。采取行动的压力令人无法抗拒，哪怕是最坏的行动。

也有些时候，医生所需要的只是完全灵光一闪般的治疗干预。试验并不是发现有用措施的唯一方法。在埃尔斯特霍斯特度过了繁忙的一天后，科克伦从德国人那儿接收了一个年轻的苏维埃战俘，他痛苦尖叫着，已经濒临死亡。经过检查，科克伦发现结核病已经吞噬了这个年轻人的肺叶，其中一扇肺叶外覆的胸膜也已经发炎，每一次呼吸都会摩擦到他的肋骨内侧，令他痛苦难当。

　　科克伦不想让他吵醒病房里的其他人，就把他带到自己的房间进行治疗。阿司匹林没有用，手头又没有吗啡。这个人不停尖叫，声音凄厉可怕。科克伦懂一点儿俄语，但不足以用来交流，周围也没有人能翻译。最后，科克伦忍受不了他的叫声，便坐到床上抱住了他。尖叫声渐渐平息，过了一会儿，这个人在平静中死去了。对于这个濒死的人来说，肺部的胸膜感染并不是最让他痛苦的地方，孤独与恐惧才是。科克伦写道："这是一次绝好的临终关怀教育。我对（起初的）误诊感到羞愧，因此没有说出这个故事。"

　　1945 年 1 月，德国人打算迁走部分重症结核病人，把他们随意丢在敞开的卡车车厢里，任大雪落下。"我已经照看了这些病人很久，尽我所能深爱着他们。想到这无异于谋杀，我的情绪一下子失控，跳到车上对着德国人大声嚷了一通。"他告诉他们，他们的行为极其可耻："在罗伯特·科赫的祖国，却有这样的丑事。"卡车换成了救护车，但科克伦也被解除了战俘营中的职务，被另一个医生取代。

　　科克伦感到自己已经尽力而为，但他又想到，有时自己并不清楚他所做出的医疗决策的真正后果，或许有可能缩短了某些病人的生命，这时他又会十分困扰。他同时也发现，日复一日的临床工作对自己来说并不足够。"我发现它既带来满足，又令人沮丧。我那么了解自己的病人，当他们死去时，我会非常难过。我还发现，光是'照料'无法带来心智上的愉悦。"如果他不是那么充满人性，如果他对自己的力量信心满满，认为自己能够判断怎么行动最好（比如何时需要排空肺部），他就不会这样不满。科克伦一直很清楚自己的无知，这是他的成功，却也让他痛苦。在他之前，只有很少数医生能够做到这一点。他的清醒一半是源于自身的性格，一半则是因为他所处的时代已经开始改变。在医药科学领域，谦逊的态度已开始普及。

1945 年 4 月 25 日，几个德国平民带来一个手臂严重受伤的女孩。科克伦在肮脏黑暗的牢房里做了手臂切除手术。当他出来时，发现守卫已经全部撤走了。他自由了。

很快，苏维埃就到达了。一个俄罗斯士兵发现他在给女孩的断肢包扎，就告诉科克伦要枪决他，因为他帮助了敌人。这个士兵真打算这么做，而且还想即刻执行，但这时科克伦问起了他的勋章，于是他的虚荣心占了上风，转移了注意力。美国士兵给科克伦留下的印象同样糟糕。他们倒是没那么残暴，但一到达就抢走了他的财产，而且对强奸特别感兴趣。被解放并不是什么愉快的经历。

当科克伦回到故乡时，他发现自己和英军的关系还没结束。在战后的几个月里，他在天主教小城圣奥尔本斯的部队医院里工作，负责结核病科室。接着，曾经帮助弗洛里生产盘尼西林的洛克菲勒基金会也为科克伦提供了资助，使他得以离开临床工作，改为从事研究。在去费城受训之前，洛克菲勒基金会先将他送到伦敦卫生及热带医学院学习预备课程。1946—1947 年，科克伦在那里跟随奥斯丁·布拉德福德·希尔（Austin Bradford Hill）学习医学统计学。这两人随后使医学方法严谨程度更高，改变了医生们对证据本质的看法，而这比任何新药都更深刻地影响着人类的健康。最先受他们观点影响的疾病之一就是结核病。

第 16 章　死神之首

　　到 1947 年，英国结核病人的数量仅为 20 世纪初的八分之一。这并不是因为治疗方法有所改进，或是气候变得更利于健康，而是由于更好的饮食、居住条件和卫生状况让人们对结核杆菌产生了更强的抵抗力。磺胺类药物和盘尼西林虽然对这种细菌本身没有效果，却有助于对付结核病人较易感染的其他细菌。1935 年，英格兰与威尔士共有 70 000 人死于结核病，1947 年仅有 55 000 人。

　　几个世纪以来，试验理念时不时出现在这儿或那儿，但其产生的影响微不可闻，且往往随着时间流逝而消失不见。对照组、以大样本克服偶然性的问题，这些都已扎根于医学思维之中。到物理学家开始制造核武器的时候，医生已经清楚，可靠的证据只能来自分组比较，而且不能只是一个病人用药，一个病人不用，规模得比这大得多。

　　自弗朗西斯·高尔顿以降，进步不断发生，如连珠缀玉。研发药物的方法不仅很快得到优化，也逐步有了章法。弗朗西斯·高尔顿被视作偶像，他的工作则由卡尔·皮尔逊（Karl Pearson）继承发扬。他们的相遇大约是在 20 世纪初，当时皮尔逊 40 岁，高尔顿 80 岁。皮尔逊赞誉道，高尔顿将被历史奉为 18 世纪诗人兼医生伊拉斯谟·达尔文（Erasmus Darwin）最伟大的孙辈，比这一地位的另一竞争者查尔斯·达尔文还要略胜一筹。在人们心中，进化论对人类的实用价值要比掌握统计方法小多了。

皮尔逊的研究范围十分广泛，其中的核心在于认识论。为了更好地理解世界，人们应当如何整理组织他们的经验？应当如何使用数据来帮助他们思考事物的本质，探索事件之间的关系，区分巧合与因果？皮尔逊感到人类已经走到了认识与改造世界的新路径的边缘。他的激进思想包罗甚广，除了统计学及与之相关的认知理论之外，他也对其他事业抱有热情。激进社会主义就是他的关注领域之一，他还将其与极权主义视角下的优生学、种族差异、以战争来保持优越种族的纯洁性等观点自由结合。

不出意外，皮尔逊是以智慧聚拢人心，而不是靠热情。年轻的爱因斯坦在读过他的书后也乐于向他人推荐。皮尔逊的影响在于，他将统计学从绅士的业余爱好变成了占据科学方法核心位置的学科。他的任教职位——伦敦大学学院应用数学与力学系、皇家学会的发祥地格雷沙姆学院几何系——都没那么妥帖，这是因为统计学在学术界还未得到过认真对待。在皮尔逊的启迪下，这种情况发生了变化。

梅杰·格林伍德（Major Greenwood）是皮尔逊的一位重要同伴，他奇怪的名字可不是指军衔*。1904 年，格林伍德在 24 岁时取得了行医资格，并像阿奇·科克伦那样，一待条件成熟便很快离开临床工作，前往伦敦与生理学家伦纳德·希尔（Leonard Hill）共同工作。希尔的妻子对此并不支持，她对丈夫说："我希望你别让那个愤世嫉俗的小人来做你的同事。"伦纳德·希尔回答道："这孩子有头脑，他当医生是不会有出息的，我得给他个机会进入学术界。"格林伍德很快

---

* Major 也有"少校"之意。——译者注

就开始为卡尔·皮尔逊的统计学期刊《生物统计学》（*Biometrika*）撰写文章。这两人对数字的热爱旗鼓相当，他们为数学世界所吸引的原因或许也有共通之处。"有些人认为他选择统计学作为终身职业，是因为这是医学中最不带感情色彩的一个分支。"格林伍德的一位好友这样解释道，"也许他们说得没错。"

1928 年，格林伍德 48 岁，他被委任为伦敦卫生及热带医学学院流行病学与生命统计学的第一位教授。不管是入选皇家学会，还是获得这个教授职位，都标志着统计学已开始发挥它的影响力。格林伍德称被皇家学会提名"对于医学实验室研究人员运用现代统计工具是莫大的鼓励与促进，同时也让我作为医学研究理事会的统计委员会主席，能够充分保障实地调查的计划与实施"。

正如药物学近一个世纪来所实践的那样，医学试验开始讲求团队合作。这意味着人们必须思考如何组织团队，团队核心领导者则要管控一线工作者，确认他们如何收集整理经验数据及试验结果。格林伍德的一则讣告中写道："在未来，或许确能认定他的最大贡献之一——如果一定要加上'之一'——就是他的远见。统计学当时还是全新的、长期遭到怀疑的方法，而他却将其引入了医学。他不断地、真诚地奋斗着——为了逻辑，为了准确，为了积跬步而致千里。"讣告中也指出，格林伍德对数字的感情中也包含了对待人际关系的笨拙。

> 对有些人来说，他显得疏远而难以亲近，另一些人觉得他愤世嫉俗、吹毛求疵。他确实不那么容易让人深入了解……对浮夸与自命不凡也的确态度严苛，而对不合逻辑乃至愚蠢批评起来简直毫不留情。他在医学期刊上的文章精辟而辛辣，让广大读者或觉酣畅淋漓，或觉如坐针毡——取决于其不同立场。

这篇讣告的作者就是奥斯丁·布拉德福德·希尔，生理学家伦纳德·希尔的儿子。奥斯丁·布拉德福德·希尔生于 1897 年，即 19 世纪行将结束之时。在成长过程中，他得益于拥有一位受过教育、思想深刻且体贴入微的父亲。伦纳德·希尔出版的作品包括原创性的生理学著作、自传性质的《一个生物学家的哲学》(*Philosophy of a Biologist*)、《猴子吱吱书》(*The Monkey Moo Book*) 及其他童话故事集，后面几本显然对奥斯丁的童年更有意义。在这样的家庭环境中，一个成长中的孩子能很好地体会到，对数字的热爱与人性的温暖可以完美兼容。

第一次世界大战爆发时，希尔参军，成为一名飞行员。皇家海军航空部队在 1914 年正式设立，但海军（因为陆军控制了 1912 年成立的皇家陆军航空队而恼怒不已）在未获得许可的情形下就早已开始操练。希尔在 1917 年被派往加里波利（Gallipoli），这时距英联邦对此地惨烈的保卫战已过去两年。他经由陆路穿过法国和意大利，当到达爱琴海时，他在途中染上的结核病严重发作，导致他直接被遣送回家。

结核病侵染了他的肺部，这让他的病情变得难以预料。有一阵子，他仿佛就要一命呜呼，然而在医院度过两年后，他活了下来，虽然身体虚弱，但仍然活着。希尔因病弱而无法追随父亲的脚步取得医学学位，之后他又花了两年进行康复，直到身体足够强健，才开始寻找工作。这时，梅杰·格林伍德伸出了援手，作为对伦纳德·希尔当年给予支持的回报，他给奥斯丁提供了医学统计学的入门机会。希尔进入医学研究理事会，在卡尔·皮尔逊手下学习统计学。在格林伍德担任流行病学与生命统计学的教授后，他就将奥斯丁任命为准教授。

希尔的职责之一是给医务人员讲授统计学，这让他意识到，要让医生们容忍这一学科的存在就已经很困难，更别提去理解它。他在 20 世纪 30 年代将自己的讲义改写成一系列文章，发表在《柳叶刀》上。随后它们被结集出版，即《医学统计学原理》（*Principles of Medical Statistics*）。

"这种数学方法在医学上的应用是像有些人认为的那样，只是种无足轻重、浪费时间的花哨机巧，还是如另一些人所称，是医术发展过程中的重要阶段？"《柳叶刀》在 1921 年提出了这样的问题。医疗行业倾向于希望是前者，因为过去只要有某个医生的睿智意见就足够了，不用和这些烦人的数字打交道，这要让人舒心得多。希尔在书中注意到了这种不情愿，耐心地表达了同情之意，但也在书中指出，医生不可能心甘情愿地投降，他们就是爱把统计学视为"晦涩难懂、令人讨厌的东西"。要破解统计学的晦涩，需要付出艰苦的努力去研究学习，必须克服或者忍受它令人抗拒的本质。

如今统计学已经稳居医学研究的核心位置，但这并不意味着临床医疗界已经完全转变了，这一领域中的多数医生都是在统计学进入课表之前就已经毕业。虽然越来越多的医学论文都会稍微涉及点儿数学，但很少有研究者真正理解它们。对照组、病例分析、百分比和其他量化指标都只是用来装点内容，就像以前的医生会在文章中到处引用盖伦或者希波克拉底，现在他们则改为堆砌数学术语。充斥在医学期刊和教科书中的大部分数字明显都毫无意义，这种对统计学毫无意义的拙劣模仿更加深了医生的不信任感。

面对这些情绪，希尔论述道，从实践中获取的经验和知识还不足以解释疾病的表现形式和治疗的生效路径。他问道："这种用来解释数字含义的简单方法仅仅等同于常识，还是涉及另一种可资传授的技艺或知识？"他劝说医生们应当相信，"如果你熟悉医学统计学，就一定会得出这样的结论，仅有常识是不够的。"希尔十分小心不去吓坏那些刚刚萌发的兴趣。在书中，他几乎是带着歉意指出自己所说的内容十分浅显，本来没必要专门说明——只是从事实看来，医生们并不能自己领会（他尽可能用最礼貌的方式表达了这个意思）。

希尔解释说，统计学方法是将世界当作一个大型实验室，实验桌前的化学家可以控制所有影响实验结果的因素，每次只改变一个变量，以此来获知其作用。但医生面临的情况是，总有无数影响因素交织在一起，统计学就是将这些因素——扯开的方法。世界的本性就是无拘无束、任性妄为，分析数字是理解它的广博的唯一途径。

以对照组为例。"在一项简单的实验中，问题的核心在于……事先确认对照组和治疗组在所有与病情相关的方面都尽可能相同。"希尔着重强调了其中的难点。无论你要测试的是什么药，你不可能完全确定有哪些要素会影响病人对药物的反应。你尽可以从年龄、身高、体重等方面小心匹配对照组，但你能保证他们在所有产生影响的地方都相同吗？就算可以，也总可能存在令人难以发现、不可预知的差异。这意味着你的对照组总是不够匹配。比如在肺结核患者中，有些人的肺部虽然受到你的挤压，但如冥冥中的定数一般，他们就是要比其他没接受治疗的人好得更快。原因与结果太容易被混为一谈。

弗朗西斯·高尔顿也曾涉足过这个问题。一次，他以一贯的奇思妙想，半开玩笑地试图用统计学来研究祈祷的力量。英国教堂的礼拜仪式包括为贵族祈求长寿而念颂祷文，贵族的地位越高，为其祈祷长生的信众就越多。国王和王后位于金字塔的顶端，为他们祈祷的人比下面的任何人都多。但高尔顿留意到，他们的寿命事实上比其他任何贵族都要短——甚至比军官、艺术家、作家、科学家还短，而这些人是不会有谁为之祈祷的。这么看来，祈祷好像并没有效果。然而也存在另一种可能，那就是贵族等级越高，健康状况就会越差，要不是有这么多民众在祈祷，皇室成员和其他贵族都要短命得多。仅仅依靠这两项观察结果，无法明确得出一个是否导致了另一个的结论。

因此希尔清楚，统计上的相关性并不一定代表着因果关系，也没有一个对照组可以在所有因素上达到完美匹配。医生们辩驳道，这些问题都说明了统计学的作用不过是愚蠢的错觉；专业意见是可能有错，但肯定要比非专业意见的错误少些。

希尔说："这不对。如果你积极介入，而不仅是在旁观察，那么就有可能将因果关系和相关关系区分开。或者至少可以说，如果你能解决分组匹配的问题，有足够信心确保找到两组相同的病人，这就是有可能的。换句话说，如果你能找到两组病人，彼此在想到及想不到的一切方面都一模一样，就可以对一组加以操作，而另一组则什么都不做，任何结果差异都肯定源自你的操作。"但怎么能找到两个完全一样的人呢？即使还在子宫里，基因完全一样的一对双胞胎也已经开始拥有不同的经历。世上没有两个完全相同的人。

希尔在他发表在《柳叶刀》上的文章和他的著作中提出的方法，就是"交替分配病例"。这和用马血清治疗肺炎的试验中所用的方法一样，你把一个人分到这组，下一个进来的无论是谁，都会被分到另一组。只要人数足够，所有差异都会被抵消。这种方法的闪光之处在于，无论你是否知晓这些差异，它们都会互相抵消。这就是问题的答案，这种方法产生的分组不仅在你知道的方面彼此相同，在你不知道的方面也都一样。当然，你没法百分百保证他们的匹配性，但肯定相去不远。连续掷一千次硬币，全部都是正面的可能性仍然存在；但你掷的次数越多，就越有信心正反面——平均而言——会一样多。

　　但在希尔的文章中，仍有些明显的疏漏。希尔用医学研究理事会以血清疗法治疗肺炎的试验数据为例，来说明交替分配的实际效果，但当时的特征分布明显有一处缺陷。年轻病人更可能获得血清治疗，而年长的病人拿到血清的可能性则较低。由于随着年龄增大，肺炎会变得更加致命，这种年龄失衡就会成为问题。希尔并没有对这两组病人为何会产生差异进行评论，但言下之意是这次试验只是因为规模太小，才无法平滑组间差异。试验仅包含 322 名病人，希尔指出其中 159 名为对照组，163 名则以血清进行治疗。他没有提及这一数据存在的问题：如果这些病人确实是被交替分配的，一个到这组，下一个到那组，那么 322 个人就应该被平均分开；但事实并非如此。

　　那么只剩一个解释，而希尔并未提到这点：医生们在试验中作弊了。交替分配法的失败是因为医生可以影响分配过程，他们会凭直觉认为这个人应该使用血清，或者那个人不应该用，于是试验效果便打了折扣。医生总有冲动尽量为年轻病人多做些事，他们难以抵挡提供帮助的诱惑。只要有办法为患者指定治疗方式，似乎他们就会这么去做。而如果能挑选某一类病人进入其中一组，就意味着试验结果将变得毫无意义。这种做法并非出于恶意，希尔也不是不能理解，但这依然是个问题。但要如何克服，希尔并未在书中进一步讨论。

　　在年轻时，罗纳德·艾尔默·费希尔（Ronald Aylmer Fisher）对要追求生物学还是数学犹豫不决。根据他的皇家学会回忆录记载，当他看到博物馆里展出的一条鳕鱼时，才终于做出了决定。这条鱼的头骨被拆分了开来，并仔细地一一标注。看到这些，费希尔立刻选择了数学。

　　在剑桥大学时，他接触到了卡尔·皮尔逊的研究，并受到很大影响，不过这两人后来在"似然比"这一统计学概念上产生了分歧。当第一次世界大战爆发时，费希尔想要参军，但遭到了拒绝，理由是他的视力太差。于是他继续进行统计学研究，这为他带来了赞誉，也促使皮尔逊给他提供了一份工作。费希尔预感到这会是长期不和的开始，便拒绝了皮尔逊，但他仍很有兴趣去鉴别哪些问题需要以数学解答。他在 1935 年写道："一位女士宣称，她只要尝一口奶茶，就可以辨别出杯子里是先放的奶还是先放的茶。考虑这个问题时，我们要以能够检验这一说法的方法来设计实验。"

他就职于一家农业研究机构，并投身于研究如何用统计学来为科学发现提供最可靠的帮助。他提出了人类历史中最重要也最显而易见的一个观点：在特定情形下，"只有随机分组才能有效地检验显著性"。

科学方法指的不仅是做个试验，而且要做出可靠的试验。否则，试验的种种诱人之处就都不过是谎言，是用来自欺欺人的方法，会让自己以为已经获得了真相，而实际并非如此。费希尔指出了希尔在解释试验设计时的缺失部分，交替分配机制还不够稳健，无法阻止医生作弊，这就意味着病人并非在两组之间随机分配。

费希尔当时考虑的不是一个个病人，而是一方方土地。他在农业研究上的目标是以事实取代迷信。你怎么才能找出真正有效的东西呢？没有两块土地是完全一样的，也不可能选出两组完美匹配的地块，它们和人一样千差万别，包括能够发现并计量的方面，也包括不可知或不可测的方面。但如果有足够多的地块，并将它们随机分配，那么所有因素都会互相抵消。这就能让你的检验有效，让科学研究真实可靠，让取得的结论具有最大价值。

受到链霉素在美国获得商业成功的刺激，英国制药公司也摩拳擦掌，准备自己生产。在他们成功之前，药品供应极其短缺。虽然美国愿意向英国出口一定量的药物，而且 50 公斤已经不少，但还是一样有限。1946 年，这些药物涨到了天价，进口总价达到 30 多万美元。

　　读一读药品进口后的相关记录，你就会感到医生的工作完全受限于可以获得的药物量。像结核病这种常见疾病，50 公斤离医治所有病人相差甚远。医学研究理事会因此决定，药物只能配发给那些患了最凶险的那类结核病的病人，比如在结核病侵染大脑外膜后产生了脑膜炎。这些病人是不幸的少数，对他们来说，除了死亡之外的任何结果都是这种新药见效的明证——副作用则完全不在考虑范围之内。

　　但大多数结核病人完全不是这样，很多人不用链霉素也会好转，往往还能彻底康复。对他们来说，副作用就成了关键因素。而且由于许多人无须任何帮助就能从结核病中康复，这就很难确定药物起了多大作用。医学研究理事会称自己的行动是当时的唯一选择，是一次精心组织的试验。

　　如果放在今天，这可能确实是真的，但在 1946 年却不过是种宣传口径。链霉素可以公开在市场上销售，也可以平均分配给医生择机使用，这些都是常规做法，美国就是这么做的。医学研究理事会如此煞费苦心，让人觉得唯一的前进路径就是进行一场试验，是因为它想要说服那些仍然对试验怀有敌意的人。它不仅想确认一种新药的疗效，还想开创先河。

　　医学研究理事会的链霉素试验成了一个标志，一场变革 * 的开始。但这场变革并不是广大医生期望见到的，他们仍然过于自信，几乎不受他们所了解的那一丁点儿统计学知识的影响。而医学研究理事会则认为，自己有责任带领医生按它认为的最佳方式工作。自从《1911年议会法案》颁布以来，所有结核病人都由地方政府负责看护，这就令治疗方式的控制权有效集中。由于药物的进口量受到限制，因此全部被收归到了医学研究理事会的管制之下。如果医生想要取得药物来医治病人，就必须按要求行事。就算有些医生不愿相信对照组，或认为凭自己的技术，不必参加可靠性试验也能够预测用药结果，他们也没什么施展空间。理事会的下属委员会很清楚，许多结核病疗法实际上都没有效果，甚至还有危害。他们了解硫代硫酸金钠，也知道它的教训。

　　1947 年 1 月到 9 月，医学研究理事会招募了 109 名病人参加链霉素治疗肺结核的试验。按照事先排好的随机分配表，55 名病人将获得链霉素治疗及卧床休息，另外 52 名则使用次优的治疗方法——在专门的结核病疗养院卧床休息。还有 2 人在参加试验的第一周就去世了，还没来得及被分配到任何一组。

　　为了尽可能避免结果受到人们期望的影响，试验本身是保密的。无论是接受链霉素治疗的病人还是卧床休息的病人，都未被告知实际情况。医学研究理事会没给对照组使用伪装药，他们知道这或许是

---

* 这是一个被过度滥用的词。它起初是指一种剧变，将世界拉回到其最初的轨道上，回归世界应有的模样，回到堕落前的伊甸园。这种本意在此处反而十分贴切。纵观历史，药物的目的就是提供治疗、帮助人类，但几乎在任何时候都没能做到。现在医学研究理事会要确定自己对链霉素已经足够了解，才能只发挥它好的一面的作用。药物也需要回归本源，不是回到它之前的实际状况，而是回到它应有的样子。

个隐患，也明白仅住院和住院且获得注射所带来的安慰剂效应可能会有差异。但链霉素需要一天四次通过疼痛的注射给药，不是经由血管，而是深深注入肌肉之中，而且需要连续打上好几个月。如果给对照组病人注射水，或许会让两组的相似度更高些，但他们一致同意这种差异应该没那么重要，不需要如此折磨病人。

在试验进行 6 个月后，医生们发现无论病人是否接受链霉素治疗，大多数体内仍然有结核杆菌存活。但稍微令人振奋的是，两组病人的死亡率产生了明显差异。对照组中有 14 名病人死亡，而抗生素组仅为 4 人。"两组间的差异在统计上显著。"试验人员报告说。他们解释了自己的计算方法，差异来自偶然因素的可能性不足 1%。

结果表明，链霉素的最终效果比较复杂。结核病菌在病人体内会很快产生耐药性，这意味着即使药效确实存在，单独以这种药物来治疗结核病的表现也会很差。（在试验结束后的 6 个月内，对照组中又有 9 名病人死亡，但这次链霉素组的死亡人数达到 8 人，不再具有显著差异。）

从某种意义上说，医学研究理事会的链霉素试验并不像表面看来的那样具有创新性。使用对照组与随机选择的观念正在普及，而且并不限于医学领域，它们的成功应用已近在咫尺，这次试验不过是加速了这一进程。这甚至不是第一个充分运用新的随机选择技术的医学试验，医学研究理事会的另一个关于咳嗽疫苗的试验也在进行当中，其中也有希尔的参与，不过链霉素试验是首先完成并发表的。

用行政力量来保障试验进行也并不新鲜。医生与其他研究者组成的核心小组已经发展了一段时间，力量也越来越强。在产业化、药物成本、国营健康服务机构兴起等因素的综合作用下，医学研究理事会更容易开辟出一条道路。"和同时代的无数其他项目一样，"理查德·多尔对此评论道，"就像美国战时的盘尼西林研究，中央控制能让研究者们遵循他们事先设定的方针。"这就令情况大不相同。

在生命即将到达终点的时候，奥斯丁·布拉德福德·希尔揭开了他在书和文章中只提到交替分配法的原因。希尔从一开始就故意忽略了随机化的概念，因为他相信当时的医生还无法接受随机分配病患这种方式，他担心这会把他们彻底吓跑。至少要等哪次试验展现出随机化的价值，让他们不得不心悦诚服。"且不说外科医生，"希尔写道，"愿意将自己的理论暴露在冰冷的科学研究之下的内科医生就少之又少。"

链霉素的短缺与权力的集中，让医学研究理事会确立时代方向的试验成为可能。但这也是因为有一小部分人相信，只有统计方法才能让药理学有别于异想天开。而他们能够说服他人，就意味着基于可靠证据——而不是传言、印象或直觉——的医学已经开始确立。这比链霉素更能有力地抗击结核病。其他的新抗生素也很快被研发出来，并经过反复检验，直到找出最可能消灭致病菌又对病人没有损伤的组合。

结核病曾被称为"死神之首"，事实也的确如此。它能出现在任何地方，随心所欲地将人打倒，不管你是衰老还是年轻，强壮还是虚弱，富贵还是贫穷，传统的治疗方法统统无效。科赫在保罗·埃尔利希的惊叹面前、在全世界面前揭开了结核杆菌的真面目，这已是一项突出贡献。而随机对照试验虽然少人喝彩，实际却比这更重要。

统计学至今仍然不太受欢迎，充满技术与运算的特点令它缺乏吸引力。况且这一领域又困难重重，很容易就会陷入差错、误解和有意误导之中。但它的价值确凿无疑。数字或许会冰冷严苛，但它却可能带来温暖、悲悯与人道。

　　由于统计学常被不当使用，特别是在新闻报道里，这让人们误以为它全无价值，甚至是骗人的把戏。缺少分母的分子、不恰当的相互比较、对数据来源或所代表的意义含糊其词，这些都让统计学丧失了原有的价值。然而要回答关于世界的某些特定问题，就必须用到定量方法。医学领域中有许多这样的问题，错误的答案会令人遭受痛苦甚至死亡，若不依靠计算，就得全凭猜测。

第 17 章　伦理与未来一瞥

　　医学研究理事会先发制人，在 1948 年发表了关于链霉素的试验结果。它注意到这种药物在美国的早期临床结果虽然显示出良好前景，但尚无定论。有太多人能从结核病中自行好转，以至于很难判断一种新药是否真正有效。它指出，结核病的早期药物治疗史纯属灾难，"一个突出的例子就是，对金元素疗法（硫代硫酸金钠）的夸大其词持续了 15 年以上"。

　　有件事一直困扰着医学研究理事会的课题组，也可能会困扰《英国医学杂志》的读者，那就是选择不对部分病患施以治疗。对照组的存在本身就存在争议，不过从一定程度上说，链霉素极其有限的供应量就是个好借口。课题组大可声称，本来就没有足够的药用来治疗所有人。在这种情形下，希尔说，"如果不抓住机会设计一个严格控制条件的试验，以快速而有效地揭示这种疗法的价值，那才是不道德"。

　　确实只有 50 公斤链霉素，这一点千真万确；但课题组心知肚明，这不过是个托词。既然存在这样一种效果卓著的新方法，能够用来判断一项治疗措施是否有效，医学研究理事会就希望鼓励其他同类性质的试验，无论它们所检验的药物是限量供应还是足量供应。而不接受治疗的对照组是这种方法里不可或缺的一环。

对于故意不让一半病人接受治疗，参与试验的医生是怎么考虑的呢？他们可能会用硫代硫酸金钠的例子说明，链霉素可能有效，也同样可能有害，因此不管治不治疗，在道德上都同样站得住脚。在这次试验中，医学研究理事会的一位资深医生也患上了肺结核。如果他的同事真对这种新药的品质没有把握，就应该鼓励他参加试验，碰一碰运气。但事实并非如此，医学研究理事会安排这位医生接受了链霉素治疗。为了避免在试验中加入一名不愿接受随机分配的病人，并因此造成结果偏差，他们没把他纳入试验，但仍然按照同样的步骤对他进行了治疗。

医生普遍有种感觉，认为药物多半还是有效的。他们治疗病人时说的是一套，治疗自己时做的却是另一套。

1947 年的平安夜，埃里克·阿瑟·布莱尔（Eric Arthur Blair）因肺结核入院。与科克伦在西班牙内战期间见面后，布莱尔以"乔治·奥威尔"为笔名而声名鹊起。2 月中旬时，距他入院已过去 2 个月，他在从苏格兰寄给出版商的信中写道，他的医生正安排给他使用"某种美国新药，叫作链霉素"。

由于奥威尔并没有参加医学研究理事会的试验，用药还需要一番运作，牵涉用他从《动物农场》（Animal Farm）中挣得的美元从美国直接购买药物。即使这么做，美国的出口限制和英国海外贸易局也还都是问题。不过奥威尔的人脉很广，他的出版商都是有影响力的人物，而且工党卫生大臣安奈林·比万（Aneurin Bevan）也曾是他的编辑。药物很快被送达，奥威尔成了苏格兰使用它的第一人。刚开始用药时，他感到有所好转，但随后情况发生了变化：

……我的脸明显发红，皮肤开始剥落，全身都出现一种皮疹，尤其是在背上……吞咽变得十分痛苦，我不得不连续几周吃特制的食物。我的咽喉和面颊内部生了水疱，并出现溃烂，嘴唇上的小溃疡不停出血。皲裂和出血在夜晚特别严重，所以到了早上我的嘴唇经常被凝血粘在一起，在张嘴前必须先清洗一番。（《巴斯蒂安》，2004）

奥威尔的头发和指甲开始脱落。和出血、皮疹一样，这似乎都是链霉素的药物反应。奥威尔在给朋友的信中描绘了一幅图景，形容他的医生如何试着从链霉素的效用与危害中取得微妙的平衡。他说："我觉得使用这种药，就好像把船凿沉，来驱赶船上的老鼠。"

随着他的反应越来越糟，医生停用了链霉素。大多数副作用很快就消退了，但奥威尔的指甲再也没有长好。他被留在医院，不允许和他的儿子共处，甚至——为了满足卧床休息的要求——不允许写作。他不顾一切地想要完成他的小说《1984》，因而奋力工作着，感到这种匆忙赶工和疾病一起摧毁着他的生命。"我完全搞砸了。"他下了定论。尽管为仓促成书而感到沮丧不已，他仍然迫切地想要把事情做得更好："我必须尽力再活一段时间，因为且不说别的，我还有一个很棒的小说构思呢。"

奥威尔在 1950 年 1 月去世。他生命的最后时光既是毁于链霉素的副作用，也有卧床休息的因素；前者已在医学研究理事会的试验中被证实是这种有效药物的另一面，而后者却是完全可以避免的、毫无意义的伤害。真相易腐——这是奥威尔在《1984》中传递的信息之一。真相确实十分脆弱，但只要人们坚持相信数字，只要他们坚持 2 加 2 等于 4，就能保护它不受侵蚀。观点与宣传可能扭曲世界的本相，但数字可没那么容易被撼动。

医学研究理事会的工作是统计学思想经过长期发展所到达的顶点，也展现出了同样的力量。随机对照试验可以一扫药物的不实宣传，无论它们是出自想要销售昂贵药物的制药公司、被自信蒙蔽了双眼的名医，还是被好意和偶然性误导的普通医生。有史以来第一次，医生们掌握了发现世界真相的可靠方法。

但这也引出了新的问题。奥斯丁·布拉德福德·希尔在他的《医学统计学原理》中，提出了两个困扰他的问题。"在将病人随机分为治疗与不治疗两组时，不可忽视的是，经常会出现一类道德困境。"他写道，"需要检验的治疗方法往往已存在一些先验证据，表明其具有一定治疗效果。那么，是否有理由不让某些病人使用它呢？而如果要对某些人不予用药，试验范围应当多大才合适呢？"或许希尔还可以加上第三个问题："哪些病人应该被随机分配去进行试验，哪些则应当立即获得当下最新、最有前景的治疗方法呢？"

很显然，统计学是医学研究的基础。如果你想知道某种东西是能救人还是能杀人，你肯定得数一数。如果每个服用了这种东西的人都立刻死亡，结论就很容易得出。但如果两类结果的数量没那么大差距，你就得多加留意。也就是说，从一开始就要想到运用统计学，而不是想都不想就莽撞行事，之后才用某种统计分析来挽救自己。统计学必须从一开始就被纳入计划之中。

卡尔·皮尔逊对随机化的观点和希尔很不相同。皮尔逊不相信其他技术，担心两组对比病人的特征分布不够均匀。而希尔只是不信任医生，他感到这些医生不会放弃自己在试验之前形成的信念，他们总觉得自己知道什么治疗方法最好。医学研究理事会的血清研究，以及数千年来的医学历史，都证明他是对的。

正如希尔认识到的那样，统计技术能提供多少答案，就会带来多少问题。它们会造成情绪上的负担：认同随机对照试验，意味着你得拿出谦逊的态度，检验自己的想法，设计能够证明自己错误的试验，哪怕你笃信自己必胜无疑。希尔总结了他对医生们的期望，希望他们即便强拧自己也要做到："我们越是急于证明组别差异是来自我们采取或观察到的特定行动，就越是应当彻底排查其他具有同等合理性的解释口径。"这就是新医学来之不易的怀疑精神的精髓。

除了这一点，伦理上的问题让希尔感到更困难。如果在尚未了解一种药物的效果之前就将其发布，显然是不负责任的。那么你因为非要做一次试验，就将它发给一半有需求者，难道不也是错的？对照组的病人又当如何？这些问题还没有明确答案，但不这么做的结果却清清楚楚。规模过小或设计糟糕的试验很容易给出错误答案，结果可能会将本可以挽救生命的治疗方法弃之不用，却让其他导致痛苦与死亡的药物取而代之。从那些可能从新药中受益的病人里分出一半，不让他们用药，这在道德上确实难以接受；但把未经检验的药物用在试验以外的病人身上岂不是更有违道德？显然，这种行为可能伤害的人数只会更多。凭直觉的想当然疗法已经失败了几千年，凭什么认为它现在就会突然有效呢？

不经由试验就给药，不仅意味着可能会让疗效减少、危害增加，更会让这种情形没有终结的希望。不经过检验，就永远无法知道答案。比起全凭猜测、冒着永远给所有人使用错误疗法的风险，在有限的时间内，将这种错误疗法用于一小群病人中的一半，并期望能从这段经验中获得真知，这总要稍好一些吧？

约翰·克罗夫顿（John Crofton）是参与医学研究理事会链霉素试

验的一名初级医生。大约 60 年后，他将这段经历记录成文，其中也写到了他对研究重要性的感受。在这种方法下，人们很快理解了链霉素在治疗结核病中起到的作用，要是换种方法就不太可能。这次试验也为后世树立了极佳的榜样。科洛夫顿留意到，"当阿奇·科克伦在思考医学中哪个专科是最坚定地致力于以可靠的试验结果来指导治疗原则与实践时，他毫不迟疑地把'金牌'颁给了结核病医生"。当看到试验的力量在自己的专业领域中大放异彩时，这些医生比许多同行都更感到折服。克罗夫顿自己也继续参与一个研究组的工作，这个研究组发现强制结核病人卧床休息并无好处，世界各地的疗养院因此纷纷关闭。

尽管如此，克罗夫顿还是写下了两段发人深省又令人惊讶的评论。"像这样的随机分组试验，"他指的是链霉素试验，"在有效治疗策略的研发过程中具有重要的实践价值，但在智力上却缺乏挑战。"他知道链霉素试验中的工作是在创造历史，但仍然觉得有些内容十分无聊。

在回忆录的末尾，克罗夫顿回忆起后来到他医院访问的许多英国和国外医生，其中绝大部分都对他的试验结果，而不是对得出结果所使用的方法感兴趣。就算你树立了全世界最好的范例，大多数医务工作者也仍会不为所动。想让医生关注结果，那简单得很；但要他们思考方法，就成了一种折磨。

开展一场试验需要填许多表格，执行许多程序，花费许多时间，机械乏味，条理分明。这种试验过程让医生没有机会去享受努力思索、分析决策所带来的乐趣，而这本是他们赖以获得职业满足感之处。它也不能让医生享有这种乐趣：试验的全部意义就在于暂时剥夺医生进行个人判断的能力，按照某种严格程序来治疗病患，并看看会有什么结果。

　　程序化的试验至今仍然不被多数医生喜欢，这一直是试验中的一个问题，也解释了为什么这种方法从无到有要花这么长时间。但它们的效力也毋庸置疑。科学家马克斯·佩鲁茨总结道：

> 医学研究理事会根据布拉德福德·希尔的统计分析来设计试验，之后又用到了伊恩·萨瑟兰的学说。结核病在全世界所有发达国家和许多发展中国家近乎绝迹，其中他们起到了关键作用。他们首次不带人类偏见地、用严格的数学标准评估了治疗方法的有效性，并且让临床诊治从一种技艺转变成一门科学。

　　阿奇·科克伦没有参加医学研究理事会的链霉素试验，但也受到了深刻的影响，正如他在回忆录中记述的：

> 那时，我开始思考并与我的同事讨论，其他的医疗措施要如何才能经得起随机对照试验的检验。如今回望，我就是在这个时候开始渐渐理解（它的）……巨大潜力。它为临床医学以及整体健康服务提供了关于有效性与效率问题的实验性方法。比起由临床意见和主观观察来确认的"有效性"，这种方法向前迈出了重大的一步。我想，正是由于这种方法简洁有力，又代表着如此巨大的进步，才会一下子俘获了我的想象力。

　　科克伦如痴如醉，从这种方法蕴含的机会中，从它对专家意见（他习惯性地对此感到怀疑）投去的质疑中，他是少数获得了精神愉悦的人。他的大部分工作集中在威尔士矿工的肺部疾病上，研究它们的成因和治疗方法，以及医生收集分析相关信息的最有效的途径。不过他也有几次涉足其他领域，心内科医生就是他最钟爱的目标。心电图是对心脏电活动的记录，电视剧和电影导演尤其喜欢它们锯齿一样的曲线。心内科医生声称，解读它们所需的技巧远非其他医生所能掌握。科克伦随机选了些心电图，给四位资深心内科医生各寄了一份，询问他们图形的含义。比较他们的意见后，他发现这些医生只有3%的时候意见一致。他们相信自己能从心电图中看出"真相"，但这种自信并未得到证据支持，100次里至少有97次有人犯错。科克伦又在牙医身上进行了类似测试，询问他们关于同一副牙齿的意见，而他们的诊断技术只在一件事上保持了一致：牙齿的数量。

科克伦认定大多数医学意见都没有价值，他也乐于冒些其他医生眼中的风险。在研究所需的一次常规扫描中，他发现有个"非常讨人喜欢、乐呵呵的、坚强的年轻矿工，已婚并有两个孩子"，在胸部X光片上显示有淋巴瘤，即癌症的一种，但这个小伙子自我感觉完全健康。业内公认的做法是立刻进行放射治疗，但副作用会非常大，而且效果也没有经过检验，只是人们断定这么做是值得的。科克伦决定不告诉这名男子实情，以"保护"他不受这种疗法之苦——虽然癌症专家相信它能延长生命，但完全没有证据，只是安排男子的家庭医生暗中跟进。"他继续快乐地活了10年，还清了房贷，又生了一个孩子。我认为自己做了件正确的事。之后随着病情发展，他很快就死去了。"

1956年，科克伦做了一个小手术，要摘除腋下的一个腺体囊肿。这本来是个常规手术，但当科克伦从麻醉中醒来时，发现自己的胸口包着大片绷带。过了一会儿，外科医生走了进来，带着沉重的表情对他说："我得告诉你实情，你的腋窝处已经长满了癌变组织。"他向科克伦解释，看起来癌症已经到了晚期，无法进行手术。很可能他已时日无多。

外科医生是基于他在切开时看到的状况对科克伦的病症性质下了判断。按常规流程，如果对手术中发现的肿块有任何怀疑，就应当切下一片，立即送到病理学家那里进行显微镜检查。但外科医生对自己的判断十分肯定，认为不必再送检。出于自信，他在切除原来的腺体后并未止步，而是继续切掉了科克伦的一大块胸壁以及上面的肌肉。

科克伦躺在床上，考虑着要如何度过自己最后的日子，自己最想在什么地方死去。虽然他如此富有怀疑精神，但处在病人的位置，又听了如此严重的医疗建议，他还是相信了自己同事的专业技能。从他身上切下的组织还没有经过彻底检查，但他已将此当作了确诊。"他们说病理学家的报告还没有出来，但我从未对外科医生的话有任何怀疑。"

结果表明，这部分腺体中一点儿癌细胞都没有，外科医生感到自己不可能出错，但这纯属幻觉。这是科克伦的又一次教训，说明太重视自己观点的医生会有多么危险。当重建起强有力的怀疑精神，健康状况也恢复如常时，科克伦便继续孤军奋战，说服人们：只要能被检验的事物，就应当接受检验。作为剑桥大学的医学生，他曾花很大力气认真学习必修的解剖课程，并努力获得了当年的第一名。回想起来，他觉得这可能完全是无用功。给刚开始学业的医学生填鸭式地灌输如此复杂的解剖学知识，有什么意义呢？他建议应当在几年后对学生进行测试，看他们记得的内容还有多少，以此判断老师是否应当如此赞赏他们的努力。但解剖学教授毫无来由地笃信这种早期功夫对学生们有好处，因此拒绝与他合作。

当地方医学院提出两种办学思路时，科克伦建议，与其相信他们彼此的能力，主观判断哪种路径较好，不如进行一次测试。他建议在加的夫采用一种办学方法，而在邻近的布里斯托尔采用另一种。由于大部分学生都会同时申请这两所学校，他们可以随机将学生分配到其中一所，等过几年，他们就能客观判断哪种办学方法效果更好。他的同事们对此报以哈哈大笑。

由于在学校时曾经挨过打，科克伦好奇监狱与学校中的不同惩罚形式是否能被检验一番。"体罚给我留下了深刻印象……自从那时，我就经常对这种'矫正'的价值感到怀疑。那么多人赞颂它的好处，却很少有人试图对其进行验证。"他在寻找愿意合作的学校时屡试屡败，也没能说服政府对监狱政策进行检验，他说"公务员一听到随机对照试验，总是会表现出歇斯底里的反应"。保守党在 1979 年提出，对犯罪分子需要进行"快、准、狠"的打击。科克伦指出，这可以检验一下：

> 我私下和几位认识的地方法官讨论过这个问题。我向他们说明了对照实验的价值，但他们的反应就和那些上了年纪的医生和校长一样，这让我感到惊骇。他们深陷于上帝情结中，以为自己用不着任何试验的帮助就会知道要怎么做。这真让人沮丧。

随后他又回到心内科，试图刺激医生们走出他们的自满。科克伦对医院中引进的冠心病重症监护室（CCU）十分关注。这些小型重症监护病房是设计用于照顾因心脏病发作而入院的病人，它们刚出现不久，价格昂贵，理论上完美无缺，但科克伦怀疑它们是否真能创造价值。它有没有可能会让事情变得更糟呢？这值得检验一下。监护室内的噪音、各种设备，以及意识到自己正受到如此密切的监护，可能会让病人感到焦虑——这种焦虑对于心脏不稳定者来说或许并不健康。就算病房本身对病人并无坏处，但它们也占用了大量全民医疗服务（NHS）资金，这些资金本可以被用于别处。他认为，仅仅假设它们物有所值，并不能构成推广这种设施的充分理由。

令他惊喜的是，政府和医学研究理事会同意设立一个委员会来研究是否需要进行一次试验。心内科医生认为这并不必要，他们拿出证据，证明只要一家医院建立了这类新的冠心病重症监护室，住院病人因心脏病突发而死的比率就会急剧下降。科克伦反驳道，只要开了新病房，那些健康状况最好、之前会被直接送回家的病人就可以住院治疗，从而大大提高住院病人的整体健康水平，这时发现死亡比率变小，又有什么奇怪的呢？就像高尔顿的祈祷者研究一样，观察研究并不能区分什么是因，什么是果。

委员会被说服了，并同意开展一次试验。心内科医生以拒绝参加试验作为回应，或者不让他们的病人加入。科克伦写道："我后来被这种决策背后的心理因素震惊了。我认识的这些医生都是正常、理智、聪慧的人，他们明知普拉特委员会在心智与道德上都完全占优，但仍觉得自己拥有随心所欲医治病人的神圣权利。我对此深感恐惧。"

科克伦最终找到了一些愿意帮忙的心内科医生，但他们的理由却令他啼笑皆非。他们参加试验，不是因为他们觉得自己的信条需要接受检验，而是出于对结果的确信，认为试验一定会证实他们的观点，并作为他们申请更多新病房的论据。6 个月后，委员会再次坐下来讨论。这一次的目的在于检视截至此时已收集的试验数据，对比被随机分配送入冠心病重症监护室或送回家的病人各自的死亡率。科克伦负责展示数据，他知道那些被送回家的病人占了上风。但这个优势很小，很难说是可靠的——参与试验的人数不够，结论可能纯属运气。

　　在委员会会议室外，他向心内科医生透露了试验结果。不过他展示的并非真实数据，因为他知道他们一定会诟病这个结果不够可靠，无法据此做出结论，而这种说法也没什么错。在他出示的报告中，死亡数据被对调了，没有显示回家病人的微弱优势，而是表明被送进冠心病重症监护室的病人存活率略高。心内科医生非但没有认为这一翻转的数据得不出结论，反而将其作为自己观点的明证。"他们吵吵嚷嚷，对我恶语相向。'阿奇，'他们说，'我们一直觉得你缺乏道德。你必须立刻停止试验……'"他们想要中断试验，是因为他们断定，不让病人享用冠心病重症监护室服务是不公平的。"我任由他们说了一会儿，然后表达了歉意，并拿出了真实的结果。我挑衅说，他们也应该同样言辞激烈地要求立即停用冠心病重症监护室。现场一片死寂。"

　　随后科克伦发现，只要他在讲演中提及那次研究，就会有人问他同一个问题：如果他自己得了心脏病，是否要进入冠心病重症监护室？不管试验结果如何，医生们还是想知道这一点。试验的最终结果与中期会议时的一致：在家治疗的病人具有优势，但在统计上并不显著。最合理的解释是这两种方法旗鼓相当，其次是冠心病重症监护室对病人具有危害，但现有试验规模还不足以证实这点。平均而言，新的冠心病重症监护室设施在如此巨大的费用开支下，并不能提供相应优势。

　　科克伦以此为乐，告诉听众他已经为自己的心脏病做好了安排：和医生讨论下病情，并要求在家治疗。当1981年圣诞节期间他真的患上心脏病时，这也正是他实际所做的。

　　所有这些历程的关键并不在于医生仍在犯错，而在于他们仍在犯同样的错误。为科克伦切除腋窝腺体的外科医生肯定比他三四千年前的古埃及同行更有治疗能力。对于他的大多数病人，他所提供的医疗服务会比过去有效得多。然而他在心智上却毫无改变。他确实比伊姆霍特普、希波克拉底或盖伦更有用，但这要归功于别人提供给他的先进技术，他的思维方式并不比这些古代前辈更加高明。科克伦在"二战"前后接触的医生都是沉迷于自己的洞察力不能自拔的男人（也有越来越多的女人），他们很可能因此犯错和高估自己，就和苏美尔及塞莫皮莱（Thermopylae）的先祖们一模一样。科克伦所说的"上帝情结"依然存在。医学已经大有进步，而大多数医务工作者却还在原地踏步。

在科克伦的晚年，他的工作热情突然迸发。在夜间 10 点到凌晨 1 点最黑暗的时刻，他就在自己独居的农舍中，坐在桌前写着一本改变了医学界的小书。《有效性与效率》（*Effectiveness & Efficiency*）做到了奥斯丁·布拉德福德·希尔认为不可能做到的事。链霉素试验的成功把不情不愿的医生一头按进了循证医学。希尔曾描写过，在他看来，要让医生清醒认识到依赖直觉与临床判断的缺点，是根本不可能的。他的解决之道是潜入医学研究理事会，然后迫使医生接受违背他们意愿的做法，根本不给他们充分知情或自由选择的权力。而《有效性与效率》却反其道而行之，这本不到 100 页的小书充满了热情洋溢的论述，敦促这本书的读者为自己设定更高的标准，以诚实的心态和健全的人格促使自己变得成熟，摒弃自己可以不经由定量方法就弄清世界真相的幼稚想法。科克伦在书中写到，想要理解与改造世界，就必须保有对真理的热爱，并渴望帮助他人。当年科克伦曾敦促德国战俘营守卫向他们国家的楷模看齐，让他们无地自容，从而给予战俘以合理对待，如今他又对全体医生使用了同样的方法。

1983 年 9 月，科克伦的健康状况已经在走下坡路。因为害怕会患上痴呆而丧失心智，科克伦提前写好了讣告。他提到了卟啉症，这种遗传病影响了他家族中的很多人，也包括晚年的自己。他也提到医学行业拒绝给他颁发全民医疗服务所提供用于奖励杰出或受尊敬医生的财务津贴。由于本身就很富裕，他在乎的并不是金钱，甚至也不是得到认可，他在意的是他的同行未能认识到建设性怀疑精神的重要性，也忽视了经过统计学仔细斟酌的试验的价值。"他活过，又死去。"他写道，"一个严重的卟啉症患者，抽烟太多，没有妻子，没有宗教信仰，也没有得到功勋，但他做得并不差。"对于这样格外充实的、有价值的一生，这似乎是个公正的评语。

第 18 章　沙利度胺的未竟之殇

自从有政府和药物那天开始，政府就一直试图监管药物。为保证可执行性，监管范围不得不有所限制。大多数医学制剂都混乱不堪，也没什么用处，几乎不可能对它们进行监管，但啤酒在古代是个例外：医生为它写下处方，病人感受到它的效力，酿酒师称重评估，官员监控它的价格与成分。以古巴比伦第六任国王的名字命名的《汉穆拉比法典》（ *The Code of Hammurabi* ）对啤酒的生产与销售设定了限制。4000 年前，欺骗顾客的酿酒师会被扔进河里。

其他法规的制定得益于医务工作者的努力，他们想要强制推行自己选择的知识，以防别人与自己竞争。名医通过法律来规定自己治疗方法的正确性，并将胆敢与他们争辩的人裁定为谬误。药品的纯度一开始只与信誉相关，但就像其他信誉问题一样，它逐渐招致了立法条文和烦琐的程序。1518 年，英国的监管体系与伦敦皇家医师学院同步建立，是医疗行业利用 16 世纪的官僚制度来重获权力、声望和集中控制的手段之一。学院的设立是为了对药品和使用药品的人进行管理，并被授权判定哪些药可以使用，哪些人有从业资格。

几个世纪后的今天，利他主义与自私自利仍然同时存在于医药行业的监管动机之中。1909 年及 1912 年，英国医学协会两次公布了关于"秘方"的报告，敦促国会设立一个委员会来调查假药偏方。人们自行用药的情况让医生们很反感，哪怕他们具备医学依据的处方效果可能和民间偏方一样糟糕。此外，1917 年的立法在一定程度上限制了药品销售宣传方式。制药公司不允许对尚未获得公认的疗效进行宣传，这是有史以来的第一次，不过只是针对性病和癌症相关药品，而其他药物还要等待更长时间。

这种限制只是聊胜于无，因为要证明药物有效性，所需不过几句个人意见。1925 年的《治疗物品法案》(*The Therapeutic Substances Act*) 尝试以一种有局限性但十分客观的方式进行规定：保证药物的成分说明准确无误。到 20 世纪 50 年代末，尽管有了一些措施，但英国的药物监管体系比起 400 年前仍然没有太大进步。制药行业与过去的药店不可同日而语，但司法管制却大体上没什么变化。

从历史来看，药物监管并没能为病人带来什么好处，却保护了医生的地位与收入。这两个群体都有种幻觉，感到药物是普遍有效的，因此监管的作用就是让人们在付钱后能获得他们想买的药品。这就是对法规的全部指望。

直到大约 200 年前，精确地控制药物中的化学成分还是件不可能的事，除非监管者愿意一直在制药工人旁边盯着，以确保制作过程没有问题。在其他情形下，由于缺少化学技术手段来进行产品分析，事实上不可能知道产品里到底是什么东西。如果这件事无关紧要——这些药方很可能都没效果，或者都有毒性，就不是什么问题。但随着药物有效性的提升，法规也得相应跟上。保罗·埃尔利希在 1910 年发明了撒尔佛散，于是英国海外贸易局开始对声称含有这种成分的产品进行检查。化学进步让成分测量成为可能，而且这些成分的浓度确实是举足轻重。

　　消费者不可能一尝就知道药物纯度，也不可能吞一粒药片看看效果，就对药效了如指掌。由于存在信息不对称，药品的制造与销售就显然不能成为完全自由的市场。一片药里含有多少毫克有效成分、可能效果是什么，就类似于一口食物中含有多少大卡热量、一袋咖啡的原产地是哪里。药品成了经济学家所说的"信任品"，即普通人无法自行充分评估的商品。民众只能信任那些制造商和供应商，这就需要通过监管来避免信任被滥用。

　　19 世纪末，美国农业部（USDA）越来越关注商品出售前的掺假行为。化学的力量崭露头角，让制造商更有能力在食品上动手脚，而农业部发布的一系列报告引发了公众对这一问题的担忧。为了改变食物的颜色、重量、气味或外观，他们往里面加了什么东西呢？这些添加剂安全吗？哈维·华盛顿·威利（Harvey Washington Wiley）自 1883 年起担任农业部的首席化学家，他对这些问题进行了成功的普及宣传。1906 年，他的努力得到了回报，西奥多·罗斯福（Theodore Roosevelt）签署了《食品和药品法案》（*Food and Drugs Act*），也常被称为《威利法案》（*Wiley Act*）。这部法案是化学家的荣光，赋予了美国农业部检查食品与药品的权力与责任，从而让它有权调查这些商品在制造与销售过程中的欺骗行为。

　　有趣的是，这部法案并未限制商家对产品做出健康声明，而只是不允许他们在原料上有所欺瞒。法案的起草者原本想要更进一步，却止步于 1911 年，那时最高法院审理了一起关于假药——"约翰医生癌症温和结合疗法"——的案件，并规定这部法案不得阻止制造商的任何医学宣传。次年的一项修正案希望改正这个问题，在非法推介产品的形式中加入了一项"对治愈能力或治疗效果的虚假或欺骗性（陈述）"，但法院却要求证明嫌疑人在宣传商品时是故意违背自己的信念。换句话说，要证明一项健康声明是合理的，只要声明者是真诚的就足够了，声明本身是否准确无关紧要。而要在法庭上证明对方言不由衷，这显然过于困难。

1930 年，农业部化学局更名为食品药品监督管理局（FDA），如今由威利的继任者负责。在此名号下，它被要求对 1937 年田纳西州布里斯托尔的马森吉尔公司（Massengill Company）因生产美味的磺胺制剂所造成的后果做出回应。马森吉尔公司想将这类药物制作成口服液销售，而不是通常所用的粉末形式，公司首席化学家哈罗德·瓦特金斯（Harold Watkins）便将其溶解在二甘醇（一种和防冻剂很接近、性质也差不多的物质）中，然后加入果酱调味。马森吉尔公司没有进行动物试验，也没留意关于二甘醇毒性的已知事实，就开始销售这种药物。上市短短两个多月，它就令 107 人丧命。

当食品药品监督管理局工作人员赶到马森吉尔公司总部时，发现公司已经意识到了自己的错误。马森吉尔公司自愿召回药物，但在它发出的通知中，只要求购买者退回药物，而对其危险性只字未提。在食品药品监督管理局的一再坚持下，马森吉尔公司才发布了第二轮警告，说明了这种药品可能会导致死亡。

当食品药品监督管理局协调力量召回药物之时，马森吉尔公司的老板仍然拒绝接受任何指责。"我们是在合法满足专业需求，而且没人能不经调查就预见到结果。"这真是个绝妙的托词，没有花力气去找，确实不可能预知结果。马森吉尔公司的化学家哈罗德·瓦特金斯倒是更愿意承担责任，在读完药品造成的后果报告后，他就自杀了。

等到尸体被掩埋完毕，人们才发现马森吉尔公司的行为几乎完全合法合规。没有检查二甘醇的毒性、没有对产品进行检验，这些都完全合法。在药品中加入致命成分也没有违反法律，因为无能并不是犯罪。马森吉尔公司对其行为造成的死亡没有负任何法律责任，而且就像此后的很多其他公司那样，他们把这当成了事件的最终结论，并为此沾沾自喜。责任对他们来说只是个法律概念，与道德无关。

它只违反了一个小规定。这种药品是作为磺胺酏剂上市的。根据法律，酏剂应当是一种含有酒精的液体，而马森吉尔公司使用的却是二甘醇，所以它犯法的原因在于贴错标签。按照 1906 年的《食品和药品法案》，它被处以罚款。

公众的愤怒让《食品、药品和化妆品法》在 1938 年得以通过。法案要求制药公司给出产品的安全性证明——不一定要在人体使用前提供，但至少要在公开上市之前。在一定程度上，这也让公司更难合法地在未经证实的情况下进行疗效宣传。但这部法案仍受限于当时对证据构成的理解。证明安全性就和证明有效性一样，不经过随机对照试验就很难可靠确定，而当时这种方法尚不存在。

20 年后，从 1959 年开始，田纳西州的埃斯蒂斯·基福弗（Estes Kefauver）议员着手推动美国对药品的监管升级。最令他不快的是制药公司的药品定价，对安全性和有效性证明的粗陋标准也是个问题，不过重要性略逊一筹，也不那么受普通百姓关注。但基福弗感到消费者在这两个方面都需要受到更好的保护。起初，他的这类努力都石沉大海。

与此同时，在联邦德国的斯托尔伯格村中，一家名为格兰泰制药厂（Chemie Grünenthal）的公司正在一间由 17 世纪铸铜厂改造的厂房内尝试研发新药。照理说他们应该在寻找抗生素，但他们并没有投资多马克的实验室测试系统。这家公司发现了一种没什么吸引力的化合物，而且这也不是首创，有家瑞士公司已经对它进行过试验，但在给动物用药后，并没有看到效果，便认为它没有价值。德国人也做了同样的试验，但他们却觉得其中大有机会。

格兰泰制药厂发现这种化合物在大鼠、小鼠、豚鼠、兔子、猫和狗身上都没什么作用，所有这些动物都活了下来——这种东西似乎无毒到了滑稽的地步。这对于虔诚的药效虚无主义者来说，可能算是个挺有前景的发现，因为安慰剂效应一直都很强大。20 世纪 50 年代的药品里充斥着毒性被低估的化合物，而它们的药效却往往被夸大。一种真正无害的安慰剂，披上现代化学的诱人外衣，可能对病人更有价值，当然也有利于提高利润。不过磺胺类药物和盘尼西林的成功，早已宣告了药效虚无主义的过时。

两位对格兰泰制药厂有所研究的历史学家指出，这家公司的举动可能是出于一种特殊的道德视角。在激动人心的抗生素大发现时期，第二次世界大战也才过去不久。格兰泰制药厂的研发负责人海因里希·穆克特尔（Heinrich Mückter）在战争时期是占领波兰克拉科夫的德军高级将领的军医，他的另一个头衔是斑疹热和病毒研究所所长。历史学家指出："没人听说德国军队在波兰推广过医疗工作。"在他们听来，这更像是以研究所之名进行人体实验，研究的是杀人方法。

格兰泰制药厂的行为令人很难理解，他们中的一位化学家认为这种化合物的结构与巴比妥酸盐很相似，而后者是种极其有效，但也十分危险的安眠药。确实，更安全的镇静剂意味着财源滚滚，也能造福人类，但这种药物并没能对动物起到任何镇静作用。它的最大优点就是没有作用。不知是出于对化学新兴力量的某种奇怪信仰，还是相信一切化学制剂都有治疗作用的陈旧观念，又或是具有为了赚钱而哄骗他人的强烈意愿，格兰泰制药厂开始向医生推广这种药物。接下来发生的事清楚表明，当时对药物安全性与有效性的管控是多么薄弱。

　　如果要让一种药物在联邦德国获得销售资格，就需要对其功效进行充分而清晰的证明，以令人信服。通常做法是从动物试验观察到的效果入手，但由于这种药物没显示出任何效力，就做不到这一点。因此格兰泰制药厂只是把药物发给医生，让他们在病人身上试用，并将反馈回来的观察报告当作确认药效的证据。格兰泰制药厂给医生的建议是，这种药也许在控制癫痫上会有点儿作用（其根据最多也不过出于臆想式的乐观）；而医生们回复说，这种药可以帮助病人入睡。

　　由于格兰泰制药厂本就希望将他们的药物当作巴比妥酸盐的安全版，这个消息真是好极了。他们带着这些报告回到实验室中，炮制出了一个证明疗效显著的动物试验。他们将小鼠放在笼子里，并记录说，它们在给药后会比原先动得少一些。这种衡量镇静效果的方法并没有得到认可，但他们本来也没想对药物进行最高标准的检验，只是想拿到执照而已。进行试验和进行可靠的试验并不是一回事，也不是所有证据都有同样价值。给人们服用伪装成药物的糖丸，他们就会报告一大堆药效和副作用。如果告诉他们这种药片和巴比妥酸盐类似，而且更安全，就会有些人报告说他们服药后睡得好多了。只要多多记录动物的各种举动，就总能找到一种行为，和你给它们服的随便什么药物相关。科学就像锤子，只有你知道自己在拿它做什么时，它才真正有用。

　　1956 年圣诞节，在格兰泰制药厂所在的斯托尔伯格，一名没有耳朵的婴儿出生了。婴儿的父亲在格兰泰制药厂工作，他曾经把一份药物样品带回家，给怀孕中的妻子服用。10 个月后，也就是 1957 年 10 月的第一天，距离苏联的人造卫星升空还有 3 天，格兰泰制药厂的新药沙利度胺（thalidomide）此时公开上市。它斥重金大打广告，在 50 家医学期刊上购买版面，发出 50 000 份广告传单，并给 25 万名医生直接写信推荐。

　　这种药物的商品名叫作"反应停"（Contergan），它一经上市，便获得了巨大的成功。只要有人觉得它在某个方面有效，格兰泰制药厂就乐于以此为由进行推荐。1958 年，格兰泰制药厂接到报告称它能抑制呕吐，便给医生们写信声称这是治疗孕妇晨吐的"首选药物"。销售这一药物的英国公司认为这是个不错的推荐，便告诉他们的顾客，沙利度胺"对孕妇和哺乳期母亲完全安全，对母亲或孩子都没有副作用"。药品销量十分惊人，在部分国家甚至仅次于阿司匹林。

　　1959 年，一位德国神经疾病医生给格兰泰制药厂写信，报告他的一名病人在服药期间发生了神经损伤。他询问他们，是否还了解其他类似病例。他们回答没有，但这是在说谎，他们早已接到过其他报告。到 1960 年，格兰泰制药厂已接到约 100 个病例，都是关于服用沙利度胺后出现神经损伤的情况。他们通知销售代表否认其中的联系，而且没有启动任何进一步研究来调查此事。当他们在科隆的销售代表被问及沙利度胺导致神经损伤的问题时，他这样描述自己的回答："我尽力把他们说糊涂了。"

　　随着有关副作用的报告越堆越多，很难再对格兰泰制药厂的行为进行解释。"如果我是医生，"海因里希·穆克特尔 1961 年说，这时他仍是公司的研发负责人，"我不会再给病人开反应停。先生们，我警告你们——我不想重复之前的判断——其中有很大风险。"这是他在一次公司内部会议上的发言。但仅仅 6 周后，他就在一次公开医学会议上将反应停描述为"世界上最好的安眠药"。

　　从前一年的 9 月，总部位于俄亥俄州的理查森-梅里尔公司（Richardson-Merrell）就开始努力在美国获批销售沙利度胺。沙利度

胺已在国际上获得广泛认可，按常规申请步骤，应当将材料交给食品
药品监督管理局最新入职的审核员。弗朗西丝·奥尔德姆·凯尔西
（Frances Oldham Kelsey）之前是一名科研人员，她曾对致命的磺胺酏
剂进行过研究，协助证明了致 100 多人死亡的物质就是二甘醇。她入
职食品药品监督管理局，是因为有一个职位意外空缺。她的前任因为
索取一种药物的有效性证据，突然间丢了工作——据说是为了"安抚
一家制药公司"。

凯尔西是"一位个子不高、苗条、谦逊的女士，笑容甜美，稍微
有些龅牙"。据说她的仪表和厨艺都十分"英国式"，不管是对食物还
是着装，这种说法都带有贬义。看起来，她不太可能破坏制药公司和
食品药品监督管理局之间的良好关系。

但令理查森-梅里尔公司大吃一惊的是，凯尔西否决了他们的申
请。她对沙利度胺的安全性和有效性证明都不满意。证据的标准要求
虽然很宽松，但定义也很不明确，这就给了凯尔西自由裁量的空间。
以她的理解来看，此前对沙利度胺的研究并不符合标准。

理查森-梅里尔公司所提交的不仅是沙利度胺，还有一种名为
"MER/29"的抗胆固醇药物。它期望这两种药物能帮助它跻身于美国
新兴制药公司的"真正一流行列"。这种抗胆固醇药物曾在灵长类动
物试验中导致过耳聋及其他副作用，公司明知这些问题，却故意隐瞒
不报。（后来它被部分药物受害者告上法庭，并支付了 2 亿美元赔偿
金。）在凯尔西否决申请后，理查森-梅里尔公司重新修改了材料并再
次提交。而她也再次将其否决，指出材料里并没有增加新的信息。在
凯尔西看来，材料里的专家意见与其说是科学证据，不如说是买来的
证书。

这家公司越来越急于向市场推广沙利度胺，不断骚扰着凯尔西和

她的上司。与此同时，它还在继续向美国医生提供药物。推销和出售药物确实需要获得食品药品监督管理局的批准，但作为试验品进行分发就不必经过许可，对试验的适当性也没有特别规定。理查森-梅里尔公司的试验并不是由他们的研究人员或药剂师来开展的，而是由销售与市场部主导。市场部组织将样品寄给医生，并再三保证他们用不着报告任何结果。

在德国和澳大利亚，医生们对沙利度胺的担忧与日俱增。除了能导致神经损伤之外，它还产生了其他问题。1961 年秋天，一位名叫维杜金德·伦茨（Widukind Lenz）的德国儿科医生给《周日世界报》（*World on Sunday*）写了一篇文章，其中描写的 150 名婴儿在出生时就伴有严重而可怕的罕见缺陷，而他认为这些缺陷与母亲在怀孕期间服用了沙利度胺有关。澳大利亚产科医生威廉·麦克布莱德（William McBride）在给《柳叶刀》的投稿中，也对他的病人做出了同样的判断。

伦茨给格兰泰制药厂写了封信，要求他们召回药物。"每延误一个月，"他写道，"就意味着有 50 到 100 个有严重残疾的孩子出生。"但格兰泰制药厂拒绝召回沙利度胺。在伦茨之后，德国政府也下达了产品下架的要求。

1961 年晚些时候，格兰泰制药厂终于在公众压力下召回了药物——但只是在德国，而且只是为了回应海因里希·穆克特尔所谓"《周日世界报》上哗众取宠的文章"。

由于缺乏记录，我们已不可能精确评估沙度利胺所造成的伤害。但根据估计，约有 1 万名儿童因为这种药物而重度畸形，其中只有大约一半活到了成年。在美国，理查森-梅里尔公司销售部门的"研究"项目共发出了 250 万片药物。这也是个大数目，但比起其他地区的销售量来说如九牛一毛。多亏凯尔西一直拒绝批准沙利度胺，这种药物造成了不到 20 名美国儿童出生畸形。

格兰泰制药厂的药理学家为此感到十分内疚，正是他误以为沙利度胺与巴比妥酸盐类似。他从未想过自己研发的药物会有这样的毒性，如今却可以清楚地看到他的工作造成了怎样的后果。"我感到自己像个巴士司机，驾车撞上了一群孩子，令他们死的死，伤的伤。"他说。

海因里希·穆克特尔却不这么认为。1968 年 5 月，当穆克特尔和其他 8 名公司高管一起面临联邦德国司法部的犯罪指控时，他以一段愤怒的陈述开场："我首先要说，我认为这一指控是对我个人的严重不公。"格兰泰制药厂似乎也这么认为。他们强烈地反对这一指控，攻击杜维金德·伦茨的人品和学识，威胁记者要采取法律行动，并拒绝承认负有任何责任。在开庭 3 年之后，受害家庭接受了共计4300 万美元的赔偿金和庭外和解。格兰泰制药厂的高管在判决时并未出席。

如果阅读公司网站对沙利度胺事件的描述，你会觉得这是家富有爱心的公司，正满怀同情和慷慨应对一场无法预知、无法避免的悲剧。格兰泰制药厂躲过了对它法律责任的最终审判，便得意扬扬地宣传自己在道德上也是清白的。销售沙利度胺的英国公司迪斯提勒（Distillers）也是同样的德行，拒绝承担任何法律或道德责任。只是由于迪斯提勒的个人股东们对此十分憎恶，《星期日泰晤士报》也一直紧追不舍（在英国法律禁止媒体讨论沙利度胺的 10 年中，他们进行了大量调查，并从 1972 年开始进行曝光），公司才被迫支付了赔偿金。

在美国，沙利度胺丑闻让基福弗议员的药品听证会起死回生，结果是在 1962 年 10 月 10 日最终通过了《基福弗-哈里斯修正案》（*Kefauver-Harris Amendments*）。如今，一种药物在获得食品药品监督管理局批准之前需要接受更严格的有效性和安全性证明。同时，"知情同意"（informed consent）的概念也被引入美国法律之中，制药公司被要求向公众如实披露自己产品的副作用。埃斯蒂斯·基福弗相信这项修正案是他"最出色的成就"，因为它保护了美国人的安全。约翰·F. 肯尼迪（John F. Kennedy）当时说："我不觉得这有什么可特别骄傲的，要用一场国际灾难才让我们意识到，药品的第一要务在于安全。"不过对于自己所采取的响应措施，他还是很骄傲。在当选总统并将基福弗的修正案签署生效后，他告诉国会："医生和消费者都应当获得保证，确定今天市场上的任何药物和治疗仪器都是安全的，并且能取得预计的疗效。"

这是种典型的政客语言，表现出怀疑、不确定或谨慎都会有碍进入白宫之路。肯尼迪和基福弗对他们的善行满怀信心，但这种自信却用错了地方。

沙利度胺的故事让我们意识到认知的弱点。这种药物的副作用之所以能引起人们的注意，并不是因为它能致死致残，而是因为这种致残方式特别少见。是特殊的畸形性状引发了关注，而不是发生的数量。如果这种致命性是通过肺炎或其他常见疾病表现出来，恐怕还要花上更长时间才能被发现。在用药过程中，医生们仍然没有获得理解药效所需的充分信息，即使是最好的医生也是一样。

但世界各国在处理此事时都没有认识到这一点。政府赋予监管主体以新的权力，但对药物的基本概念仍然大体缺失：药物的危害与收效之间的平衡性难以预测，整体偏向哪方，通常不会立即显现。很少有人能以开放的态度深入思考有效性与安全性的最佳评估方式，而立法过程却是一路凯歌。

　　沙利度胺在德国的下架不是政府行动的结果，也并非出于制药公司的谨慎与同情，而完全是因为媒体的负面报道，这种情形令民众备受打击。新监管法规在世界各国落地，几乎都是照搬美国食品药品监督管理局的套路，其中有些发挥了作用，有些反而帮了倒忙。

第 19 章　梅毒、麻风与颅脑外伤

阿尔伯特·奈塞尔（Albert Neisser）是保罗·埃尔利希的同学，后来也成了医生。1878 年，年仅 21 岁的奈塞尔就发现了导致淋病的细菌。淋病是种常见的性传播疾病，如果没有抗生素控制，它就会蔓延到性器官以外，引发一系列综合征，并且能够致命。继发现淋病的致病菌之后，奈塞尔又协助发现了引发麻风病的细菌，创办了德国性病防治学会，并在妓女身上进行实验。

奈塞尔认为血清疗法或许可以保护妇女不受梅毒侵害。他从病人身上抽取血液，去除其中的细胞后，将剩余的血清注射给由他收治的妓女。但在这些注射过血清的女人中，有些还是染上了梅毒，奈塞尔因此判定这种疗法无效。当他在 1898 年宣布自己的发现时，有人提出是注入的血清感染了这些女人。媒体骂声一片，他们指出，奈塞尔既没有向这些女人解释自己在做什么，也没有征求她们的同意。

如果奈塞尔的疗法有效，迎接他的或许就是庆贺。詹纳因为发明水痘疫苗而声名显赫，但他的人体试验也同样没有取得被试者同意。然而奈塞尔的疗法失败了，他因此被处以罚款，这种行为也被提交给普鲁士议会进行讨论。议会委托撰写的一篇报告强调，病人应当充分获知医生对自己做了什么，并有能力选择是否同意，这点非常重要。

1900 年，政府根据这篇报告颁布了指导准则，要求医疗建议应该得到"明确同意"，并具有"对潜在负面结果的恰当解释"。其中的悖论显而易见：如果你还在进行试验，就不可能知道一项医疗措施的确切结果。这是试验的本质所在，却因此难以满足充分告知参与者所有可能后果的要求。

1931 年，德国政府颁布了进一步阐明后的指导准则。其中要求创新性医疗措施"在给出恰当的信息后，取得清楚的、没有争议的"同意。如果情况危急，无法取得同意，则可以权宜行事——一个病人已经失去意识，濒临死亡，而又没有可以代表他或她利益的亲戚来决定是否同意。

德国当局面临的另一个显要问题是，医生掌握病人不具备的技术知识。"知情同意"是一种存在疑义的主观表述，因为不同病人所能理解的信息千差万别。对此没有明确的解决方案，也不能要求病人必须达到某种理解水平。合理的方法只能是医生与病人彼此尽力，医生尽量解释，而病人努力理解。

医学中的未知部分从古至今都占比甚重，但并没有成为争论的焦点。从饮食建议到手术再到开药，医生所做的一切决策几乎都不是基于可靠的试验。正因如此，目前的知识里只有极小部分是正确的——这类医疗措施通常也不可能出现误解。比如一个病人要是失血达 5 公升显然就会致命，而失血一半则还会被看作有救。

绝大部分医学理念纯属猜测，而德国政府只是建议医生在进行实验性治疗时对病人小心警示。无论是政府还是医生，都没意识到他们的大多数治疗措施还不如实验性的：既不是在检验过程中，也没有通过检验。

虽然存在种种问题，德国仍在不断做出可敬的努力，想办法让医患关系中能够容许未知情形的存在。由于德国具有良好的医疗体系，福利水平较高，因此病人相信自己不会因为财力有限而不得不接受公开的实验性治疗。那么医生就应对他们未知的内容开诚布公，以此招募病人来帮助改善这种局面；而病人则应当自由决定是否同意，是否要让自己接受尚未经验证的治疗方法。

同样是在德国，这些理念被集结成文。"二战"后进行的纽伦堡审判（Nuremberg trials）表明，医生也是纳粹暴行的热心参与者甚至主导者。为应对约瑟夫·门格勒（Josef Mengele）、卡尔·布兰特（Karl Brandt）等人犯下的谋杀及活体解剖罪行，1947 年的《纽伦堡法典》设定了 10 条医学研究准则。获得同意是其中的第 1 条，而下文则在着力表述"知情"的应有内涵：表示同意的病人"应当对实验项目的要素具备充分的知识与理解，足以使其做出具有判断力的、明智的决定"。除了实验性治疗方案外，只要患者愿意，他们还应拥有选择成熟方案的权利。

《纽伦堡法典》的另外两条也值得一提。第 8 条指出"实验中的所有阶段都应当要求最高水平的技术与护理"。换句话说，实验如果资质不足就会违反法典。要得到可靠的结果，所需的技术与护理就不能是用来装点门面的附属品，而是核心要求。

第 10 条也同样合乎情理，是将人们早已希望做到的事付诸文字。它指出，主持试验者一旦有理由相信继续试验会造成危害，就必须将其终止。这就是当科克伦给心内科医生出示了错误的数据，表示在医院治疗比在家里对心脏病人更有利时，医生们想要采用的原则。这一条是说试验应当可以提前终止，但并未说明要对危害性有多确定才应该终止。

当一种疗法看上去比另一种表现更好时，就存在中断试验的诱惑。美国儿科医生威廉·西尔弗曼（William Silverman）曾经指出，这就好像在你下注的赛马领先了一个鼻子的时候就中断比赛，而有时终点线的位置至关重要。如果一项试验在获得结论性差异之前就不再继续，你的处境可能还不如不做试验。你不仅依旧不知道答案，而且永远失去了找到答案的机会。在证据不断累积的过程中，药物也不会无人问津；无论真相如何，医生都会下定决心，与自己的固有看法牢牢绑定，再也难以分离。

世界医学协会以《纽伦堡法典》为基础，在 1964 年提出了《赫尔辛基宣言》（*Declaration of Helsinki*）。此后它历经 5 轮主要修订，最近一次修订是在 2000 年。*它的目标是为医学研究中的最佳操作提供指南，并代表了今天的普遍共识。《赫尔辛基宣言》指出，医学研究和医学治疗一样，必须权衡"风险与负担"。这是一篇雄文，总结了现代医学严肃看待试验方法以及相关道德问题的程度。其中对知情同意的表述如下：

> 在任何以人类为对象的研究中，每名潜在被试者都必须被充分告知研究目的、方法、资金来源、任何可能的利益冲突、研究者所属机构、研究的预期收益和潜在风险，以及可能引起的不适。

要告知人们的内容实在非常多，这往往会像很多对实验性医疗行为的限制一样，带来破坏性的效果。多数时候，它并不能始终保证病患的安全，反而会让很有必要的试验无法开展。保护人们避免试验中

---

* 这本书的英文版出版于 2009 年，《赫尔辛基宣言》在 2008 年 10 月和 2013 年 10 月又进行过两次修订。——编者注

的风险固然重要，但它没能认识到，更重要的是要保护他们免于承受
未经可靠试验的治疗方法所带来的风险。

　　沙利度胺后来的故事也很不寻常。对于制药公司来说，如果在药
物的临床前研发过程中出现意外结果，这通常是种惊喜，可能会开启
一种全新用途。但如果意外发生在药物试验期间，就反而会是种灾
难。沙利度胺对神经和胚胎造成的损伤就属于第二类。但也有一些医
生敏锐地意识到，这种药物的严重副作用可能会带来另一番前景。人
们已经证明，埃尔利希提出的选择毒性概念能让药物瞄准特定目标来
发挥作用，如果沙利度胺能让胚胎停止正常发育，就说明它能伤害正
在分裂的细胞；而对快速分裂的细胞进行杀伤，正是抗击癌症的主要
方法。

　　癌细胞并不属于寄生虫，也不像细菌那样具有很多人体细胞中不
存在的分子和接收器，从而能成为选择性破坏的绝佳目标。癌细胞属
于我们自身，是突变让它们脱离了身体对细胞分裂施加的正常检查与
控制，让它们开始以非正常的方式生长、增殖。很多治疗癌症的方法
都高度危害人体，原因就是癌细胞与它们周围的细胞太过相似，让魔
法子弹很难干净利落地命中目标。放射疗法和抗癌药物普遍对处于分
裂过程中的细胞伤害最大，因为这些细胞大多属于癌细胞。但也有例
外情况，所有正在再生的身体部位都会受到伤害；这种误伤会导致头
发脱落、肠黏膜萎缩、伤口无法愈合。人们寄希望于这种疗法能像链
霉素对奥威尔身上的结核病菌一样起效：将船凿得半沉，来淹死船上
的老鼠。

　　在沙利度胺被召回后的第二年，在美国开展了三项试验，总共涉
及约 200 名被试者，想看看它是否有望用于治疗癌症。试验并未发现

任何有价值的效果，人们对它的兴趣一落千丈。但接下来出现了一线曙光。

雅各布·谢斯金（Jacob Sheskin）医生在第二次世界大战期间从欧洲逃往委内瑞拉，一待以色列建国就搬去了那里，并当上了耶路撒冷汉森病医院的院长。这家医院是由德国新教徒在19世纪创建的，专门照料那些其他人唯恐避之不及的病人——汉森病就是麻风病的别名。

麻风病在某些方面与结核病很相似；这两种致病菌具有不止一处共同特点，而且麻风病也像结核病一样具有很多分型。谢斯金正在看护的是从法国马赛大学送来的一名病人，他所具有的麻风结节性红斑症状属于麻风病的一种，患病时人体内自身抗体与入侵的细菌产生反应，并形成结晶；这种固体沉淀物附着在血管上，阻碍了人体正常的血液循环。在血液无法流通的地方，躯体就会腐坏。睾丸、关节、骨髓、肾脏、眼睛、神经、皮肤——这些身体部位会因血液流通不畅而开始坏死，过程缓慢而充满痛苦。当通往某处皮肤的血液循环被阻断，这里的皮肤就会破裂渗液，成块坏死。身体表面出现脓肿和溃疡，而与之相应的体内部位也会隐藏有类似的病变。

所有有效的药物都有副作用，任何能对人体产生作用的东西都会偶尔引发有害的反应。人体对疾病的免疫反应同样存在副作用，如果这种反应过于轻微，就无法保持人体健康，但如果过于猛烈，它们对人体的损伤就可能会超过对疾病的杀伤。麻风结节性红斑（缩写为ENL）能造成极其可怕的死亡，这并不是麻风病本身的表现，而是人体试图战胜它而导致的副作用。即使是亿万年自然选择所造就的魔法子弹，也仍然并不完美。

当许多小血管被阻塞，就会出现这种病里十分典型的疼痛感。痉挛痛是身体短时轻微的供血不足导致，麻风结节性红斑造成的疼痛与此类似，但要更加剧烈，因为这种供血不足是永久性的。这个人在到达谢斯金的耶路撒冷医院时已经有几乎两年无法下床，不管是镇静剂还是吗啡，都只能给他带来片刻安宁；疼痛与缺乏睡眠时刻折磨着他。

谢斯金在为他找点儿能用的药时，偶然发现了孤零零的一瓶沙利度胺药片，被人遗忘在医院药房里。谢斯金知道它的历史，并记起它曾被推荐作为镇静剂使用，他觉得试一试也不会有太大损失——怀孕自然不必担心，这个人的神经也早已因疾病而损坏。沙利度胺可能确实危险，但反正麻风病无论如何都会要了他的命。

药效有如奇迹。在一两个小时内，这个人就睡熟了，而他已经不记得上一次熟睡是什么时候。随后几天中，他的伤口开始愈合，疼痛开始消退。谢斯金想试着停药，但他只要一这么做，病人的症状就会复发。

为了确信自己不是观察到了一例巧合，谢斯金又在另外 5 名麻风结节性红斑病人身上试用了沙利度胺。发现全部见效后，他又进行了一次安慰剂随机对照试验。他于 1965 年发表的结果显示，沙利度胺能对绝大部分麻风结节性红斑患者产生快速、安全的疗效。（安全都是相对而言的。药物作用必须与它所治疗的疾病影响相权衡。）1971 年，世界卫生组织的一次更大规模的试验进一步验证了谢斯金的结论。

沙利度胺留给我们的主要还是危害，不是因为它本身有毒，而是因为它看似如此。我们只留下了"是药三分毒"的大致印象，却没有精确理解有瑕疵、不充分的证据会带来怎样的危险。我们对制药公司心生疑窦，却没有意识到试验的关键价值。作为对沙利度胺事件的回应，政府本可以确保所有药物在投入使用前都接受充分的检验，通过一定的试验方法，保证大众始终能获得关于药效与副作用的可靠信息。但与此相反，政府让开展试验变得困难而昂贵，让我们往往难以了解自己所用药物的影响。

如今，人们发现沙利度胺能帮助治疗某些癌症，多发性骨髓瘤就是最好的例子。在这种疾病中，人体用于产生抗体的细胞产生了癌变。此外，沙利度胺对白塞病——一种罕见的血管疾病也有疗效。

沙利度胺的奇特历史迈入了下一阶段，艾滋病患者也发现它或许有所帮助，能让他们摆脱随疾病出现的口腔溃疡。这在分子层面上并不神秘。沙利度胺对麻风结节性红斑和白塞病的作用是基于它能减轻炎症，即抑制人体自身对疾病的反应，就像阿司匹林缓解发烧一样。艾滋病最危险的症状发生在免疫系统完全失效之时，而其他症状则是由疾病引发的慢性炎症所致，往往反复发作，让人十分难受。沙利度胺对此有一定作用。而这个故事中最奇特的部分，在于它揭示的药物监管问题。

美国食品药品监督管理局并非世界上唯一的监管机构，但在美国却是独此一家。任何希望在世界范围内大展宏图的产品都需要符合食品药品监督管理局的标准。在设立之初，它的目标并不算大，只希望减少食物掺假和药品虚假广告，而如今它却监管着一个占全美四分之一消费额的市场。这给了食品药品监督管理局超乎预期的权力与影响，相应地也带来了批评。

尽管食品药品监督管理局能够监管药品的销售许可，但它很难控制医生的行为。就像其他国家的类似机构一样，食品药品监督管理局能基于医学原因判定药物的用途。比如它可以说：有理由表明沙利度胺能用于治疗麻风结节性红斑。但医生是否听得进去，就不由它控制了。医生可以随心所欲地开药方，虽然不能保证按他们的药方可以抓到药——这种药物得获准在本国销售，附近的药店正好也有库存，但还是可以照常开药。而对于某个药店来说，照方抓药就等于赚钱，因此只要药物本身是合法的，他们通常也乐见其成。

1998 年，食品药品监督管理局批准了沙利度胺在患有麻风结节性红斑的麻风病人身上的使用。这有点儿奇怪，因为美国并没有麻风病问题。但这一批准就意味着药店有理由购入这种药物，而医生可以无视食品药品监督管理局官方宣布的正当原因，随意对其开立处方。批准沙利度胺在麻风结节性红斑中的使用，就等于说美国医生能够给他们的艾滋病患者也开点儿沙利度胺，而制药公司完全不用为这一用途重新申请批准。这是条监管捷径，可以避免沙利度胺再经历一次昂贵的艾滋病试验；这类试验既没人愿意资助，也让人觉得没这个必要。或许正因为这一点，食品药品监督管理局才批准将沙利度胺用于治疗麻风结节性红斑。

现在，以"标签外使用"（off-label，药物未被临床试验认可）的方式开出的药物数量惊人。2006 年一项刊登在《内科学文献》（*Archives of Internal Medicine*）上的美国医生调查显示，其占比达到21%。有些科室对这种开药方式更依赖，比如儿科医生经常发现制药公司只愿意资助成人试验：同一种药物在儿童身上的研究要更困难、更昂贵，药店进货对此也没有要求。而一旦它们进入了药店，要说服儿科医生就容易多了，理由是成人试验也许能够准确预测药物在儿童身上的作用。其他少数群体（比如孕妇）的潜在市场份额很小，也同样是不受欢迎的药物试验对象。一想到要在儿童和孕妇身上测试药物，人们总会天然地感到害怕。但这么一来，医生就要被迫使用并未在这些群体身上进行过充分测试的药物。

如果认为比起那些试图销售产品的制药公司，医生应当有更多的开药自由，这看上去也很合理——医生在传统观念中是值得信赖的，而制药产业不是。在某些方面，医生确实比其他职业更当得起人们给予的大部分信任。金钱可能是他们行为的动机之一，但我们总体上还是相信医术仁心的作用更加重要。这是个合理的看法，医生也努力工作与之相称，但它忽视了在历史上，医生对自己所作所为的理解能力从来没能与他们的高尚情操相匹配。能力不足的医生、愚蠢的医生、被误导的医生都可能开出无效的药物，或进行有害的治疗。如果有人能在事后证明他们的医疗不当，恐怕他们都得在法庭上见。但多数药物的误用都不会像沙利度胺那样产生灾难性后果，因此并不那么容易被发现。

医生和那些想要监管他们、控制他们行为方式的人之间一直争论不休，谁会获胜，现在还并不完全明朗。医生想要保留自己的行为自由，他们指出，即使是成熟的治疗方法也需要根据病人的情况量体裁衣。举例来说，万一阿司匹林让他们觉得不适呢？或者他们过去曾在用药时出现过出血症状呢？

辩论的另一方则指出，大多数医生根本做不到有效治疗。通过可靠的试验，我们已经知道心脏病高危人群应该使用哪些药物——阿司匹林、β-受体阻滞药和胆固醇合成酶抑制剂。调查证明，只有极少数人能获得他们真正需要的处方。倒不是他们的医生有什么强烈的反对理由，而只是因为不称职。循规蹈矩、按照清单一项项打钩不是医生的强项。（专科护士要好得多，在遵从操作程序方面会更有条不紊。）

与此同时，政府管控医生的尝试有点儿过于隐晦，往往是通过发放物质奖励，或者监管医疗实践的边界。现在的英国家庭医生如果给特定人群使用特定药物，就能得到额外的金钱奖励。只要把开药动作和他们的奖金绑定，还是能让医生的行为发生巨大改变。

将医生变成职员——削减他们的自由，限制他们的可选项，使政府和企业能让医生按他们的想法行事，也能让医生的服务更加便宜、高效。这确实会有好处，既减少了全社会在医疗服务上的开支，又能将治疗有效性提升到应有的水平。即使如此，其中仍有可怕之处。

美国食品药品监督管理局拒绝使用 2000 年的最新版《赫尔辛基宣言》*，并对其中的两个部分提出了异议。其中一段争议内容是不鼓励安慰剂试验，宣言提出新疗法应当与目前可用的最好替代疗法进行比较，只有在确实没有任何替代品时才使用安慰剂。

不鼓励安慰剂对照试验是完全合理的。医生需要知道的不是最新的抗抑郁药、抗生素或镇静剂是否比糖丸更有效，而是它与目前最好的治疗方法相比会如何。一种药物一旦被证明有效，此后的所有新药就都应该与它相比，而不是与安慰剂相比。不过比起药品和安慰，两种有效药物可能会更相似，要对它们进行比较，也就需要有更大规模的试验才能体现出差异。它们持续的时间更长，招募的人数更多，开销也会更大。但如今有食品药品监督管理局的支持，制药公司就不需

---

* 美国食品药品监督管理局 2008 年发布新规定，从 2008 年 10 月 27 日开始，支持美国临床新药申请或上市申请的国外临床研究必须符合美国食品药品监督管理局的新规定，新规定适用于在国外将要进行、已经完成或者尚未开始进行的临床研究。新规定将按照《赫尔辛基宣言》进行研究的条款替换为依照《药物临床试验质量管理规范》（GCP）进行研究，这种变化将更能确保数据质量。《赫尔辛基宣言》是伦理学准则，最大程度上保护受试者，而美国更注重临床试验的科学性和可操作性，二者争论的焦点在于安慰剂和知情同意的使用尺度方面。——编者注

要再掏这笔钱。他们只需走捷径，证明他们的新药比安慰剂好一些，而把说服你相信它比其他同类药物更有效（但没有可靠的证据）的工作交给市场部门。

大量的医学研究都是为了营销目的而开展的。由于医生很少要求看到可靠证据，这些试验产生一些似是而非的知识，往往就足以左右药物的销量。由于这些试验本身的虚伪与误导性，它们显然已经违反了纽伦堡审判后生效的公约。相关条款指出，开展低劣的研究是一种无异于违背被试意愿进行人体试验的恶行。可以说，由于低劣研究会影响更多病患，事实上要更恶劣。这种医疗犯罪还在横行，而且肯定会愈演愈烈，但几乎都得不到惩罚。

食品药品监督管理局拒绝的另外一段内容是说，在试验结束时，参与试验的受试者应当获得接受当前最好药物的机会。食品药品监督管理局认为这点并不现实，而且具有危害。他们声称，这段文字的本意是希望给第三世界的受试者提供质量最高的医疗，但事实上却只会让愿意在第三世界开展试验的公司越来越少。它仅仅因为一家公司试图提升关于最优医疗措施的知识，就要求他们必须提供顶级医疗服务。它奖励那些愿意参加试验的病人，却惩罚提供试验机会的公司。制药公司为了测试自己开发的药物，就要被迫提供大量免费医疗，这可能会让他们对所有新药避而远之，特别是那些专注于应对第三世界疾病的公司。它鼓励公司在开发新药时尽可能减少受试人数，这往往会令试验规模过小，而这会造成危险。

事实上，世界医疗监管体系的建立，仿佛就是为了阻碍对药物进行充分测试。美国没有全国性的道德委员会，每测试一种药物，就得说服所有相关医院认可方案的合理性。而每一家都会有不同的意见，逼着你在不同的地方按不同的方法开展试验——就好像堪萨斯州和康涅狄格州的道德和试验方法不是一回事儿似的。在美国，也如在其他国家，试验过程中的官僚作风简直令人窒息。对记录副作用的热衷渐渐走向荒谬。如果使用新疗法的受试者中有人感到恶心或者头疼，就必须把这些列入药品的副作用清单，对之后的所有人进行警示——哪怕安慰剂组里有更多人出现恶心、头疼等症状。如果有人在吃药同时患上了流感，也会被列到副作用清单上——哪怕你做试验的时候正好是流感季，而用药组的感染率还低于安慰剂组。

为保护病人不受类似沙利度胺这样未经测试或尚在试验阶段的疗法所害，世界各地的政府都纷纷设立了相关规则。但它们的净作用是让开展任何有效试验都变得极其困难、极其昂贵。这让我们没法在医学的无知面前保护自己。

举例来说，使用皮质类固醇来医治颅脑损伤就遇到了这样的困难。皮质类固醇是由肾上腺在压力状态下分泌的，这种压力也包括疾病与外伤。它对人体的作用之一就是抑制炎症——避免机体的炎症反应过于剧烈，对自身造成破坏。在大脑受到创伤之后，受伤区域会肿起来，就像你扭到脚踝或者把膝盖撞在桌沿上一样。肿胀就是一种发炎过程，是你的身体在指挥细胞赶往受伤的大脑，这些细胞具有击退感染、帮助组织修复的能力。

一般情况下这是件好事*，但颅内空间是有限的，脑部的肿块会压迫到自身，长期以来医生都在担忧受伤脑部的发炎反应反而会让伤势恶化。从20世纪70年代初开始，他们就用皮质类固醇来减轻这种反应，并消除颅内肿胀。这种疗法有理论依据，也得到了动物试验的支

---

* 在淤青或扭伤处放个冰袋的建议是为了减轻疼痛和肿胀，还没有人以试验确认过这种做法是否会导致愈合速度变慢。

持。1985 年的一次研究结果表明，皮质类固醇用在被故意击伤的小鼠身上时，可以减少它们的神经细胞损伤。人体研究也随即开展。证明皮质类固醇对细胞的作用只是一种软指标（soft end point），对人体康复与存活的作用才是更有意义的硬指标（hard end points），这项姗姗来迟的研究正是要确认前者是否能直接对应到后者。在 20 世纪结束之前，已经开展了好几个关于类固醇对颅脑损伤作用的随机安慰剂对照试验。它们的规模都不大，但合并起来还是显示出一定的正面效用。1997 年对相关文献的一次系统评价发现，总共有过 13 次试验，覆盖 2073 名病人。综合所有数据来看，类固醇使死亡风险降低了 1.8%。这听上去只是很少一点，的确不多，不过颅脑损伤十分常见。2000 年《英国医学杂志》上的一篇评论文章采用了这个数据，它指出，每年有 100 万人死于颅脑损伤，由于其中多数是来自交通事故，而汽车使用率又在提高，这一数字很可能还会上升。一项治疗措施若能使死亡率降低 2%，一年就能挽救 20 000 条生命。

医生们对于在颅脑损伤中使用类固醇并未达成一致。1995 年美国的一项研究显示，有三分之二的重症监护中心使用了类固醇，而 1996 年英国的一项调查发现的比率则较低，英国神经外科重症监护室中只有一半能用上这种药物。部分医生显然还对其抱有怀疑的态度。13 个独立试验得出的综合证据或许是个好理由，但死亡率"平均"下降了 1.8%，平均数中隐藏着各种可能的不同影响，并不能令人充分确信药物的实际作用。考虑到偶然因素的存在，药物疗效既可能是平均水平的 3 倍之多（减少死亡人数的 6%），也可能完全没有效果，甚至可能还使死亡率上升（最多增加约 3%），最终也能与该数据相符。

接下来的一次试验验证了大量内容。有人认为这次试验不应该开展，因为现有数据已经为可能的疗效提供了证据，因此将病人随机分配到安慰剂组中显得不够道德。而另外一些人则因为某些不太站得住脚的理由，相信类固醇可能会有负面效果，从而认为除了安慰剂之外的任何药物都是不道德的。这次名为"CRASH"的试验最终在全世界238家医院招募了总计10 008名病人。知情同意是不可能了，因为这些病人都已经病重难支，这给各个国家、地区乃至医院的道德评价委员会接受试验方案设置了障碍。试验组织者争辩说，知情同意在此处并不适用，只需要主治医生对类固醇是否有效感到"非常不确定"。如果确实如此，"主治医生就应当做主让病人参与（试验），就和他们做主选择其他治疗方法一样"。

这次试验以硬指标为验证标准，判断时点为病人受伤后2周及6个月。治疗2周后的数据显示，类固醇具有显著的反作用，而且不太可能是偶然因素的结果。在使用类固醇的病人中，死亡率增加了3.2%，由于参与试验的病人数量众多，意味着只有不到万分之一的可能性是药物组受试者运气不好，而安慰剂组比较幸运导致的结果。在他们受伤6个月后，类固醇治疗组的绝对死亡风险比安慰剂组高出3.4%。CRASH试验是对现行治疗措施的一次迟到的评估，其结论保护着病人，让他们免于被药物戕害，挽救着他们的生命。*

以恰当方式检验一种疗法已经相当困难，而为了保护病人不受实验性疗法的伤害，还要设立折磨人的法规程序，使其难上加难。与此同时，医生要使用从未被好好检验过的治疗方法却往往很容易，他们

---

* 《柳叶刀》在2005年收到的一封信表明，有些医务人员即使在最有力的证据面前，也会表现得异常谨慎。结合CRASH试验和早先的研究结果，类固醇表现出的危害性有千分之一的可能是源于巧合。"这些研究中的额外死亡可能大部分或全部是极端偶然的结果……（编辑）评论不应该将死亡率的提高描述得那么不容争议。"

在 30 余年间一直使用类固醇来治疗颅脑创伤，结果害死了成千上万
名病患。在如今的监管下，医生很难通过有组织的系统试验开药给其
中一半病人，把未经试验的药物开给所有病人倒要容易得多——没有
正式获得同意，也没有监控或道德许可。我们严格将自己隔绝在实验
性药物以外，却更愿意仅在猜测的基础上使用许多药物，而其中有些
将会让我们毙命。

第五部分

药物的新挑战

第 20 章　阿司匹林与心脏

　　第一次世界大战影响了国家的命运，也影响了药物的命运。在英国，走在路上的腊肠狗会被人扔石子儿，就因为它们有德国血统，而阿司匹林也因为同样的原因而暂时失宠。因为这种药最早是由法国人查尔斯·热拉尔研发的，拜耳在英国没什么专利权可丢，但他们还有商标权。于是英国政府抓住机会，将其作为一项战利品免费分发。当人们意识到自己开始想念阿司匹林时，他们发现自己买到的药上没有了商标，而且是由英国公司生产的。德国生产的阿司匹林在整个大西洋海域都受到皇家海军的阻拦，这种封锁起初对美国并不太奏效，直到德国人在 1915 年 5 月击沉了"卢西塔尼亚号"，造成船上的美国人丧生。

　　来自德国工业的药品供应被切断之后，美国被迫开始自行研发。制造阿司匹林所需的苯酚（也是战场上炸药的关键原料）很难获取，而拜耳的美国分部正不顾一切想在物资短缺的战争时期维持生产，努力获取足够量的苯酚。他们的解决方案是聘请雨果·施韦策（Hugo Schweitzer）。他是煤焦油化学家、德国利益的拥护者、尽心尽责的间谍。施韦策联系了托马斯·爱迪生（Thomas Edison），后者也缺少苯酚来制造他的留声机唱片。得益于比大多数人更强的发明能力，以及施韦策提供的部分资助，爱迪生放弃购买苯酚成品，以煤焦油中提取的苯作为起点，开始自己制造苯酚。

施韦策与爱迪生的交易几乎是多方共赢。他用德国情报机构的钱保证每天从爱迪生那里购买 3 吨苯酚（差不多是他总产量的四分之一），随后将它们运往拜耳的美国分部来制造阿司匹林，德国政府则满意于这些苯酚不会再被英国人买去制造武器。

在施韦策与爱迪生达成交易后的第二个月，这件事就遭到了破坏。在一个远不及詹姆士·邦德级别的秘密行动中，一个携带敏感文件的德国间谍把公文包忘在了火车上，当他返回去寻找时，跟踪他的美国特勤局特务已经把它捡走了。公文包里装有苯酚计划的详情，还有同情德国者的名单和一系列破坏活动计划。许多细节都被公之于众，爱迪生因此取消了和施韦策的交易，并转而将苯酚卖给美国军方。拜耳也骤然在美国失去人心，在战争结束前，他们的美国分部已经遭到查封，并被廉价抛售。

正当世界可以从战争中恢复过来时，1918—1919 年又暴发了一场流感，感染了全球三分之一人口。这次疫情异常严重，也有其独特之处。流感和其他传染病一样，喜欢找那些体质较弱者——幼童和老人；但这一次是个例外，在数百万名死亡者中，有半数正处于一生中的健康巅峰时期。

关于阿司匹林的历史记录了这种药物对流感的效果。迪尔米德·杰弗里斯（Diarmuid Jeffreys）在 2004 年写道，阿司匹林"在与病毒的战役中帮助了数百万人，并毋庸置疑地拯救了许多生命"。今天的拜耳还在宣扬同样的信息，称阿司匹林"在欧洲大流感期间拯救了无数生命"，并引用一家德国报纸的内容作为证据："只要你感到不舒服，立刻放一壶热水在床脚，喝热甘菊茶，一天吃三片阿司匹林。如果能照这么做，不出几天你就会恢复健康。"

大部分流感患者是死于肺炎，即肺部的一种细菌感染。抓住致命机会的并不是流感病毒，而是另一种细菌，那些已被一种疾病击倒的患者更难抵抗另一种疾病的入侵。还有些患者则是死于直接由病毒引起的肺部损伤，平时进行气体交换的肺泡发炎肿胀，充满了血液。

在这一背景下，不妨回想一下阿司匹林是如何通过缓解发烧来让人感觉好些，而发烧属于人体战胜感染的机制之一，无论是细菌性感染还是病毒性感染。人们假定阿司匹林有助于战胜流感，但缺乏试验证据。人在不舒服时就想吃一片药，医生看病人感到不舒服，也想做点儿什么让他们好受些。阿司匹林成了他们共同的解决方案。

根据估计，1918 年的流感疫情中共有 5 亿人受到感染。这是历史上最致命的疫情之一，但感染者的存活概率仍远远大于死亡概率。它大约杀死了 5000 万到 1 亿人口，即患病后的死亡率约为 10%~20%。想象当时一位医生得看多少病人。假如他能收治 2000 名流感患者，并给其中一半人服用阿司匹林，这位医生在 1000 人中总共将看到 100~200 人死亡。现在假设阿司匹林能够改变 20% 的存活概率——无论向好还是向坏，那么就会与每 1000 人死亡 200 人有所差异。那些认为阿司匹林有用的人会预期死亡人数不是 200 人，而是 160 人，即各有 1000 人的两组中，死亡人数各相差 40 人。

几乎不可能有医生能独立治疗和跟踪人数这么多的两组患者，让一组得到治疗，而一组作为对照。就算有人能做到，如果不能将病人随机分配到不同的选项中，也会令他们无法如愿。哪怕有一丁点儿将阿司匹林分配给某一类特定人群的倾向性，也可能让两组人产生很大的差异。（要是医生将"最好的"药物留给了病情最重的人呢？那么一种疗效确实显著的药物也可能具有致死的表象。）用阿司匹林来治疗流感并未经过任何可靠的试验，医生与病人一样，都满足于"相信"它有效，而拜耳和历史学家则满足于接受他们的信念。

一种药物的效果哪怕再强，也几乎无法通过个人体验来可靠衡量。如果这看起来像是老生常谈，那么的确如此，但历史也在不断证明，人们就是没法听进去这一点。我们假设阿司匹林在 1918—1919 年拯救苍生，但其实它也同样可能是在置人于死地。实际情况如何，我们不得而知。

"一战"后不断提升的全球竞争程度促使德国制药行业进一步以相互协同的联合企业集团形式开展行动。法本公司在重建时，比过去规模更大、包含更多企业，并继续为纳粹提供（统治上及财政上的）帮助。它热衷于使用苦役，而且继续生产用于毒气室的齐克隆 B。法本公司在奥斯威辛建立了一家工厂，以便剥削还没被他们的毒气杀死的劳工。在战争结束时，23 名法本公司的管理者因战争罪行受审，其中 11 人被判有罪。弗里茨·特尔·梅尔（Fritz ter Meer）是奥斯威辛附属工厂的主管，他为自己辩护的基调是"集中营的科学实验受害者所受的痛苦并非难以承受，因为他们无论如何都会死掉"。

拜耳公司在自己的记录中描述，在它成为法本公司的一部分后，"拜耳的传统仍在延续……拜耳的十字标志被作为所有法本所产药品的商标"。1946 年，尽管拜耳仍属于法本公司，但已开始以自己的名义重塑国际形象。按公司的原话说，"重建拜耳的海外业务显然非常关键"。当法本公司在 1951 年被解散时，拜耳在原有 4 处厂址的基础上恢复了独立的法律地位。即便历史沿革关系十分明晰，但它还是在公司简介中略去了很多内容。拜耳在其网站上并未承认，为使德国经济做好战争准备的"四年计划"实际是由法本的管理者写给纳粹政府的。它没有提及战争罪行的审判，也没有提及法本公司在奥斯威辛的劳动营和资助约瑟夫·门格勒在犹太囚犯身上进行实验的事实。"我觉得自己像在天堂。"法本公司的员工赫尔穆特·费特尔（Helmuth Vetter）博士在讲到公司资助奥斯威辛带给他的机会时说。他1942—1944年在集中营囚犯身上注射了大量细菌和实验性药物，并因此被判定为战争罪犯。

伊娃·莫泽兹（Eva Mozes）是门格勒博士的一名试验受害者。与大多数受害者不同，她幸存了下来。"我在情感上已经原谅了纳粹，"她说，"但谅解并不能让犯罪者免于为他们的行为承担责任……我知道50年前运营拜耳公司的人都已经死了，但今天的公司应当有勇气与尊严来承认过去。"今天的拜耳以战争时期它是法本公司的一部分为由，否认对战争中发生的一切负有责任。从技术上说，它当时还不存在，它的赔款与认罪只是出于"善意"，并非具有义务。

在整个战争年代中，法本公司都在使用拜耳的名字。弗里茨·特尔·梅尔在1956年出狱时，被委任为拜耳的监事会主席。为表尊敬，公司以他的名字命名了一项奖学金，并在他的墓地献上了花环。

20世纪60年代，心脏病的发病率有所提升。理查德·多尔和奥斯丁·布拉德福德·希尔共同证明吸烟是其中的部分原因。血压似乎也是原因之一，但还没有人能弄清楚为什么会有这么多人血压偏高。血脂与此也有关联。在一项覆盖超过6000人的大型随机对照试验中，试验者研究了一系列药物、激素和维生素，看它们是否能预防受试者的心脏病再次发作。令人遗憾的是，试验者发现这些干预措施都弊大于利，他们不得不停止推荐这些初始时看来相当合理的治疗方法。

愿意对理论进行检验与否定，而不是因为它在直觉上吸引人就采用，这是医学向前进步的明证。但在涉及心脏病时，尽管这种谦逊的态度能够保护人们不受实际上有害的新药荼毒，但还不足以令他们从中获益。对于心脏病来说，只有两种药物看上去有效。

在 18 世纪晚期的伯明翰，威廉·威瑟林（William Withering）断定洋地黄提取物是当地一种复杂药方的主要有效成分。洋地黄类药物（digitalis）——得名自这种植物的拉丁学名——看起来能够治疗"水肿"。这是当时对脚部、脚踝和腿部出现的肿胀症状的叫法，这种症状是源于心跳太弱，造成血液循环不通畅。地高辛（digoxin）是现代从洋地黄中提取出的化学物质，与它的草药先祖功效相同。在药物作用下，人们可以将多余液体通过尿液排出，否则这些液体就会在人体受重力影响最大的部位聚积起来。

洋地黄和地高辛都曾被当作救命良药，直到 1997 年的一次可靠试验对其药效进行了评估。在此之前，医生都是基于他们的临床经验与直觉形成看法，认为地高辛能够治病救人。他们能看到它的效果。而 1997 年的试验证明，医生们在这一点上错了整整 200 年。服用地高辛的病人并不比吞下安慰剂的病人活得更久，这并不是因为服用地高辛不如嚼咽下一株洋地黄来得"自然"，而只是因为这种活性化合物在人体中的作用并不如臆想的那样神奇。地高辛确实能带来一些好处——试验显示，有些服用地高辛的病人住院时间会更短，也许是由于药物使他们的心脏收缩更有力，但它也具有危害，会让病人感到虚弱、不舒服和恶心。比起随机对照试验提供的证据时，医生世代习得的判断力就显得十分不足。

另一类有用的心脏病药物是阿片类药物（opiates），比如吗啡和海洛因，它们能让人感到舒适。如果有人突发心绞痛或心肌梗死，阿片类药物能消除疼痛。而如果病人的心脏搏动微弱，因而让肺部充满积液，这些药物能减轻窒息的痛苦感觉。直至今日，还没有人测试过阿片类药物在这两类情形下究竟是能帮人活命还是害人致死。

直到 1960 年，在病人心脏停止跳动时按压胸部才成为医生的常规操作。在此之前，通行的做法是将病人的肋骨锯开，伸一只手进去，抓住心脏进行挤压。心脏病死亡率如今已经下降了三分之二，但复苏技术的进步只占这种变化的很小一部分，更重要的原因在于吸烟者的比率比以前更低。*不过，大部分原因还是来自药物。在心肌梗死发生后的几小时内服用血栓爆破药物，效果最可观。相比之下，用于预防未来发生心肌梗死的鸡尾酒疗法则十分平淡，你经年累月地每天服用，也感觉不到有什么好转，但它们也同样在延长着你的生命，并让你得以在良好的健康状况下享受生命。

这些药物的共同之处是它们带来的变化都不大，没有一种像是链霉素治疗结核性脑膜炎或盘尼西林救助因重度感染而濒临死亡者那样显著，没有一种具有那么强力的疗效，以至于凭医生的个人经验就足以对其充分了解。事实上，这些药物都需要动用上千人，共同参与精心设计的试验，才能让人了解它们的疗效。即便如此，这每一种药物都仍然拯救了无数生命，并共同改变了人类心脏疾病的本质。

这些药物中的第一种也是最重要的一种，就是阿司匹林。

发烧和疼痛都是身体对于物理侵入或精神错乱的反应。发烧的目

---

* 吸烟的害处几乎等于现代所有医疗技术的好处之和。换句话说，如果非吸烟者得不到过去半个世纪以来发展的任何医疗服务，那么他们的预期寿命也会和现在的吸烟者一样长。戒烟带来的好处超过治愈所有类型癌症的能力。

的是让入侵的微生物更难存活，因为它们的新陈代谢往往比我们的更经受不住温度变化。疼痛和不适感也是机体有意为之，属于身体自我保护机制的一部分。一旦你觉得不舒服，就会减少活动，从而能保存更多能量用于恢复；你可能也会避免用到受伤的部分，更能保证其修复。据公元 1 世纪的罗马作家塞尔苏斯所写，发烧和疼痛是炎症的两大组成部分，是身体对疾病或创伤的整体反应。发红（rubor）、发热（calor）、疼痛（dolor）和肿胀（tumour）是其四大基本指征。

大体来说，塞尔苏斯的描述可谓精确，身体的确对损伤有这样的普遍反应。我们仍在使用"炎症"一词，不过医生更喜欢使用"炎症级联反应"（可能是因为这个词更长）。除了塞尔苏斯所提到的四种，还有其他一些反应：免疫系统会调动多种激素，血液的凝结能力上升。由于造成身体侵入的外伤往往也会导致出血，凝血反应对此很有帮助。

阿司匹林与沙利度胺的作用机制不同，但有一些效果是类似的，比如都能抑制炎症，都能介入其背后的一系列生化变化。沙利度胺的作用机制还没被完全弄清，部分原因是它对许多不同生化反应都有作用。阿司匹林似乎更精准，它的主要作用是抑制环加氧酶，后者是机体用于调控局部起效的促炎性激素分泌。这就是为什么同一种药物既能退烧，又能帮助缓解疼痛和肿胀。在干扰炎症发生过程的同时，阿司匹林还会让血液更不容易凝结。

20 世纪 60 年代，随着发达国家对心脏病越来越担心，血栓问题也获得了大量关注。大多数心脏病应该都是由于心脏动脉出现栓塞，即随时间不断沉积的脂肪。这留下了一个谜题：这样一种缓慢发展的东西怎么会导致如此急迫的症状？日益清晰的结论是，血管中的脂肪块的确是逐步增大，而与此同时，其表面炎症也会越来越严重，最终在炎症的触发下形成栓塞，封死血液流通的一点小空间。如果这一过程发生在为心脏供血的冠状动脉中，就会导致心肌梗死。你的心脏肌肉会坏死一块，如果这片区域足够大，你也会死。

劳伦斯·克雷文（Lawrence Craven）的故事十分不同寻常，一头连接着充斥着谣传与庸医的旧世界，另一头则是基于可靠试验的新兴世界。克雷文于1883年出生在艾奥瓦州，他曾在明尼苏达州学习科学与医学，随后在第一次世界大战期间作为美军的一名中尉参战。战争结束后，他搬到加利福尼亚，余生都以家庭医生为业。这个工作需要做许多小手术，而大量切除扁桃体和腺样体曾被认为是良好的医疗服务。基于医学经验与判断，人们相信这类手术相当有用。现在已有真正的研究表明了相反的意见，令这两种手术率一落千丈，但对劳伦斯·克雷文来说，这就是他职业生涯的一大部分。

克雷文发表的首篇与阿司匹林相关的文章是给《西方医学与外科年鉴》（*Annals of Western Medicine and Surgery*）的一封信，部分内容来自他实施这类小手术的经验。他很确信阿司匹林能让血液不太容易凝结，虽然这并不是个新发现，但他觉得人们还没有对此引起广泛重视。克雷文主要担心两点：首先，他注意到扁桃体或腺状体切除后的出血率正在增加，他将其归结于阿司匹林在镇痛方面越来越广泛的应用；其次，他想知道阿司匹林是否可以预防导致心肌梗死的血栓。

在克雷文之前，其他医生希望用一种名叫双香豆素的物质达到同样的目的，这种物质是在1921年对牲畜进行自然观察时被发现的。在整个北美洲都出现过奶牛突然倒地死去的状况，有时在它们身上能发现一直无法凝血的伤口，也有时候它们表面上完全健康，但当兽医剖开它们的腹部时，就会发现大量内出血。加拿大兽医弗兰克·斯科菲尔德（Frank Schofield）发现这些牛的共同点就是食用一种特定植物：草木樨。

"草木樨病"是一种凝血功能障碍，是因为牛食用了烘干不彻底而发霉的干草而导致。卡尔·林克（Karl Link）和威斯康星大学的其他化学家一道分离出了干草中的致病分子，将其制成晶体，并确定了它的结构。它被命名为双香豆素，属于香豆素（coumarins）类，后者是一类自然生成的物质，因其气味与风味多用于香水与饮料中。（香豆素类有着一种类似于刚割过的草坪的芳香，冰镇野牛草伏特加就是这个味儿。）林克 1948 年提出，双香豆素的一种变体可以用来制作老鼠药。考虑到它的研发过程受到了威斯康星校友会研究基金会（WARF）的帮助，这又是香豆素的一种，林克就将这种新物质命名为华法林（warfarin）。

虽然临床医生对双香豆素的人体反应很感兴趣，但林克发现他们并不情愿试用新的华法林药物，因为它"最初被推广用于灭鼠"，这让他们望而却步。随后在 1951 年，一个美国军队士兵想用这种鼠药自杀，但他没服用多少剂量，又在 5 天后改变了心意，他向军事医院提了报告，并被看护直至体内的药物毒性完全消解。

人们发现，华法林不仅比双香豆素效力更强，临床上也更容易预测，这让它很快成为更受欢迎的抗凝血方法。这种药物强力、高效，但显然也很危险。其副作用发作急剧，显而易见。权衡来说，医生也不确定它是否具有使用价值。克雷文则认为，阿司匹林是更安全的选择。

如果他只是提出一种理论，那确实具有启发性；但如果要在没有证据的情况下直接采信这种观点，就十分可怕了。比起双香豆素和华法林，阿司匹林显然没那么强效，副作用也更少见，克雷文因此就认定它更加安全，而完全没有考虑要像双香豆素那样进行风险权衡。为了证明阿司匹林能降低血液凝结能力，克雷文吞服了大量阿司匹林，直到自己开始流鼻血。在他的心目中，轻微的副作用就等于没有，而再轻微的疗效也是疗效。

在这种盲目乐观的思维方式指导下，克雷文开始检验自己的理论。他的方法相当中世纪，既然断定阿司匹林很可能有效，他就开始给病人用药。在写给《西方医学与外科年鉴》的信中，他报告说在2年间，他每天要给400个人开阿司匹林，其中没有一个犯过心肌梗死。一开始他觉得30岁到90岁的所有人都应该服用阿司匹林，后来又把范围缩窄到45岁到65岁、过度肥胖和缺少锻炼的人。

1953年，克雷文又写信给《密西西比河谷医学期刊》(*Mississippi Valley Medical Journal*)。截至此时，他已经每天开药给1500人。与此前一样，他发现这些人在服药期间没有一个患上心肌梗死。他对开药的合理性解释很有意思：

> 过去7年间积累的观察表明，阿司匹林在整体预防冠状动脉阻塞方面具有价值。毫无疑问，任何预防措施的有效性都很难证明，特别是这一措施只是用于非特定性的预防。对于健康对象，不可能在严格的科学条件下进行观察，得到的数据对统计评估的适用性有限。因此这一发现只具有初步认识的价值，后续的临床研究可能会将其证实或证伪。但只要冠状动脉血栓的整体预防领域仍然处于当今研究程序的范围之外，初步观察就仍然具有重要的实践意义，因为：1.这种措施对所有对象、在整个用药期间都是安全的；2.观察结果与临床及实验性研究的结论与趋势并不违背；3.明确知晓这一发现并不是在严格的科学条件下得出。

其中第一句话没什么问题。且不论克雷文向所有他认识的人推荐阿司匹林这件事，它能减少心肌梗死的观察结果确实是合理的。从具备疗效的假设开始，并且清楚这只是一个假设，这就开了个好头。第二句和第三句话显示了一位明显具有才华、受过良好教育的医生在"二战"后的几年间所面临的思维困境。克雷文很清楚他的方法并不科学，它们依赖于直观认识，而不是试验，并且他知道这种认识往往不比研究者的幻想更强。然而他不仅没想到分两组来用阿司匹林治疗，并进行精确对比，反而认定这种不可靠的方法也已经足够。他指出了自己观点中的缺陷，却还是信任它们。他从直觉上感到，自己的判断非常合理。

克雷文对研究方法有待改善的论断下得并不合时宜，随机双盲安慰剂对照试验其实已经获得发表。医学研究理事会的链霉素试验在 1948 年发表，这正是克雷文开始他的"试验"*之时。5 年过去后，他仍然不知道这种方法。但他最奇怪的结论或许是阿司匹林"对所有对象、在整个用药期间都是安全的"。他曾在自己身上做过实验，直到鼻子血流如注。他建议用阿司匹林来代替双香豆素，而明知后者能让人流血而亡。他曾写过阿司匹林会导致严重的术后出血，现在又说它在任何时候都是完全安全的，这实在奇怪之至。"我们还不能完全确定阿司匹林的疗效，"克雷文说，"但它肯定没什么坏处，那就把它发到每个人手里吧。"

最终，克雷文声称已在 8000 名朋友和病人身上使用了阿司匹林。他报告说："在那些 8 年间忠实遵照医嘱的人里，没有发生一例可检

---

* 这个词很可能是指那种可靠性和效力都极不稳定、难以发现真相的试验。

得的冠状动脉或脑部血栓。"这是一个令人吃惊的陈述，极少有药物能这么有效地彻底消除一种疾病，而我们知道阿司匹林并不是其中之一。

克雷文的完美结果要如何解释呢？最可能的是，线索隐藏在句子中精心设置的条件里。克雷文说那些"8 年间忠实遵照医嘱"的人里，没有发生心肌梗死（冠状动脉血栓）或中风（脑血栓）。言外之意是其实有过心肌梗死和中风，但在进一步询问时，克雷文就能安慰自己，这些患病者并没有 100% 按要求服药。可能也确实如此，在每天都要服药的情况下，没人能做到完美无瑕。不用安慰剂的好处就在于，你总能为你不想要的结果找出便利的解释口径。在他的 8000 名病人中，有 9 人死亡，克雷文考虑周到地进行了尸检。有几人的心脏主动脉显示出破裂痕迹，但克雷文并没有担心这些内出血是由于阿司匹林，反而觉得自己的想法被证实了，因为病人并非死于心肌梗死。

克雷文正是令医学裹足不前的思维方式的最佳代表。他是个机敏、勤奋、聪明、满怀善意的人，但这些品质无法弥补他在得出结论时所犯的方法性错误。他猜对了阿司匹林的功效，但这只是出于幸运——尤其是对那 8000 个服药的人来说，这真是幸运。

医疗行业并没有理会克雷文，倒不是因为他在方法上的缺陷，而是因为他只是个不知名的家庭医生，并没有得到过学术委任状，因此也不可能提出什么有趣的想法。心内科专家震惊于克雷文不能解释阿司匹林是如何让血液不再凝结的，这体现出医学思维确应批判的一面。阿司匹林阻碍血液凝结能力的事实清清楚楚，但拥有权力与声望的心内科专家并不觉得这有什么要紧；因为没有令人满意的理论来解释阿司匹林的凝血功能，这一清楚的事实就不能引起注意。重要的不是眼前的事实，而是缺失的理论。

　　尽管手握阿司匹林，劳伦斯·克雷文还是在 1957 年死于心肌梗死，享年 74 岁。他关于给阿司匹林更多关注、对其药效进行更多研究的呼吁尽管完全正确，但无人响应。事实上，许多年来，一直没人看到阿司匹林治疗心脏病的潜力。《纽约时报》在 1991 年写道："不清楚为什么会出现这种迟滞，但这也部分反映出一种趋势，即科学家坚持要在开始研究一项治疗方式前，先弄懂它的生物学机制。"这是种礼貌的说法，指的就是医生对复杂的理论比对简单的试验更感兴趣。《纽约时报》也对克雷文的想法为什么没被制药公司采用进行了评论：他们的兴趣更具实用主义，也更偏好已被证明的效果，而不是尚无踪影的理论。但专利系统的设定方式并不鼓励他们研究阿司匹林，因为专利是颁发给药物本身，而不是它们的使用方法。换句话说，政府设立的体系是要奖赏那些发明了新化合物的公司，而不是为已经存在的物质找到新用途的公司。就算找到用阿司匹林拯救数百万生命的方法，也不会带来很强的财务激励。专利法是用来奖励那些愿意投资开展研究的人，当想让它们对现有药物的探索形成激励时，它便失效了。

　　从 1967 年开始，就有报告表明阿司匹林能够抗血小板——血液中导致凝结的微小碎片，这让医生们多了一点儿兴趣，但还不是决定性的。阿司匹林施展影响的确切路径仍然没那么清楚。"推动医生用阿司匹林来治疗心脏问题的功劳应当归于约翰·瓦内（John Vane）。"加拿大心内科专家加布里埃尔·卡恩（Gabriel Khan）在他 2005 年的《心脏病百科全书》（*Encyclopedia of Heart Diseases*）中这样写道。卡恩博士这么写的理由在于，正是约翰·瓦内最终描述了阿司匹林运作的分子机制。

　　尽管瓦内很好地说明了阿司匹林是如何影响血小板，从而通过它们影响血液凝结，最终说动了心内科医生，但他的工作并不是触动医生们开始行动的真正原因，约翰·奥布莱恩（John O'Brien）起了更大的作用。约翰·奥布莱恩是一位在英国朴次茅斯工作的血液病学家，他并没有听说过克雷文，但也发表了一篇证明阿司匹林能阻止血液凝结的论文（这次是在 1963 年）。奥布莱恩的创新之处在于以血小板黏附力为衡量标准，证明了阿司匹林的常规用量就具有明显效果。奥布莱恩是在特意寻找能防止血液凝结的药物，在了解到阿司匹林之前，他已经试过一系列药物，其中虽然有些可以阻止凝结，但需要的剂量恐怕会致命。当他对阿司匹林建立了信心，便于 1968 年在《柳叶刀》上发表了另一篇文章。他在文章中建议对这种药物开展一次预防心肌梗死的试验。从那以后，其他人便按这个思路继续前进。

1968 年的一天，奥布莱恩遇见了彼得·埃尔伍德（Peter Elwood），这位医生由于对流行病学感兴趣，便在威尔士谋得了一个职位，与阿奇·科克伦共事。奥布莱恩已经试着说服医学研究理事会出资开展一次试验，研究阿司匹林在心脏病中的作用，但根据他的计算，所需要的人数会让这项工作的开销过大。奥布莱恩对此回应道，阿司匹林的效果可能比较温和，要在试验中区分阿司匹林的药效和偶然因素造成的偏差，就必须招募大量病人。埃尔伍德想到了一种改进方法。他意识到，真正需要的并不是大量受试者，而是大量心肌梗死病例，如果试验中只招募心肌梗死高危人群，需要的人数就少多了。而因为犯过一次心肌梗死的人往往还会有下一次，用这种简单方法，就能分辨出一组确定具有患病危险的人。

这一次，医学研究理事会被说服了，启动了一项随机双盲安慰剂对照试验，并从 1970 年开始招募病人。阿奇·科克伦仍然认定心内科医生需要经受一番善意的嘲讽，他奚落他们说，昂贵的冠心病重症监护室或许会因为阿司匹林这种早就存在的便宜货而变得冗余。

约翰·克罗夫顿曾经感到参与医学研究理事会的链霉素研究了无新意——试验很重要，他总结道，但"没什么挑战性"。埃尔伍德则完全不同，他已经厌倦了做一名初级医生，随即发现试验是另一片天地。"我发现它是如此让人沉醉于思考，在我边读教材边步行回家时，常常因为太过着迷而撞到路灯杆。"（杰弗里斯，2004）

1972 年的某个星期六，埃尔伍德正待在办公室里。这时电话响了起来，来电者是一位名叫赫歇尔·吉克（Herschel Jick）的美国药理学家，在波士顿工作。吉克正在参与一项研究，调查病人在来医院前的几天中用过什么药物。这是一项拖网式研究（a trawl），看是否能捕获某种关联性，好的坏的都行——也很有可能得不出什么有意义的结论，就像所有此类研究一样。吉克的研究涉及 40 种疾病和约 60 种不同的药物，除非其中每种药物都是安慰剂，否则只要有一种不是，就能预期发现某种看起来具有意义的关联性。

在埃尔伍德听来，吉克的团队所发现的联系绝对是有意义的：心肌梗死患者比起其他人服用的阿司匹林要少三分之一。如果吉克的发现不是偶然，那这就意味着服用阿司匹林的人因心肌梗死而入院的概率要远低于期望水平。可能的解释有两种，阿司匹林要么能预防心肌梗死，要么会加重病情，以至于病人没法活着到达医院。

推测性研究的作用就是寻找关联性，并提出假设。当你发现入院率与阿司匹林之间存在某种联系，便推测这不仅是出于偶然，然后你就要开展一项干预性研究，来找出其中是否真有因果关系。也就是说，要让人们服用阿司匹林，看看会发生什么，这就是埃尔伍德和奥布莱恩费力去推行的。吉克的团队想让埃尔伍德解散试验，永久终止这一项目，以防他们用阿司匹林害死人。"你看，"他们说，"我们得先知道阿司匹林是有益还是有害。"

　　当设计一个试验或理解一项治疗措施时，有些结果会比其他的更关键。这种有决定性意义的结果称为"硬"指标，而其他的结果往往是因为易于计算与采集才被当作代用品，即"软"指标。在研究阿司匹林和心肌梗死时，埃尔伍德的团队使用了最硬的指标——死亡率。他们认为这才是真正的关键之处：这种药物是否能帮助人们存活。

　　他们本可以选择使用软指标。举例来说，不是所有患上心肌梗死的病人都会因此死去。如果你只计算心肌梗死发生数，而不是死亡数，这一试验就能更快、更容易完成，花费也更少，因为心肌梗死发生数肯定多于死亡数。但埃尔伍德和奥布莱恩担心的是，阿司匹林作为一种止痛药，可能会让人们忽视较为轻微的心肌梗死。（就算不用药物，也有些极少数心肌梗死并不伴有疼痛。）也就是说，他们认为心肌梗死的观测发生量并不能很好地代表阿司匹林的真实效果，软指标的可靠性有所不足。但他们的高质量试验也有缺点，就是需要招募大量受试者，这样才能有足够的死亡人数。而两组间的死亡人数差异——或者有足够死亡数量来证明不存在差异，才能确定阿司匹林的真正作用。

　　埃尔伍德向吉克指出，医学研究理事会的阿司匹林试验至今只记录了 17 例死亡。如果阿司匹林是种灵药，效果极其显著，那么 17 例就足以揭示真相——比方说 17 例病人全都服用了安慰剂，或者全部用的真药。但阿司匹林并不是新药，尽管克雷文指出它能阻止所有心肌梗死和中风，也没人相信它的效果能如此拔群。所以要使试验结果具有意义，17 例死亡还太少。美国研究团队所提的要求实际上没什么意义，提前终止一项试验确实能让你早点儿拿到结果，但这也会增加结果没有价值或具有误导性的概率。如果要顺应美国人的要求，埃尔伍德和奥布莱恩就得在试验中去除双盲设置，也就是不再对谁服用阿司匹林、谁服用安慰剂进行保密。而这肯定会有损于他们的试验。

奇怪的是，在几番争论之后，埃尔伍德和科克伦接受了美国人的要求。结果是有 11 名死亡患者来自安慰剂组，6 名来自阿司匹林组。正如预计的那样，这并无意义。阿司匹林不会杀死所有人，也没有救活所有人。这些数据太小、太相似，因此无法再得出其他结论。

埃尔伍德和他的同事反复确认了病人并非全部因为服用阿司匹林而死，并得出了正确的结论：应当重启试验。他们募集了 1239 名最近发生过心肌梗死的病人，并于 1974 年发表了结果报告。他们给一半受试者服用阿司匹林，另一半服用安慰剂，得出的结果偏向于认为这种药物有助于病人继续存活，但这并不是决定性结论。

任何结果都不能确保不是偶然因素所造成，但这种可能性越低，你就能越有信心。埃尔伍德的试验结果来自运气，而不是阿司匹林作用的概率超过二十分之一，已经高出了传统的统计显著界限。

阿司匹林试验的结果说服了部分医生，让他们开始给具有心肌梗死危险的病人配这种药。更有价值的是，它鼓舞其他人也进行类似的试验尝试。参与研究的人数越多，你就越能信任结果。此后的数据依然说明阿司匹林并非什么灵丹妙药，克雷文所报告的神效并不存在。而温和的疗效证明起来十分困难，往往在用药一段时间后都不明显。

医学研究理事会与埃尔伍德、科克伦一起又试了一次。这次他们招募了大约 2000 个人，配给阿司匹林或者安慰剂，结果仍然是偏正面但非决定性的。"好吧，先生们，"理查德·多尔对沮丧的团队说道，"证据可能并不明确，但这已经比《英国药典》里的大多数药要可信多了。"

克尔·怀特（Kerr White）是科克伦的朋友兼同事，他回忆起

1976 年两人一起参加新西兰的一个会议。面对"一群身穿白袍的古板的临床医生"，志忑于是否会吓到他们，怀特向他们指出医生对病人采取的措施中只有 15% 到 20% 是真正经过验证有效的。"话说到一半，阿奇突然叫了起来：'克尔，你这个混蛋骗子，你明知道这个比例不会高过 10%！'"两人的数据都来自一项针对英国家庭医生的研究，结果表明只有 9% 的处方中所开的药物是已经以适当方法证明有效的。在经过多年医学进步后，医生也就是在这点范围内才知道自己在做什么。

　　无论是医学研究理事会的两次试验，还是世界其他地方所开展的另外四次，都不能对阿司匹林给出结论性答案。最近一次试验的报告发表于 1980 年，在这之后，科克伦与埃尔伍德便开始尝试整合所有 6 次试验的结果。最终，他们认为自己获得了具有说服力的结论。共有近 11 000 人在随机双盲安慰剂对照试验中接受了阿司匹林治疗，综合来看，如果你在犯过一次心肌梗死后开始服用阿司匹林，你的死亡概率就会下降约四分之一。科克伦和埃尔伍德计算了一种实际上没用的药片由于偶然因素获得这样好结果的概率，这一次的概率低于万分之一。

　　阿司匹林确实能在第一次心肌梗死发生后的一年内使病人的死亡率降低四分之一。这个效果很好，但仍然不足以通过一名医生的临床经验来确定，甚至连 2000 多人参与的试验也显示不出这么小的药效。

　　从某种意义上说，阿司匹林的益处是确定无疑的。如果你将药片大量分发，总能救一些人的命。它对整体人群具有好处，但在特定情境中对于特定病人却可能无效。在心肌梗死发作后吞下一粒阿司匹林，它就有一定概率（一种风险）能救你的命，但也有一定概率毫无作用，甚至有一定概率会让你出血乃至死亡。

　　在阿司匹林被发明之前，有 88% 的病人在心肌梗死中活了下来。阿司匹林通过预防冠状动脉中发生血栓，提升了这一比例。在没有阿司匹林的情况下，死亡率为 12%；下降四分之一后，则变为 9%。换句话说，如果你给人们服用一种能将他们的生存率提高四分之一的药物，你看到的效果取决于初始时他们的死亡概率。由于大多数人能在心肌梗死中存活，阿司匹林的影响看上去就会很小，即心肌梗死存活率从 88% 变为 91%。

　　阿司匹林使你的死亡风险下降了四分之一，这是指你的相对风险。但你的整体死亡概率是从 12% 下降到 9%——绝对风险下降了3%。克雷文的想法或许不错，但他的结果离正确还差十万八千里。要获得他所说的结果，唯一方法就是引入偏差。这并不是说他故意操纵了什么，而是说即使是最谦逊真诚的人，也要使用像随机双盲安慰剂对照试验这样严格谨慎的工具才能避免偏差。任何医生——即使是心内科专家——都很难在日常临床经验中留意到仅仅 3% 的差别，但这种差别又至关重要。心肌梗死是种常见疾病，所以如果使用恰当，阿司匹林每年可以挽救全世界 10 万条生命，其中大约 7000 人在英国，将近 3 万人在美国。

第 21 章　大规模试验与宏伟蓝图

　　到 1980 年，以可靠方法进行药物研究的需求越来越凸显。被吸引致力于这项工作的人会面临两个问题，其一是他们起初就已经知道的：医生对于大多数治疗措施的效果都并不清楚。而另一个问题却出乎意料：有时即使当真正的证据被摆在眼前，医生仍然会当作没看见。习惯的力量如此强大，而临床医生更偏好相信巧妙的解释，而不是直白的统计证据。研究者不仅需要改变医学思维，而且需要赢得真心拥护。

　　要改变固化的观念十分困难。19 世纪针对顺势疗法开展过两次早期随机双盲安慰剂对照试验，第一次在 1835 年，第二次在 1879—1880 年。两次试验都证明顺势疗法药物与外观相同的安慰剂所起的作用没什么两样。《英国医学杂志》甚至盛赞参与第二次试验的顺势医学论者，说他们应当"获得高度赞誉，因为他们冒险参加了一次会对一种广受欢迎的理论造成莫大危险的试验"，以此来吸引医生的注意力。但两次试验都没能获得理解。顺势疗法的信奉者没有被试验结果或方法说服，继续开出已被证明毫无用处的治疗处方，保守的医生甚至退回到更差的治疗方法上。系统性检验清楚有力，却遭到了忽视。

所以医生们对几次阿司匹林试验的结果殊少留意，似乎只是历史的又一次重演。他们不信任试验，不理解也不喜欢统计技术。这种药物确实被证明有效，但医生们就是不采用。

"在这期间，理查德·皮托开始研究阿司匹林的问题，并给出了一份极其优美的综述。"埃尔伍德说，"这让阿奇高兴极了。"皮托是一位对医学具有兴趣的统计学家，他归集了研究阿司匹林对心脏病作用的 6 次试验数据，并用更娴熟、更具说服力的统计技巧将它们整合了起来。这起了点儿作用，但十分有限，大多数医务工作者仍然对此无动于衷。

关于阿司匹林作为药物的进一步发展情况，卡恩博士在他的《心脏病百科全书》中这样写道："路易斯等人 1983 年在美国开展的研究正是时候，它预示了一个新时代的到来，在这之后，阿司匹林便成为广泛使用的救命药物。"他解释说。这次试验展示了惊人的疗效，让心绞痛患者的心肌梗死发病率下降了一半。（心绞痛是描述人们心脏供血不足时所感到的疼痛，从古至今都是这么叫；其拉丁文原意是指胸部附近的勒紧式疼痛：心脏的一阵痉挛。有时人们会形容说自己觉得快要死了——而他们中有一些确实已濒临死亡。）

在理查德·皮托综合几个阿司匹林试验，并更可靠地证明了这种药物延续生命的作用之后，卡恩所提到的 1983 年研究才开展起来。皮托的综述所涉及的病人数量要多得多，而且用于证明发生变化的指标也更重要——心肌梗死发病率虽然可取，但存活率更关键。但心内科医生们并未被皮托说服，正如他们对待此前的埃尔伍德和科克伦一样。卡恩指出他们对路易斯在 1983 年的研究更关注，但他也错了。心内科医生几乎没想过要用阿司匹林，在他们的卓越引领下，原本开过阿司匹林的家庭医生也不再相信这种药。

卡恩在回顾此事时表现出了迷人的乐观，他一厢情愿地相信心内科医生会很快明白过来，认识到这些第一次摆在他们面前的高质量证据有多么关系重大。他认为在错过了最初的结论性证据后，他们反而能开放胸襟，关注到后续的试验数据。这种信任充满善意，但却大错特错。

心内科医生继续沉迷于他们最喜爱的理论中，对于显而易见的事实无动于衷。要吸引他们，阿司匹林不够新鲜，也不够强效。他们更喜欢华法林、双香豆素和其他抗凝药，这些药物能让人真正看到效果，因为它们常会引起病人大量出血。很多人因失血过多而死，这就加深了心内科医生的印象，更让他们感到药效强劲。而心内科医生就和所有医生一样，也有过给病人放血至死，还要让病人相信这是为他们好的光荣历史。（后来有大型随机双盲安慰剂对照试验对抗凝药在心肌梗死中的应用进行过研究，结果表明它们毫无用处。）

为心内科医生撑腰的是美国食品药品监督管理局。1980 年年底，食品药品监督管理局拒绝批准一家名为斯特林（Sterling）的制药公司基于新试验数据来推广阿司匹林。这家公司受皮托的综述启发，想要宣传阿司匹林"被证明能有效降低曾患心肌梗死者的死亡或复发风险"。而食品药品监督管理局和大多数心内科医生一样无法理解这一证据，因此禁止斯特林公司这么操作。问题在于这会影响广告宣传，因为阿司匹林的注册信息是一种治疗发热和疼痛的药物，如果没有食品药品监督管理局的准许，就不能宣传它可以治疗心脏病。斯特林在投资阿司匹林时已经是冒着风险，因为关于它的专利早已过期，而现在食品药品监督管理局又禁止它通过宣传来让医生了解这种药物已被证明的疗效。如果医生愿意，他们仍然可以给心肌梗死患者开阿司匹林——没有强制性规定要求他们遵循食品药品监督管理局的想法，但很少有人觉得它能这么用。

1983 年，斯特林又尝试了一次。这次情况有所改观，它说服了食品药品监督管理局正式听取申请，并请皮托和埃尔伍德飞过去演示数据。委员会饶有兴致地聆听了第一位到达者解释阿司匹林预防心肌梗死背后的理论依据。

在迪尔米德·杰弗里斯的药物史著作《阿司匹林》（*Aspirin*）中，对英国医生们上前陈述后的双方激烈碰撞有一段精彩描述。委员会不信任埃尔伍德在医学研究理事会的两次试验所得出的数据，更重要的是，理查德·皮托关于来自不同试验的结果可以被有效整合并得出稳健结论的说法也说服不了他们。

> 皮托身着定制的棕色灯芯绒外套，没系领带，稍有些长的金色头发散落在领子上，在满屋子西装革履的高管当中形象独树一帜。他明说已经预计到会有人挑战他的观点，他可没有心情被多半对英国科学态度不恭的美国专家组居高临下地对待……他的临场发挥方式比小组成员常见的更随意，而他的讥讽语气似乎是在暗示，如果美国人理解不了他的陈述，那就是他们的问题。

据埃尔伍德回忆，会议陷入了崩溃。失望的皮托开始骂人为傻瓜、白痴，而斯特林将阿司匹林推广给心肌梗死患者的申请又未获批准。

一年多后，1984 年 12 月，食品药品监督管理局再次聆听了斯特林的申请。这一次皮托把自己和演讲内容做了全方位包装，打造成委员会期望的风格。他没有再一边解释一边潦草地写几笔，而是准备了幻灯片，并用一身西装代替了灯芯绒外套。

你会听到有些医生说，如果药品没有经过几百人参与的试验验证，就根本不值得考虑。这不是医学智慧，而是统计上的无知。

如果一种治疗措施对于常见疾病具有中等效果，皮托解释道，那它就能挽救许多人的性命。

这些人中有些已经老了，有些是还不如死掉好的恶人，但一大部分人还只临近中年，还有大把机会可以享受生活。因此这件事值得一做。

这一次，委员会被说服了，食品药品监督管理局批准将阿司匹林作为心脏病人的救命药物。一年后，美国卫生部部长向媒体解释了这种药物的疗效。

杰弗里斯的描述十分生动，但没有提到延误所带来的后果。从食品药品监督管理局否决斯特林的首次陈述到批准第二次陈述之间，心脏病还在继续完成它的日常杀戮。光是在美国，就有 2 万人在那年死去，而阿司匹林原本可能留住他们的生命。食品药品监督管理局的管辖权仅在美国境内，但它的影响力却是全球性的。食品药品监督管理局的迟迟不批准造成了巨大影响，全世界其他政府在阿司匹林疗效广告上的延误也是如此。为什么在食品药品监督管理局批准之后又过了一年，卫生部部长才在媒体前举起一盒阿司匹林？即使科学已经给出了肯定的答案，官僚的反应却还是滞后。

在学术论文、会议演讲、广告和新闻发布会的影响下，阿司匹林逐渐被接纳。卡恩博士的百科全书显示，到 1983 年，心内科医生已经热情地将它采纳为心脏病的治疗方法。英国心脏基金会在 1987 年试图调查确认实情是否如此，他们计算了冠心病重症监护室——心脏病实践的顶峰——给病人服用阿司匹林的频率。结果是在那些可能因此活命的病人中，拿到药的不过十分之一。

"抗生素"一词的原意并不是指可以杀灭感染性微生物的物质，而是一种微生物为向另一种微生物发动战争而制造出的生理产物。有些微生物经过进化，在自然选择的作用下制造出特定分子用来攻击我们。而正如所有具有正面疗效的药物都同时存在危害性，有害的微生物也可能提供帮助。

引发产褥热的链球菌已不再像从前那样折磨着那么多母亲，虽然还有些零星病例，但上一次流行性爆发还是在 1965 年的马萨诸塞州波士顿市。我们还不清楚发病量下降的原因，这或许意味着这种细菌已经朝其他方向进化，不再导致疾病，或至少不再导致这种疾病。虽然如此，链球菌仍在我们身边，仍然保留着大部分基本分子装备。它的一种致命方式是产生一类作用于人类血液的分子，以阻止血栓形成，或者将已形成的血栓击碎。从链球菌的角度来看，这种药物能让它避免被宿主埋藏在血栓中的防线拦截。

从 20 世纪 50 年代开始，医生就在对这种被称为链激酶的分子药物进行试验。就算链球菌不存在，这种药物也仍然具有溶解血栓的能力。在此后的数十年间，为检验其是否能有效清除冠状动脉中的血栓，科学家开展了一系列试验。但到食品药品监督管理局同意为阿司匹林修改标签之时，链激酶已被基本否定。它显然太过危险——引起的出血比抗凝类药物更严重，而试验结果也令人失望。确实，它们都失之于规模过小，无法给出可靠的答案，但心内科医生不会因为这种区区小事而放慢脚步。他们已有了一些试验结果，接下来就可以试试别的办法了。

　　合并多次小型试验结果的做法开始变得流行，人们把类似的试验归并在一起，以提高结论的正确性。理查德·皮托参与了一项综述研究，将 33 个关于链激酶的独立试验数据整合起来。单独来看，这些试验都太小，以至于结论毫无意义，但综合起来就能得出一个出乎意料的结论：链激酶确实危险，但却有效。比起阿司匹林，它更容易引起有生命危险的大出血，但同时也更能阻止致命的心肌梗死。权衡来看，链激酶仍然有益，能够拯救生命。理查德·皮托与他的两位同事、心内科医生沙林·优素福（Salim Yusuf）和试验专家罗里·柯林斯（Rory Collins）一起，将这次分析结果发表在专业心脏病学杂志上。但读过这篇论文的心内科医生大多并不相信它。

　　面对一群对医学知识的本质知之甚少的专家，研究者准备采用另一种策略。他们已经解释了关于阿司匹林和链激酶的真相，而多数心内科医生对此置之不理。现在他们要想办法让这些医生有所进步——既然医生显然并不理解科学方法，那么就应当把精力放在对他们的教育上。

　　大量被设计用于双重目的的试验因此出现，这既是为了试图警示心内科医生，让他们了解真相，也是希望在这个过程中继续发现一些新知识。比如说，如果你让病人同时使用链激酶和阿司匹林，会发生什么呢？由于链激酶具有过量失血的风险，是否能够找出哪些人更可能因此丧生、哪些人更可能获救，从而更有效地选择给药人群呢？

　　这次新试验规模庞大，因此没有被列在组织者名下，而是被独立命名。试验参与者实在太多了（而且也都在医学上十分自负），根本没法以其他方式冠名。ISIS-2（International Study of Infarct Survival,

梗死存活国际研究）是该系列试验中的第二个，第一个试验着眼于
β 受体阻滞剂及其帮助患者在心肌梗死中存活的能力。现在这第二
次试验招募了 17 000 名心脏病人，并将他们分为 4 组，第一组服用
阿司匹林，第二组服用链激酶，第三组同时服用这两种药物，第四组
什么都不服用。但鉴于阿司匹林和链激酶都已被证明能挽救生命，决
定在对照组中什么都不用，在道德上似乎有违常理。

　　试验结果于 1988 年发表。没有用药的病人在心肌梗死发病后一
个月末还有 87% 存活，阿司匹林使存活率有所上升，链激酶也是。
事实上，这两种药的效果相当类似，对生存概率的提升幅度也差不
多（存活率的绝对增长量略超过 2%），只不过其中一种效果较为强
烈——作用和副作用都是，而另一种较为温和。同时给药时得到的结
果是最好的，在这组中有 92% 存活满一个月。这两种药物同时使用，
能将死于心肌梗死的相对风险降低约 40%。

　　这次的试验规模如此庞大，结论如此肯定，终于引起了人们的
关注。英国心脏基金会在 ISIS-2 试验开展之前发现，有 10% 的心肌
梗死病人在服用阿司匹林。而当试验结果发表后的次年，即 1989 年，
他们重新调查了一次，这次的结果是 90%。

　　理查德·皮托协助设立的研究机构还在继续运行，还在开展大型
试验，并报告它们的成效。据他们估计，仅在英国，阿司匹林一年
就能阻止约 4000 例死亡。如果所有想服用阿司匹林的人都确有需要，
也都能取得药片，这一数字将是 7000。医学对人类健康的主要价值
就在于这些温和效果的累积。

　　美国儿科医生威廉·西尔弗曼在为他的病人造福的战役中备受鼓
舞，他曾说过："需要克服的是幼稚的'全或无概念'。"参与双盲随

机对照试验的病人是冒着风险的，因为很可能一种治疗方法会好于另一种，而病人对能获得哪种治疗无法控制。以 ISIS-2 为例，只要去掉安慰剂组就能避免一些伤害——如果心内科医生能多一分谦虚、多考虑数量，光是在参与试验的病人中就能避免约 17 例死亡。（如今的心脏病学已经在相当程度上吸取了教训。也就是说，很多心脏病治疗措施都是基于充分的证据，但也有很多不是这样。）

需要以文化、法规与理智，以一切努力来保证每一种新的医疗措施都只被用于随机试验，只有当其效用被确认时，才能被用于试验以外。在此之前，医生必须只为了理解未知药物或疗法而使用它们，并对此负有道德上的责任，而病人对自己提出的治疗要求也应负有道德责任，这些治疗手段要么具有充分证据支持，要么是作为寻找此类证据的试验的一部分。

没有一个监管体系能够鼓励所有创新，同时扼杀所有错误。不管开展多少试验都不能保证所有医学决策都是基于最坚实可信的证据。但这都不是停止尝试的理由。

第 22 章　为心脏与心智而战

大约 25 年前，医生们开始用一类新药来治疗病人。

虽然有些心脏病人是死于冠状动脉中的血栓，但也有其他的死亡原因。特别是在过去曾发生过心肌梗死的患者身上，心电活动的协调可能会出现问题，让心脏停止跳动，而仅能颤动。这种情况下需要对病人施以电击，从他们胸部的电极板释放电流，重启心脏的传导系统。这种医疗手段有点儿类似将电脑反复重启，有时它能起效，但有时也会失败。

基于预防胜于治疗的理念，心内科医生想找到保护心脏免于发生此类问题的方法。他们注意到心电活动的某些特定模式可以用来预测疾病的发生。每个人的心脏在一天中至少都会有几次偏离正常节奏，不是多跳一下就是漏掉一两次。但在经历一次心肌梗死后，心脏经常额外多跳几次的人就有很高风险会因心电活动突发失调而猝死。

为防范此类额外心搏，抗心律失常药被研发了出来。这正是医生的失败之处，他们推断，如果能抑制额外心搏，就能延长患者的生命。这作为一种理论无可厚非，但理论只不过是有待检验的假设。曾几何时，心内科医生还因为无法解释阿司匹林稀释血液的机制而对其有所怀疑，但对于抗心律失常药，他们却似乎这么就满足了。也许是因为这些药比较新，在他们心中就与现代科技的一切诱人之处联系了起来，对此他们可要有信心得多。不管是出于什么原因，他们虽然知道自己的知识存在缺漏，却相信这并无大碍。对于这么明显有效的药物，何必还要劳烦进行检验呢？为什么要耽误这种或许可以救命的药呢？

一位名叫伯纳德·劳恩（Bernard Lown）的医生在美国心脏病学学院 1978 年的会议发言中，明确陈述了这种想法。每年有 40 万人因心脏骤停而猝死，劳恩说，能救他们的办法就是阻止他们死前出现的额外心搏。他承认并没有直接证据表明阻止这种搏动异常就能阻止死亡，但当人们以这种速率死去时，有什么必要非得等到理论被确认呢？"在医学中，"他解释说，"尚不完整的答案也能带来可观收效，而且常常早于完善解决方案的出现。心脏猝死就是这种情况。"

有几位医生表示了异议，他们认为仅有不完整的知识是不够的，并提出应当通过试验来证明抑制额外心跳的药物确实能够救命，但几乎没人理睬他们。托马斯·穆尔（Thomas Moore）写有一本关于这一大混乱时期的著作，他说道："在美国医学界，谨慎的话语很少真能阻挡治疗的风潮。"这和奥利弗·温德尔·霍姆斯的想法异曲同工，美国人就是喜欢英雄式的救治。但仅将其归咎于美国人似乎也欠合理，在欧洲及其他地方，这类药物也被迫不及待地投入使用，苏联还自行研发了其中一种新药。

抑制额外心跳就能救命的观念在 20 世纪 70 年代就已被确立下来。1979 年，美国医生一年要开出 1200 万张该类药物的处方，以使全体国民的心脏都能规律有序地跳动。1981 年，《新英格兰医学杂志》的一篇评论文章赞扬了这类药物的功效，其中一种药物被描述为"目前抗心律失常医术的重要补充"。这个说法听起来有点儿不够现代，甚至带着中世纪的味道，而其背后未经检验的观点也一样陈旧。

为在药品投入使用前就确保其安全有效，美国相关法规已施行了将近 100 年。每当药品灾难性事件发生，将法规嘲弄得不值一文时，又会给它带来一点点进步。进步永远不够，但总在发生。20 世纪七八十年代，证明有效性的要求中仍然没有明确应当如何衡量"有效性"。比如抗心律失常药物在心内科医生的眼中很有效，这对于食品药品监督管理局来说已足够，心内科医生自己也认为足够了。直到今天，食品药品监督管理局也仍然没有强制要求证明死亡率一类的硬指标。软指标通常也能获得认可，比如此例中的抑制额外心跳。

要开这些药，主要途径是通过"同情用药豁免"（compassionate use exemptions），即允许对无法等到试验完成的重症病人使用实验性药物。豁免的整体思路在于预设这些药物很可能在试验完成后被证明确实有效，即认为新药更可能具备正面疗效，而不是危害。同情用药允许在试验以外开具新药处方，因此医务工作者在形成观点时往往是基于道听途说，或是连二流方法都算不上的随意观察。医生们觉得这类药物效果挺好，额外的心率被有效抑制。有些病人死了，但他们在那时心脏都已受损，毫无疑问，总归有人是要死掉的。心内科医生觉得如果不是他们的新药，还会有更多人死亡。

测试此类药物的一次重大尝试是在 1983 年，对象是一种名为氟卡尼（flecainide）的药物。氟卡尼会干扰心脏细胞对钠离子的利用，从而控制心脏收缩，调节整体心率。

一如往常，当医生们被说服对什么东西测试一下时，他们的目的并非想检验自己的理论是否正确，因为对于这点他们早已深信不疑。他们的目的是要说服其他具有不同看法的医生。第一次研究以 55 名病人作为对象，结果很容易想见，受试数量太少，无法确定药物的真实效果。第二次研究是针对一种叫作美西律（mexiletine）的类似药物，这次他们招募了 630 个人，但数量仍然过少，因而无法给出答案。得不出结论的部分原因在于，一旦治疗组中的死亡人数开始超过安慰剂组，研究就会提前中断。既然试验并不是朝着证明医生们确信的疗效而去，那就没必要进行试验了。试验总结中记载，这种药物确实表现出控制心率异常的效果。这暂时就够用了。

还是在 1983 年，在百慕大召开了一次由氟卡尼的制造商赞助的心脏病学会议，会上对于这种药物的观点仍然是正面的。医生们明知道自己缺少试验数据，但还是乐于认为这无关紧要。"我们不必等拿到所有信息再开始推广这种药物。"一位医生说。随便把他们的哪位病人送去参加试验都需要一大堆书面材料，以及知情同意的正式程序，还不如直接把未经可靠试验的药物开给他们，什么材料都不用。

到 1984 年，这一事项仍然悬而未决。部分专家认为药物有效，另一些则不这么想。缺少可靠的试验，最有用的不过是这些意见了。食品药品监督管理局基于心内科专家的意见批准了氟卡尼。但他们也注意到，有少数医生担心氟卡尼具有危险性，因而建议在使用中"应当遵医嘱，仅用于治疗收效超过风险的病人"。鉴于医生们除了自己的乐观主义之外并无其他决策依据，此后发生的情形不难想见，这类药物的处方量持续上升。

食品药品监督管理局心中所想已透过他们的文字流露了出来，仍然是那种古老的观念，即疗效是确定的，而风险是不确定的。此外，无论医生本人的态度如何，个人意见是不可能用来评估风险的。

托马斯·穆尔在《致命的药物》（*Deadly Medicine*）一书中记载了抗心律失常药物的历史，其中写到了另一个问题：制药企业的研发成本一年达数十亿美元，而花在药物推广上的钱甚至比研发费用还高。在医生们看来，这些广告预算并不重要，只有很少一些医生感到自己的观点会受广告之类粗糙信息的影响，他们确信自己的决策是基于为病人理性权衡最优方案的能力。然而有证据表明，医生已经受到了误导。在一项研究中，他们观看了关于同一种药物但形式不同的广告，结果有一半医生认为其中一种药物要比"另外一种"好得多。种种研究屡次证明医生会被广告影响，这又是一件医生自己并不怎么相信的事。

由此可见，医生不仅未能要求获得坚实证据，而且也没有意识到自己在形成关于药物的意见时，有多大程度受到了制药公司市场营销的影响。监管机构并不去确认药物受过可靠而精确的检验，而医生对此也漠不关心。既然政府部门和医疗行业都没好到哪儿去，光是责备制药公司不该利用这种现状，似乎也有些不合情理。

这让真正像样的研究滞后了好几年，直到 1987 年，才终于有一项针对这些心脏药物的大型双盲随机对照试验启动。就像早先的小型试验一样，它的目的并不是为了检验药物，而是为了说服怀疑者，让他们多开些药物。参与试验者早已知道药物有效，他们甚至争取将这项花费 4000 万美元、涉及 100 多家医院的试验设计成只观察有利证据。他们觉得任何其他内容都只是在浪费时间和金钱。制药公司对此开心极了，他们并不是想销售一种明知有害的产品来谋财害命，而只是与大部分心内科医生一样，抱有未经推敲的乐观主义。尽管自沙利度胺以后，出现了种种令人生畏的限制，让试验变得困难重重、人力物力花销巨大，但还是有一些热心人士将它开展了起来。

这次试验几乎失败了。它要求医生在让自己的病人参与试验时，不能知道他们获得的是安慰剂还是某种有效药物。试验中使用了三种药物——氟卡尼、恩卡尼（encainide）和莫雷西嗪（moricizine），都属于能抑制额外心率的种类。在很多临床医生看来，这个试验是不道德的：这些药物明显很棒。很多心内科医生拒绝让自己的病人参加，由于缺少志愿参与者，整个计划几乎流产。在条件适合的病人中，有三分之二拒绝参与试验，因为他们的医生建议说这些药物肯定有效，而万一被分到安慰剂组就可能让他们丧命。

这次试验原本计划开展 5 年，但只过了 2 年，便在 1989 年 4 月提前结束。所有这些药物都成功地让心脏不再出现额外跳动，但同时心脏压根儿就不跳了。其中两种药物——恩卡尼和氟卡尼——被证明会置人于死地。试验证明，额外心跳会导致病人死亡的观念是错误的。

试验结果的细节在一个周一早晨被告知给参与人员，但并没有立刻对外公开。当周周五，在一次关于该试验的会议上，一位主要研究人员遭到了攻击。"你们太不道德了！"听众中的一位心内科医生大声喊道。他们并非因为试验结果而愤怒，这时他们对此还不知情，令他们愤怒的是试验本身。这位心内科医生争论道，药物那么明显有效，将它们与安慰剂对照进行试验就是在谋杀，是不道德的。

据称，仅仅是在美国，试验中被证明有害的两种药物就共计害死了约 5 万人。比起性命终结于水蛭、放血及贯穿大部分历史时期的各类医疗操作的人数，这还只是个小数字，但它们都是同一种思维模式的结果，同样出自医生相信自己直觉的思维习惯。

当试验结果被公之于众时，许多医生仍然当作没看见，他们依然笃信自己的观点以及个人经验，相信这些药物对病人有益。他们都曾有过开药后病人恢复不错的经历，便以此为理由辩称，如果他们停止开药，有些病人就会死去。"这倒没错，"食品药品监督管理局十分吃惊，并回应道，"但会死得少些。"

其他医生只是简单地给病人换用其他同类药物，这让竞争性的制药公司乐见其成。其他这些药物未被证明有害，是因为它们还没有经过可能发现此类危害的严格检验。同样，它们也被假定能通过抑制额外心跳来发挥作用。很多医生还继续相信它们一定有用，毕竟这很说得通。接着又有一次针对莫雷西嗪的试验被启动。第一次试验并未证明这种药有致命危害，但当死于莫雷西嗪的人数超过了安慰剂组时，第二次试验也被提前终止了。

最大的失败并不在于医生被证实害死了大量病患，而是当他们得知自己的所作所为时，仍然不肯修正他们的信念。其他一些同类新药也陆续被证明有伤性命，使用这些药物的风气有所遏制，但并未消失。穆尔诘问道："要用多少证据才能说服医生抛弃一种理论，即使这种理论在最初被接受时就从未有过证明？"有些医生只是觉得这些药应该有效，就基于这一点情愿坚持使用。

"医生仍然有践行自己医学判断的自由，"在书的结尾，穆尔这样写道，"仍然可以给具有心脏期前收缩症状的病人开具（此类药物）。"

第 23 章　意见的风险

这世上的可能性太多，无法一一测试。我们会基于自己的理论或前期经验，挑选出最有可能的那些。在生成可检验的假设时，科学更像是一门艺术。

我们或许有这样的预设，一种新的分子药物可以治疗某种疾病，或者某种传统草药可以救人一命。有理由以此为出发点，来检验事实是否如此，特别是当类似的分子药物或草药在此前已有过效果。预设是开展试验的最好理由，却是试验的最糟替代。而且无论我们有多么自信，都需要将试验设计成能够证明我们是错误的。

人们普遍对传统疗法存有偏好，因为他们很难相信已经使用了几百年乃至几千年的疗法居然会没有效果。另一种偏见则与之矛盾——我们一面倾向于相信古老的疗法必有可取之处，另一面又偏爱所有看起来最现代的东西。

医生也和其他人一样，受这两种偏见的影响。而涉及对新理论的检验时，反而是后者更让他们忧心。自从对照组开始成为医学试验中的常规程序，医生就因其中的不公平而焦虑得浑身发颤。他们强烈地假定新疗法会优于旧疗法，因而担忧控制组中的病人是受到了不道德的对待，失去了最好的治愈或缓解机会。

如果这大体是正确的，正如在 ISIS-2 试验中那样，那么临床试验就真的有问题。它们或许有益于社会，有益于人类中的绝大多数，却以牺牲实验参与者为代价，牺牲那些得到安慰剂或旧疗法的病人。

自从有效试验法开始运用，医生和相关观察者就烦恼于他们得要求受试者做出莫大的无谓牺牲。而如果你相信所有接受检验的选项都有相同的成功概率，那么你就能带着愉悦的心情进入试验。从自私的角度来看，如果新疗法可能比原有的更好，那么病人就应该想尽办法躲开试验。他们应该牢牢抓住医生觉得最有可能见效的任何东西，医生也应该鼓励他们这么做。你要相信，医生会为了你的最大利益工作，而不是为了社会上遥不可及的其他人。

这些焦虑情绪尤其困扰着看护患癌症儿童的医生。40 年前，有大约三成癌症患儿能被治愈，而今天这一数字已升至超过七成。同样在这 40 年间，成年癌症患者的治愈率却几乎没有变化，即使尼克松总统在 1970 年曾声明要带领美国向这种疾病宣战。*

在研究如何最好地治疗儿童癌症患者方面，投入的力量就没有那么多。这类癌症很少见，其治疗也集中在少数专科中心。因而这些学术机构就成为最常开展临床试验的地方，同时它们还有些其他优势。罗伯特·威特斯（Robert Wittes）在 2003 年刊登于《新英格兰医学杂志》的一篇评论文章中表达了如下判断：

> 由于某些还不明确的原因，很多儿童型癌症对治疗具有积极反应，长期以来，痊愈都是可行的治疗目标，也是医生采取行动的

---

* 德特里克营的细菌战研究旧址也因此被改用于抗击癌症，默克公司曾经在研发链霉素时参与过那里的工作。

强大动力。发展顺利的肿瘤生物学加之合作型临床研究的社会导向，让美国大多数癌症患儿都能在登记参加临床试验期间接受癌症确定性治疗。其中的好处意义深远，儿童所患的多数癌症都能够被治愈，这是现代医学的重要成果之一。

评论文章指出，成人所患癌症相对而言较为多见，治疗成功率较低，所以医生也没能进入良性循环，即受前一年创新成果的鼓舞而投身于新的创新之中。这些原因导致绝大多数成年癌症患者无法通过临床试验获得治疗。尽管他们人数众多，能为研究提供充足的机会，却从未引起同等程度的兴趣。罗伯特·威特斯在为《新英格兰医学杂志》撰写这篇文章时，对于儿童治疗的成功十分欣喜，却对成人的治疗失败非常气恼：

> 在医生所做的许多事中，最稀奇的恐怕就是参与合作型临床试验。这一工作在晋升至终身教授的典型学术路径中被相对低估，受政府资助机构的支持不足，面对的知情同意法规要求大大超出常规关怀所需的程度，每年还要面临更严格的监管。无怪乎临床试验工作者偶尔会心生怀疑，不知道社会是否真心想让这类工作继续开展。

且不论他对开展临床试验所面临的重重困难的抱怨，这里面是否有道德问题，那些在试验中被分配到旧疗法的孩子是否在为医学进步而牺牲生命，儿童癌症治疗的伟大进步是否是以那些没能获得最新疗法的受试儿童为代价。

新疗法在儿童（或成人）身上试用之前，其实已经经过了大量前期试验。临床试验中使用的治疗方法是研究者们认为应当有效的。首先要具备充分的理论支持，如果是药物，下一步需要进入实验室研究，在试管和细胞培养皿中被证明有效。然后它们被试用在动物身上，以检验安全性和有效性。接着是小规模的初步人体试验，以确认药物的直接影响和毒性。如果结果尚可接受，就能开展第二次（II期）试验，以检验动物研究中的安全性和有效性结果是否适用于人类儿童。只有当药物在这一阶段表现仍然出色时，才会开展 III 期试验。III 期试验通常是全套配备的随机对照双盲试验，用于找出药物在人身上的确切效果。经过这么多前期测试，要说那些被分配到最新疗法的受试者不比那些只获得对照药物的受试者疗效更好，几乎令人无法相信。既然如此，怎么还会有病童愿意参与这种试验，冒着被进入对照组的风险呢？

美国国会议员亨利·韦克斯曼（Henry Waxman）1995 年与 CNN（美国有线电视新闻网）的谈话代表了对这种情况的普遍看法。他说："我认为对于艾滋病和癌症这类威胁生命的疾病，应当让病人尽早取得可能延长他们生命的药物或疗法，而不是等到我们百分百肯定这类措施确有疗效。"

韦克斯曼议员的评论表现出一种古已有之的冲动，就是在疾病面前，必须做点儿什么。人们相信现代医学的有效性，相信医生如今已能够找出强效的新疗法，这些都支持着这种看法。过去的人们或许离开试验就不知道什么有效，但现在我们对科学的理解已经有了大幅进步，也许就不那么需要这些痛苦的试验了。议员也许是对的，在新疗法经历严格的检验期间拒绝给药是件残忍的事。毕竟在试验结束前，总会有人死去。

为回应这些质疑，由安布吉·库马尔（Ambuj Kumar）带领的研究组深入研究了儿童癌症新疗法的历史，并在 2005 年 12 月发表了他们的研究结果。他们核对了 1955—1997 年开展的 126 次不同的试验，其中的每种新疗法都要经过严格的审查程序才能获得认可，都是来自大量科学家和医生的审慎意见，而不是出于个人热忱。所有治疗方法都接受了高质量的 III 期随机对照试验的检验。

研究者担心的是，现代医生是否真能预测哪些治疗方法更可能让患儿好转。他们并不指望所有新疗法都被证明有效——总会出现意外，他们关注的是有效的新疗法数量是否过半。如果是的话，进行随机试验的道德基础就被动摇了。因为如果超过半数的新疗法都有效，那么一个孩子只要拒绝参加试验，坚持使用医生觉得可能最有用的任何治疗方法，可能就是最好的选择。

这些试验总共纳入了接近 3.7 万名儿童。新疗法当中有一些被证明是重大突破，而另外一些则令人失望，效果不比此前的方法强。甚至有些疗法原先看来很有希望提供帮助，实际上却会造成危害。综合所有试验和所有受试儿童，平均而言，新疗法造成危害和发挥疗效的概率相同，优于或劣于原有疗法的概率也相同。

也就是说，即使具有最先进的分子理论、最优秀的实验科学家、技术高超并且动机高尚的医生和研究人员，经过广泛的癌症模型试验、动物试验、小规模儿童试验，在这样的条件下，全世界最好的肿瘤专家也不能离开试验凭空预测出哪些有效、哪些无效。

最让这次研究的作者们感到激动的，不仅是消除了让儿童参加试验的道德问题，更具启发意义的是儿童癌症研究者如何将不确定性转化成为成功的治疗。"这种成功并非来自一系列连续、稳定的改进，有选择地报告治疗成果可能会让我们以为事实如此。但事实与此相反，我们的数据表明，新治疗方法的效果既可能比标准疗法差，也可能会更好。"这些"治疗方法能够成功演化，是因为研究者承认自己不能确定不同治疗方法之间的相对效果，因而选择通过随机分配进行实证研究"。其中几位作者又对另一个医学领域——放射疗法——进行了同样的研究，共收集了 1968—2002 年完成的 57 次试验数据，覆盖人数将近 1.3 万人。他们得到的结果也一样，创新疗法既可能比此前的旧疗法更糟，也可能更好。

韦克斯曼议员是错的。越是严重的疾病，检验出什么真正有效就越重要，即需要"等到我们百分百肯定这类措施确有疗效"，而这位议员偏偏觉得研究者没必要这么做。其他有关医生对试验结果预测能力的研究，无论是关于手术、成人癌症还是麻醉试验，全都显示出类似结果。

审视这些试验的研究者对自己成果的意义很有信心，正如安布吉·库马尔和他的同事们所写：

> 根据我们的发现，仍然需要通过对新旧疗法的随机对照来消解不确定性。在过去的数十年间，在不确定时运用随机原则为癌症患儿提供了良好服务……科学界与公众应当进一步认识到这一机制是如何支持临床医学的进步的。

美国的艾滋病活动者成功推动了试验过程中的"同情修正"，结果导致 20 世纪 90 年代初美国对齐多夫定（zidovudine，AZT）——第一种有效的抗艾滋病药物——的试验遭到更改。艾滋病病毒属于逆转病毒，需要用逆转录酶来将自己的基因材料插入宿主的基因之中，而这种药物就能抑制逆转录酶的作用。当时，人们还不清楚齐多夫定是否能帮助已感染艾滋病病毒但尚未发病的人，他们的免疫系统还没被病毒破坏，也就是还没患上艾滋病。修改后的试验没有采用"硬"指标——死亡，或完全发展成为艾滋病——而是走了个捷径。他们观察的是 CD4 细胞，即艾滋病病毒逐步侵袭的免疫系统的核心组成部分。其意图是想尽快获得结论，从而尽可能减少等待过程中的死亡人数。在使用齐多夫定后的很短时间内，CD4 细胞的数量就有所增加。这就足够了，受艾滋病活动者有组织的运动影响，美国人已对此完全信服。这种药物很快就在所有艾滋病病毒感染者身上广泛使用。

与此同时，欧洲的一项大型试验却仍在继续进行。这个试验采用的是硬指标，即死亡或发展为艾滋病的人数。美国活动者攻击这一试验是不道德的，他们辩论道，他们已经证明了齐多夫定对 CD4 数量的影响，很明白，所有感染艾滋病病毒的人都应该使用这种药物，不管他们的病程如何。这些真诚、智慧、受过良好教育的人所提出的论点在感情上确实很难辩驳，他们认为齐多夫定是能救命的药，那些不愿意正视已有证据指明的方向、继续扣留药物的人无疑是在杀害艾滋病感染者。除了齐多夫定以外，当时还没有其他药物可以延缓艾滋病病毒的侵袭步伐。

尽管有种种反对声音，但在英国、爱尔兰和法国，关于齐多夫定的试验还在继续开展。有足够多的人已经意识到，证据所指的方向与最终结果之间往往存在差异，这是软指标与硬指标之间的差异，软指标只能给出疾病发展的某些信号，而硬指标才是一锤定音。

欧洲的这次试验结果在 1994 年发表，证明了齐多夫定具有严重的副作用，而且很快就会让艾滋病毒产生抗药性，因此无益于提高艾滋病毒感染者在疾病初期的存活率，或者延缓艾滋病发病进程。美国式的乐观主义是来自对药物生效的热切渴望，而不是对其是否真正有效进行深入试验的结果。事实证明了它的错误。

　　艾滋病活动者还在继续施压，要求缩短试验时间。另一种名为双脱氧肌酐的药物就在所谓"平行追踪"（parallel track）机制下被允许上市，即在与现存的齐多夫定进行临床对照试验的同时，也可以在试验以外被发给希望用药的患者。结果可想而知，许多人都断定新药更可能对自己有益，而不是有害，于是很乐意在缺乏对药效的确凿证据时就接受药物。而剩下的愿意保留不确定性的人数太少，试验因缺少受试者而濒临瓦解。"事态的转变提醒着我们，"一位医学评论员当时写道，"没有大量病患的全力配合，我们就不能获得关于新疗法的高度可靠的证据。"但艾滋病患者很难配合试验，他们认定新药很可能有效，这种偏见实在太强了。

　　很多医生经过缓慢痛苦的过程才习得了怀疑精神，而在医疗行业以外，这种怀疑精神就更缺乏广泛共识。但即使是听起来最合理的理论也需要经过检验，这种观念比医生拥有的所有药物都更可能让世界变得更加美好。经济、政治、社会关怀与教育领域中充斥着这样的政策，只是基于某种原则性信念，而没有经过客观验证。谦逊才是医生提供的最有益于健康的东西，甚至超过药物的作用。

第六部分

为何医学总被愚昧围绕

第 24 章　革命的自信

当看到两个强大而固执己见的人发生冲突时，最好站得远远的。如今我们已在超过两个世纪的距离以外，正好处于最佳位置，可以好好品味威廉·科贝特（William Cobbett）与本杰明·拉什（Benjamin Rush）的爆炸性碰撞。

1745 年圣诞节，拉什降生在离费城不远的地方。他被传播福音、勤奋工作的母亲抚养长大，15 岁时便投身于医学。从新泽西学院（现在的普林斯顿大学）毕业后，他就跟随费城的顶尖医生们学习。费城学院在 1749 年由本杰明·富兰克林创立，是美国沿海地区的第一所医学院，不过即使在最忠诚的爱国者眼中，它也并非医学的顶峰所在。拉什在那里接受教育，并继续精进。1766 年后，他来到爱丁堡，在英语世界最顶尖的医学院学习了 2 年。他在巴黎和伦敦各待了一段时间以完成学业，之后便回到费城，很快就被聘为教授。

在回到美国后的 5 年之内，拉什就已树立了自己作为政治家与医生的声望。作为早期的废奴主义者，他通过亲身行动与笔头讨伐与奴隶制对抗。托马斯·潘恩（Thomas Paine）在 1776 年大获成功的小册子《常识》（Common Sense）正是在拉什的鼓励下出版，并由他编辑与定题，极大地推动了美国革命。同一年，30 岁的拉什被推举参加第二次大陆会议，签署了《独立宣言》（由他的朋友托马斯·杰斐逊主笔起草），并娶了另一位签署者的 16 岁的女儿。

在随后爆发的战争中，拉什表现出甘愿为良知失去生命、丢掉朋友的决心。他随大陆军行进，在许多重要战役中提供了医疗支持。在特伦顿，"战争第一次对我展示出它的惨绝人寰"。此后，他又去了普林斯顿（并在那里目睹了分属战役两方的朋友的死亡）、布兰迪万和日耳曼敦，并随军队在福吉谷度过了冬季休整期。拉什向华盛顿写信，抱怨约翰·希彭（John Shippen）——拉什过去在费城的老师，如今任军医处处长——对部队医疗服务的组织方式，于是希彭被解雇并上了军事法庭。随后拉什又写信给弗吉尼亚总督帕特里克·亨利（Patrick Henry），提出华盛顿不能胜任现在的总指挥官职务，应当被免职。这次拉什可栽了个跟头，不得不离开军队返回家中。他的下一场战役开始于 1793 年，黄热病侵袭费城的时候。

当时威廉·科贝特也在费城，但他所走的却是完全不同的路径。他写道："我不记得自己有什么时候不在拼命谋生。我的第一份工作是把吃芜菁籽的鸟儿赶走，还有吃豌豆的白嘴鸦。"那时候他还很小，刚能爬过篱笆。1774 年，在 11 岁时，科贝特便下定决心要到位于伦敦市郊的皇家植物园邱园工作。他要去邱园工作的决定是一时冲动。11 岁的科贝特从他父亲在萨利郡法纳姆的农场出发，步行了 35 英里（约 56 千米）来到里士满附近的邱园。他草率地用自己的便士买了一本书，而不是食物，这就是他这次冒险的意外收获。"这本书的书名太奇怪了，我的好奇心被激发起来。我带了三便士，但买书之后我就没有晚饭吃了。"科贝特选择了书与挨饿。这本书是《桶的故事》（*A Tale of a Tub*），是乔纳森·斯威夫特（Jonathan Swift）关于宗教、医学、政治与压迫的讽刺文学。根据科贝特后来描述，对这本书的初次阅读"有如智慧的降生，我一直这么认为"。9 年后，他一时冲动加入了军队，并利用自己的业余时间追求阅读的爱好。被派驻到加拿大时，他已自学成才，当上了军士长。但科贝特总被身边的腐败和不公激怒。有一次，他收集了一些军官挪用公款的证据，却发现他们密谋要毁灭证据，并污蔑他叛国。他在 1792 年 3 月带着新婚的妻子逃往巴黎，在那里过了 6 个月快活日子，随后革命的杀戮和即将与英国开战的预期让他再次逃亡。这回，他选择了美国。

最终，他来到了费城。1793 年，这里还是美国的首都，如果加上周边郊县，它也是美国最大的城市，拥有 4 万甚至 5 万人口。在这里很容易获得医学建议，你要是想找个拥有医学学位的人，就有 80 个完全合格的医生可供选择。

本杰明·拉什就是其中一员，他也是指明 1793 年黄热病暴发的第一人。黄热病会引起发烧，典型症状是危及生命的大出血，现在已查明是由某种蚊子传播的病毒引起。从 1793 年 7 月起，就有人因为此病在肮脏的海滨接连倒下。这些人往往最穷困潦倒，他们的死亡引不起多少关注。8 月，拉什开始在自己的患者中发现这种病例，在此触动下，他向同行们询问他们最近的病案。当听到黄热病正在变得流行时，拉什指出事态有可能进一步恶化。他的观点并不受待见，拉什"立刻遭到了各方的嘲笑和攻击，认为他杞人忧天"，而事实是这座城市在 1699—1762 年已多次遭到疾病攻击。幸运的是，拉什博士没有被这种排斥的声音吓退，他对此早已习以为常。在履行自己的职责时，他既收获了尊重，也招致了骂名，而他和科贝特一样，都热切地期望为人们带来改变，也愿意与他们抗争。监狱改革、穷人的免费教育、妇女权益及友善对待精神疾病——拉什的许多目标都很崇高。吸引他的是它们的可资追求的价值，而不是可操作性。如果一件事是正确的，就值得推动，哪怕并无胜算，但不试试怎么知道。"正如美国在和平时期设立了战争办公室，"拉什在他的一次宣传活动中宣称，"同样，也应当在战争时期设立和平办公室。"当然，这从未实现。

尽管拉什曾在爱丁堡、巴黎和伦敦接受过教育，但他感到欧洲的学说并不适合美国。旧理论在新世界似乎缺乏力量：药物好像没那么有效，而他曾被教导相信的医学理念也没那么准确。正如许多前人一样，拉什脱离了这种原本可能大有作为的认识，反而将其演化成了灾难。他没再质疑这些理论的价值，并发掘更好的方法来检验它们，相反，他构想出了自己的理论。

他最感兴趣的就是发烧。拉什曾经学过，发烧可能代表多种不同的疾病，但他却将发烧本身当成了一种疾病。据他判断，这和热乎乎的血液显然有着某种关系。"我曾经正式说过，世界上只有一种发热。不要惊讶，先生们，跟上我，我会告诉你们世界上只有一种疾病。"就理论本身而言，拉什的理论并不比那些教过他的苏格兰人、英国人或法国人的更有效或更没用。从某些角度看来，它们也没什么不同。真正关键的是他运用理论的方式。

黄热病前一次占领费城是在 1762 年，那时拉什正在医学院上一年级，由于没有实践经验，也就没有对此形成什么印象。现在情况可不同了。在拉什看的前 5 个黄热病人里，一共死去了 4 个。以当时的标准看来，他们接受的治疗相当温和，就是用一点儿水银来加快排尿和腹泻（两者都让他们更难存活）；接着再用点儿泻药，让腹泻更加重些（脱水也更加严重）；最后，似乎是要对医疗措施进行些许补偿，他们被安排进一些饮食。

5 人中死了 4 个，这让拉什感到良心不安。他认为上帝总会提供治愈方法，只要有人足够虔诚、足够勤奋，就能找到它。拉什斗志昂扬，阅读了所有关于黄热病的文章，并找到了一名50年前在弗吉尼亚工作的医生对此的描述。这位医生对他的病人进行了尸体解剖，报告说他们的肚子里全是血液。

拉什灵光一现：发烧是由血液引起的，是因为血液太多。黄热病的特点就是病人的出血症状——从鼻子、牙龈、小伤口流出，在内部则形成淤青，进入内脏。他们显然是由于血液过多而死！前进的道路明白无疑，他便带着先锋精神公开宣布了这一发现。

> 与其在9月初流行病到达顶点时大出血，我更倾向于进行频繁、少量的放血，我看不出一次放掉500~600毫升血液会有什么不妥。我曾给很多人在5天内放掉2100~2400毫升血，有些还要放掉更多。

2400毫升血大概是一个男人全身血液量的一半，如果是女人，则还多于一半。拉什说，被他放过七次血的病人中没有一个丧命的。一位评论员指出这并不奇怪，因为放血一般是一天一次，而黄热病发作期就是在7到10天之间。而且不难发现，对于能挺过拉什医生七轮放血的病人来说，传染重病之类的东西简直太温和了，根本打不倒他们。

人们开始逃离费城。随着疾病流行，将近半数人口离开了这座城市，托马斯·杰斐逊就是其中之一。他承认，在染上疾病的人中有三分之一因此死亡。当代有人费了很大力气，找出了拉什的病人数据，结果发现他们的存活概率要糟糕多了，只有大约一半活了下来。

拉什从未丧失过勇气，誓要沿着他面前的道路让世界变得更加美好。他拒绝离开自己的岗位，这让他成为陷于危险境地的少数派。在留下的医生中，有 10 人死亡，有一段时间除了拉什之外，只有两个医生还活着留在城里。疾病越是肆虐，拉什的信心越大，他相信自己手中握有拯救苍生的力量。"美国人比欧洲人更强悍，"拉什训诫道，"所以相应的，美国的疾病也比欧洲的疾病更强悍；要治疗美国人，就得靠英勇的美国医生实施独一无二的强力药剂。"他把开给病人的水银和泻药剂量加重了十倍，并建议放掉他们的大部分血液，多至全身血量的 80%。9 月的某一天，他感到自己也病了，便吞了一些泻药，叫同事来为自己放了约 500 毫升血。第二天，他觉得恢复了些，又回去照料病人。他们的鲜血淌满了拉什房子的前院，苍蝇在上面挤成一团。"看着我的治疗大获成功，"拉什说，"我感到从未有过的庄严愉悦。"在黄热病围困这座城市的近百日期间，城中人口锐减，有超过 4000 人死去。

　　疾病流行期结束了，拉什的愉悦却还在继续。他证实了自己的理论，展示了自己的力量。所谓的"耗竭疗法"成为拉什大力宣扬的内容。他解释说，它几乎能应用于任何疾病，但对黄热病尤为有效。由于费城在此后数年间每年都会有传染病暴发，他就有理由尽力说服人们相信他这一发现的价值。

　　拉什的使命感熊熊燃烧，这既是出自他的宗教职责，也因为他相信，新世界会为高瞻远瞩的人们提供征服自然界局限的机会——这尤其需要责任心，而其他医生"在治病过程中过度依赖自然的力量"。拉什认为所需要的只是行动，将新美国人在政治中的决心运用到医学实践中来，这是一种"英雄、无畏、勇敢、雄壮、爱国"的决心。

　　奥利弗·温德尔·霍姆斯后来以一种半是咒骂半是同情的口吻描述拉什的工作：

他的内心永远处于一种欣喜自得的状态，这来自他所参与的激动
人心的事件……他不禁感到大自然也已经被《独立宣言》撼动，
而美国人的医术已经超出了它的承受范围——尤其是他自己在治
疗中所展现的才华。

威廉·科贝特就没那么客气了，他在 1793 年之后写到了这次黄
热病大流行。"不管是什么病，"他指出，"让一个人流血致死可不是
最好的救命方法。"拉什的做法令他震惊，他以自己的讽刺报纸《箭
猪公报》（*Porcupine's Gazette*）为武器投入了战斗。毫无疑问，科贝
特的愤怒部分是源于拉什的政治主张，因为拉什与杰斐逊一样，为了
赞美法国大革命的斗争理想而忽视了它最黑暗的部分。科贝特曾经亲
眼见过巴黎的大屠杀，当另一场并无必要的杀戮发生之时，他可不想
保持沉默。如果说拉什善于用柳叶刀一刀见血，那么科贝特的笔也
可以。

在这个问题上，真理与声势都站在科贝特这边。《箭猪公报》"是
美国读者范围最广泛的报纸"，这对于一份主编为英国爱国人士的出
版物来说可谓成就不凡，况且其尖锐的讽刺性观点也十分英式。甚至
连乔治·华盛顿也读这份报纸，还寄给他的朋友。"就包容一个英国
人的粗野吧，"他对一位朋友说，"他总会有些强烈、粗俗的言辞，还
想就很多事实获得官方信息；这也不是坏事。"

科贝特嘲笑拉什对水银的使用，并指责他用毒物和失血令成千上
万名美国人丧生。"拉什医生对黄热病的疗法从不失手，让你必死无
疑。"他写道。诽谤诉讼随之而来，拉什在 1797 年秋天将他告上了法
庭。不过庭审被拖延了很久，这或许是拉什的其他敌人所为，他们热
衷于将他的难堪公之于众，想让他再多煎熬些时日。

　　科贝特的攻击成功地毁掉了拉什的医生生涯，却没能达到更好的结果——让他有所进步。杰斐逊曾经给拉什写信说过要宽容对待持不同意见者，"一个人有着那么多可敬的品质，为什么我们要仅仅以政治见解、宗教、哲学或者其他东西来分裂彼此呢？"但科贝特和拉什彼此都热切地想要改变对方，这种观点对他们双方都毫无吸引力。

　　12 月 12 日，星期四，那是弗吉尼亚寒冷的一天，华盛顿在雨雪冰雹交加中绕他的农场骑行，回来后没换湿衣服就吃了晚饭。第二天，他感到不舒服，便安静地在家中待了一天。晚间，他在睡前大声为妻子朗读。凌晨两点到三点之间，华盛顿把她叫醒，告诉她自己感觉更不好了。星期六早上，华盛顿叫他的庄园主管给自己放血，这个人给他放掉了大约三分之一升鲜血。午饭前，第一个医生来了，又给华盛顿放了两次血，这次放掉了一又四分之一升。晌午时分，第二个医生到了，这次给华盛顿放了整整一升血。水银让他腹泻，多次服下的药物令他呕吐，滚烫的杯子覆在他的肌肉上，吸出充血的水泡。

　　华盛顿身上大约共有 5 升血液，其中超过一半都通过放血流失了。呕吐、腹泻和水泡让他进一步脱水，比初始不适时的发烧与炎症造成的更甚。到星期六快结束时，挤在华盛顿床前的医生注意到他的血似乎有些异样。当切开一条静脉或动脉时，血液不再汩汩流出，而显得很黏稠，只能缓缓渗出。

　　"不必麻烦为我祈祷了，"华盛顿告诉他的医生，"让我安静地去吧。"星期六晚上 10 点刚过，他死去了。

　　威廉·科贝特在次年 2 月的文章中，估算放掉的总血量达到

"108 盎司 *，也就是 9 磅 **，换算过来就是 9 品脱，或者 1 加仑 *** 又 1 品脱！！！"他觉得这里值得用上几个感叹号。他有充分理由不顾自己的理智，而尊重自己的情感表达。华盛顿成功地带领美国击败了杰斐逊等亲法共和主义者的努力，与英国建立起和平关系，对科贝特来说，他就是英雄。而华盛顿的死就算不完全是医生的照料导致，也与他们脱不开干系。

令科贝特的怒火倍加炽烈的是，在华盛顿去世当天，拉什对他的名誉诉讼有了结果。"当庸医们纷纷嚷着通便、放血，"科贝特的律师在法庭上说，"这世道就真是不妙了。"法官在几年前遭到过科贝特的笔伐，并在这次判他败诉，判定拉什应获得 5000 美元的伤害赔偿。科贝特指出，这超过了美国建国以来所有同类案件的赔偿总和，他因此逃回了英国。

但在回英国之前，科贝特又驻留了一段时间，用于攻击华盛顿所接受的医疗措施，同时就他对拉什的批评收集证据，召集民意。他弃《箭猪公报》不用，而在新的刊物——针对性地起名为《拉什之光》（The Rush-Light）——中着重调查了费城的官方死亡记录。科贝特注意到，当拉什开始宣传他的壮举一般的放血理念后，死亡率显著增加了。

存在与我们持不同意见的人，这是我们所有人都会面对的问题。科贝特和拉什可以坐到一起，承认他们在放血的作用方面肯定有一个人是错的，并设计一个试验来终结他们的争论。两人都是理想主义

者，都精力充沛地追求着自己所珍视的许多目标，都对自己不借助试验就能推导出真相的能力深信不疑。恰好科贝特是对的，拉什是错的，但更关键的是，他们都不愿意让自己的信念接受检验。"与其错误，不如无知。"杰斐逊在其 1782 年的《弗吉尼亚杂记》（*Notes on Virginia*）中写道，"比起相信谬误的人，什么都不相信的人离真理还没那么远。"对于那些认为强硬的看法比不确定及怀疑更显男子气概的人来说，这种教导可不那么中听。

几年后，梅里韦瑟·刘易斯（Meriwether Lewis）1803 年找到拉什，想向他学习一些医药知识。杰斐逊派他过来，是想让刘易斯为他与威廉·克拉克（William Clark）一起横穿美国去往太平洋西北岸的历史性壮行做好准备。拉什给刘易斯准备了半磅鸦片、催吐药物、50 打以水银为主料的泻药、1 磅水银（在染上性病时口服或直接注射入阴茎）、50 磅秘鲁树皮和 2 磅用动物油脂、蜂蜡及松木树脂制成的药膏。拉什所给的水银在这次远征中用掉了大半，以至于在两个多世纪后的今天，他们当时的驻扎地还因为如厕处的严重污染而清晰可辨。其中的寓意并不是说医生曾经做过愚蠢的事，而是说如果依赖未经验证的理论，那么就连最优秀的人也会沦于失败，而这些失败会害死他人，玷污历史。放血与水银疗法虽已过时，但不加检验的肯定与过度自信却仍在盛行。

第 25 章 怀疑之美

今天医生们所做的事，会有多少被证明有效呢？

1976 年的新西兰，当阿奇·科克伦打断了演说，称他的朋友克尔·怀特为"混蛋骗子"，并指出医疗干预中至多只有 10% 是基于有力的证据时，他所说的数据并非随口编造。这一数字是来自 1963 年《医疗》（*Medical Care*）上的一篇论文，文中报告了对英国北部 19 名家庭医生为期两周的调查结果。在此期间，这些医生被要求记录所有开出的处方，并在调查期末将他们所开的药物与所要治疗的症状进行对比，以确认其中有多少存在可靠的证据支持。结果数据为 9.3%——科克伦说的约 10% 还有一点儿水分。

贯穿整个历史，人类都在努力提升具有可靠证据支持的医疗实践所占比重，但成功的历程却磕磕绊绊。随着 20 世纪逐渐过去，随机对照试验的力量展现得越来越清晰，虽说如此，它却难以对医生们的多数举措形成支持。在大部分时期，对医疗干预有效性的统计学研究都被称为"临床流行病学"。对于这样一项具有普遍重要意义的工作而言，这个名字显得过于模糊而且令人不悦。因此，20 世纪 80 年代才在加拿大麦克马斯特大学的医学教学研讨中诞生了另一个术语："循证医学"（EBM）。这个词最早出现在《美国医学会杂志》（*Journal of the American Medical Association*）1991 年的一篇文章中，最近才被广泛使用。"循证医学"显然只是个宣传术语，存在同义赘述，它代表了一种思想派系，即认为某些特定类别的证据要比另外一些在整体上更稳健、更有价值——实验胜于猜测，测试胜于传言，干预胜于观察。

很多医生讨厌"循证医学"这个词，他们的怒气源自其宣传论调，明里暗里指向他们的行为没有遵循证据。经常有争议认为，这一运动其实是以最缺乏思考的方式为最荒唐可笑的事物寻找试验证据，比如 2003 年《英国医学杂志》上由戈登·史密斯（Gordon Smith）与吉尔·佩尔（Jill Pell）所写题为《降落伞在预防引力挑战引起的死亡与重大创伤中的作用》（*Parachute Use to Prevent Death and Major Trauma Related to Gravitational Challenge*）的论文中说道：

> 如同许多期望预防健康问题的措施一样，降落伞的有效性尚未通过随机对照试验来进行严格的评估。循证医学的支持者批评这项措施仅以观察数据评估后便被采用。我们认为，如果循证医学的最激进倡导者能组织并亲身参与一项针对降落伞的双盲随机安慰剂对照交叉试验，将会对所有人都有益。

另一方面，EBM 的支持者却似乎乐于对降落伞之类干预措施显然有效的结论通盘接受。1995 年的《柳叶刀》上发表了一篇论文，题为《住院病人的整体医疗具备证据基础》（*Inpatient general medicine is evidence based*），为"循证医学的最激进倡导者"实际要求的证据标准提供了很好的指导，同时指出医学自 1963 年起已获得了长足进步。论文的作者之一是加拿大医生戴维·萨基特（David Sackett），他正是 EBM 运动最重要的传道者之一。这篇论文研究的是萨基特的医生团队在位于牛津的约翰拉德克利夫医院中，在一个月内对病人进行的所有治疗措施。萨基特对此评论道：

> 我们发现，像我们这样致力于寻找最佳证据来指导医疗干预的机构，能够以 SR（整合多个高质量试验而进行的系统评价）和 RCT（随机对照试验）为基础治疗 53% 的病人，另有 29% 的病人是在具有说服力的非试验性证据的基础上进行治疗，而仅有 19% 的治疗是基于猜测与期望。

有超过 80% 的决策是基于良好的验证证据，哪怕是在一位宣誓要跟从证据的医生所带领的医疗团队中，这也是个惊人的进步。萨基特以心脏骤停时采用电击术为例，来说明哪些治疗措施是他认为无须经过随机对照试验证据就能认可的。在医疗领域，这种电击就如同使用降落伞。极少有人能从 1 万英尺高空坠落到树林或雪地里还能幸存，或者自行恢复心跳到正常频率——要存活下来，一般都必须施加干预，也就是降落伞或者电击。

这一研究激起了一系列在不同医疗环境和科室内的类似研究，其中有两个着眼于家庭医生领域。一项是来自利兹大学（吉尔等）的研究，于 1996 年发表在《英国医学杂志》上。在调查一个家庭诊所两天内的接诊量后，他们研究得出了与《柳叶刀》上论文相似的数据，即有 31% 的治疗是基于 RCT 证据，而 51% 是基于"有说服力的非试验性证据"。在同年的另一篇发表在《英国医学杂志》的文章中，由鹤冈圣（Koki Tsuruoka）领衔的一组日本家庭医生报告了对 49 次接诊的评估结果（样本数量只有牛津或利兹研究中的大约一半），其用于判断何为具有说服力的证据的标准与另两个研究一致，并发现有 81% 的治疗是基于良好证据。

小山浩（Hiroshi Koyama）及其同事重复了 1995 年《柳叶刀》在京都大学医院的研究，看有多少治疗决策是基于 RCT 证据做出的。根据他们 2002 年发表在《国际医疗质量杂志》（*International Journal for Quality in Health Care*）上的内容，他们研究的 211 例不同的医疗干预中有 49% 具有 RCT 支持，和萨基特在牛津大学的医疗团队得出的数据一致。

其他科室也重复了此类工作，来评估自己在多大程度上是基于证据来行医。2006 年，在专注于产科与妇科的《BMC 妇女健康》（*BMC Women's Health*）杂志电子版的一篇论文中，来自英国伯明翰大学的埃马尔·卡恩（Aamir Khan）等人回顾了 1998 年到 1999 年依序就诊的 325 名住院病人，发现他们所接受的医疗干预中有 42% 是基于 RCT。

1998 年来自大奥蒙德街儿童医院的一篇论文指出，当时的儿科手术还较少获得相关研究的支持。巴拉蒂尼（Baraldini）和其他手术医生对这所一流医院中的手术进行了一个月的观察，结论是仅有 26% 的重大手术具有 RCT 支持，有 3% 落入了自证有效的范畴，3% 的手术回溯来看与所有现存证据相悖，而剩下的 68% 则在正反两面都缺少充足证据。香港一篇由眼外科医生完成的审查结果（赖等）发表在 2003 年的《英国眼科杂志》（*British Journal of Ophthalmology*）上，其作者发现在他们 2002 年 7 月的 274 例连续治疗干预中，有 43% 得到了 RCT 支持，有 34% 具有次一等的观察证据，剩下的 23% 要么尚无任何证据支持，要么与现有证据相反。

关于当今医学在多大程度上具有证据支持，其他衡量方式得出的结果也与上述论文类似。很显然，在医学治疗方面，今天的我们要比1963年时更有信心；不光是治疗方法取得了进步，我们对于其真实效果也有了更多的明确知识。

如何理解对部分试验中"显然"有效的治疗措施的估计呢？他们是怎么断定哪些疗法属于不证自明的范畴，因此无须 RCT 证据的支持呢？小山浩的京都大学团队声称有 47 种疗法是属于这一类别，其中（和牛津大学一样）包括对心脏骤停者提供电击。他们列举的例子还包括为患阑尾炎的患者切除阑尾，给呼吸困难的人吸氧，患腺热者应当静养观察，静脉深处存在血栓的病人需用华法林稀释血液，而体内停止生产胰岛素或甲状腺素的患者则需要补充相应激素。

利兹大学（吉尔等）1996 年的家庭医生研究也将使用甲状腺素列入了 43 种"已被具有说服力的非试验性证据证实的医疗干预"中。其他疗法也都差不多一样清楚，比如脱水病人需要补充液体。但这份清单中也包含一些会立刻引发质疑的疗法，例如用某种抗生素来治疗特定的感染症状。有些感染更可能是源于病毒而非细菌，比如扁桃体炎和胸腔感染——虽然他们提及的抗生素都是非常安全的种类，但与所有药一样，有时也会造成危害。（可以基本肯定地说，唯一没有副作用的药就是完全没用的药。）针对背部疼痛的强效止痛药也进入了效用不容置疑之列。这确有可能是真的，但鉴于更温和的止痛药或许能在提供疗效的同时，具有较低的重大危害（比如胃肠出血）风险，其中也仍存在疑问。

当代医学知识的错误主要来自两个方面。一是由于某个假设看起来显然为真，而未能对其进行适当的检验。激素替代疗法（HRT）就是最近一个很有代表性的例子。几十年来，更年期后的女性由于自身已不再合成激素，就服用激素进行替代。这是基于人体生理学理论，推测如果给老年人补充年轻时体内会分泌的激素，或许会对人体有益，而且这种想法也不无合理之处。随后的观察显示，在更年期后使用替代性激素的女性确实比未使用的女性寿命更长，健康状态也更好。

但问题是，人们以为这些观察可以构成一项试验，但事实上并不能。这些女性并不是通过随机分配决定使用或不使用激素——她们在进行选择。这意味着，选择了其中一项的女性与选择另一项的女性本身具有差异。直到 1993 年，才有一项相关试验开展。女性健康启动项目（Women's Health Initiative）是美国的一项研究，招募了超过 16 万名已绝经的女性，并将她们分配到激素替代疗法或安慰剂组。到 2002 年，由于 HRT 组中因乳腺癌而死亡的人数已高于预期，这项试验便提前结束了。根据英国的估算，本国每年因使用 HRT 可导致额外 2000 例乳腺癌。尽管如此，女性健康启动项目事实上并非为了测试 HRT 是否安全而开展的研究，其设立是因为医生们相信它会证明 HRT 的救治效果。

第二个仍然常犯的错误是仓促接受方向正确，但因尚未被充分完成而不够可靠的试验证据。抗抑郁药物就是个例子。关于它曾有过很多研究，其中不少也具有随机选择、双盲、变量控制机制，但这些研究不是规模太小，就是时间太短、设计太差、太容易被既得利益者曲解，因而效力受到贬损。政府与医生继续认可此类试验，是因为他们未能理解良好证据基础的本质与重要性。

糟糕的研究显然是不值得信任的，正如那些关于沙利度胺的早期研究，它们本来就没想对药物进行客观评价。有一系列药物可以用来治疗抑郁，很多都只有细微的差别。在理想状况下，我们想知道这些药物从长期来看，在人们最关心的疗效上相对彼此的确切效果如何，即是否能帮助人们变得更安全、健康、快乐。

制药公司仅在他们所需的范围内对试验进行资助，目的是说服医生开立处方，说服政府准许其上市，但这也会带来问题。《新西兰医学杂志》（*New England Journal of Medicine*）2008 年刊载了一篇对 12 种抗抑郁药物具有的证据的调查研究（特纳等），其中比较了制药公司在申请监管批准时向食品药品监督管理局递交的试验数据和最终发表供公众查阅的数据。药企在开展临床研究时必须向食品药品监督管理局注册，并提交研究发现的任何结果，但没有义务公开发布。这篇论文找到了 74 个相关研究，涉及超过 12 000 名病人。"在食品药品监督管理局检视的具有负面或可疑结论的研究中，"文章指出，"要么没有发表结果（22 例），要么采用了在我们看来是在传达正面结果的发表方式（11 例），只有 3 例例外。从已发表的文献看，仿佛有 94% 的试验得出了正面结论，但食品药品监督管理局的分析却与之相反，显示仅有 51% 的正面结论。"这种公开呈现上的差异——被称为"发表偏差"——应当归结于药企只愿意拿出最有利的结果，还是因为医学期刊没有兴趣发表那些指出某种治疗方法效果不显著的研究，作者感到难以判断。综合所有相关结果来看，食品药品监督管理局批准的所有药物都具有疗效，但这篇论文发现，这些疗效并没有被准确地呈现给医务人员。他们因此得出结论，"选择性发表可能导致医生做出不恰当的处方决策，不符合患者的最大利益。"更早时候，2004 年发表在《柳叶刀》上的一篇论文（惠廷顿等）研究了一类用于儿童抑郁症的抗抑郁药物——选择性血清再吸收抑制剂（SSRI），也发现了同样的结果。把未发表的药企试验合并到已发表的结果中去时，药物的有效性就显得完全不同了；已发表结果中收效似乎压过了危害，但加入了额外数据之后，结论却恰恰相反。

这些影响重要吗？一篇 2004 年发表在《美国医学会杂志》上的论文（陈安文等）给出了肯定的答案。陈及其团队研究了 1994—1995 年在丹麦获批的临床试验，并跟踪查看了它们的对外呈现方式。在获得处方许可到公开发表期间，约有三分之二的试验更改了它们原先声称测量的变量——真是种绝妙的试验调整方法，总能产出你想要的结论。（根据统计学惯例，如果一项发现纯属运气的概率低于 1 比 20，就可以认为数值显著。因此，每进行 20 次试验，就可能有 1 次得到肯定结果，但实际上不过是运气而已。一项优质的研究会在一开始就声明它的主要测试目标，并坚持不变。）陈的研究发现，"关于试验结果的报告不仅常常不完整，而且还会存在偏差，或未能遵照程序进行。已发表的文章及相关评论就可能因此失去可靠性，并会高估一项医疗干预的实际疗效"。他们希望监管法规能进行修订，强制研究者以更准确、完整的方式发表其研究结果。

科克伦协作网的设立是为了实现阿奇·科克伦的目标，让医学获得更强的实证基础。作为一家非政府组织，它的目标是发表针对各类治疗措施可得数据的全面分析。对抗抑郁药物，科克伦协作网也完成了几项综述，其中一篇发表于 2004 年，特别关注了此类药物研究中可能具有误导性的安慰剂对照方式。* 鉴于抗抑郁药物会引起副作用，可以合理认定受试者能分辨出他们是否在服用安慰剂，而要获得安慰剂效应，你得相信自己使用的不是安慰剂，因此这就会造成影响。科

---

* 较少有人对抗抑郁药物进行互相比较。这项工作费用不菲，药企并不会自发行动。他们没这么做，表明他们对某种药物效果优于另一种并无信心，同时也提示着人们，政府对推动此类研究毫无作为。

克伦协作网的三位研究人员专门检视了那些使用"活性"安慰剂来克服此类问题的试验，这种安慰剂会产生与活性药物类似的副作用，但不具备其主要功效。（他们研究的是一种叫作三环素的抗抑郁药物，通常会引起口腔及鼻腔干燥、便秘等副作用。）综述找出了9个这样的研究，总共包括751名患者，而它们证明活性安慰剂与三环素之间的效果差异比预期要小得多。他们总结道："这意味着，在使用惰性安慰剂的试验中，这种揭盲效应可能会虚增抗抑郁药物的有效性。"换句话说，在我们所相信的抗抑郁药物的优良品质之中，大部分都可能只是幻象，不过是设计糟糕的试验所带来的结果。

早在2008年，一篇新发表的论文（基尔希等）将大众的注意力都吸引到了这一议题上，即抗抑郁药物的效果是否远不如大多数医生和患者所相信的那样。这篇论文最奇特的地方在于，其中大部分内容都并不新颖。欧文·基尔希（Irving Kirsch）就职于赫尔大学心理系，2002年他还在康涅狄格大学时，就发表过一篇十分相近的研究。当时，他研究了1987—1999年提交给食品药品监督管理局审批的6种最流行的抗抑郁药物的相关数据，并发现这些药物的几乎所有（80%）功效都是来自安慰剂效应；剩下的20%效果虽然的确存在，但并不重要，在通常用于测量抑郁程度的汉密尔顿抑郁量表中，其造成的差异只有2分。英国国家卫生与临床优化研究所（NICE）是为独立评估医疗措施有效性与安全性而设立的政府机构，而它所设定的临床有效临界点为3分。（某种药效可能在统计上显著存在，但对病人来说却因效果太小而不值得一试，尤其是已知存在一定概率会发生副作用的情形下。）基尔希2008年的研究是关于4种新出现的抗抑郁药物，想看看它们是否会影响患者的抑郁程度。结果发现，这些药物的整体影响与此前的药物类似，也低于NICE认为真正具有价值的最低水平。对于少数抑郁程度最严重的患者来说，药物带来的差异还稍微大些。他们 2008 年的论文引起了大量公众关注，但其中发现的问题其实早已在 2002 年的论文中就出现过。这件事说明了另外一个问题：信息传播与开始时的信息收集同样困难。

比起广泛使用这些基本上毫无效果的药物，还有更糟的事。抗抑郁药物并没有造成像有毒的磺胺类灵药或沙利度胺那样的丑闻，却提醒着我们，我们作为医生或病人需要了解关于医疗措施的全面效果，但目前的监管框架并不能保证我们获取此类信息。

在过去，往往要到令患者死亡或终身残疾的悲剧发生后，监管改革才会跟上。但现在我们有机会去自发地对其进行改良，而不必等到下一场医疗惨剧的曝光来迫使我们采取行动。

试验的发展之路是一个关于思维进步的故事，它为世界普降甘霖，却几乎不为人知。

检测与试验一直是人生的一部分，如果它们无法在骗人的疗法和有毒的药方面前保护我们的周全，这就是个严重的问题。一项试验除非方法充分，否则就不可信赖，而其方法的质量也就决定了结果的质量。这些方法既有可能比猜测好不了多少，也可能像双盲随机对照试验那样严谨可靠，如果不理解这一点，光是用用"检测""实验""试验"这样的字眼儿可是不够的。

留意前辈已经犯过、记录过、报告过的错误，对我们会非常有用。这让我们不仅能更深刻地理解他们的谨慎与烦恼，也略微降低了重蹈他们覆辙的可能性。历史学家常说，以别人看待自己的方式来看待他们，并为他们没能做得更好寻找理由，这就是"同情"。但在我看来，这种做法显得居高临下。那些认真思考如何帮助患病同伴的人并不是想要做到"可期望的最好水平",他们也不指望自己的理论"以当时人们对世界的理解方式来看是完全合理的"。他们只是想为病患做些好事,同时揭示真理,而我们只有明白他们是如何屡次失败时,才会给予他们最认真的对待。

在 1971 年首版发行的著作《有效性与效率》中,阿奇·科克伦写道:

> 在过去 20 年中,用词上两个最显著的变化是相比其他证据类型,"看法"一词的使用增加,而"试验"一词的使用减少。更多使用"看法"一词无疑有多种原因,但我可以肯定,其中贡献最大的一定是电视采访者与制片人。他们希望所有东西都能简短、引人注目、非黑即白,任何关于证据的讨论都会因为冗长、无聊、含糊而被剪掉。我很少听到哪位电视采访者询问采访对象,他关于某段表述的证据是什么。

刘易斯·托马斯(Lewis Thomas)生于 1913 年,比科克伦小 4 岁,并于 1937 年在哈佛大学医学院获得行医资格。除了磺胺类药物以外,他发现当时的医院能提供给病人的比旅馆住宿没多多少。他写道:"你能不能活下来,要看疾病自身的自然进程。药物的作用很小,甚至没有。"

尽管情况很差劲,但当他回头想想父亲受到的医学教育时,还是惊叹于医学进步之大。他的父亲比他早 25 年毕业于哥伦比亚大学,在当时他所接受的前沿教育中,关于人体的真理已经比过去所知要多得多。20 世纪初,支持医学的科学知识已经十分先进——病理学、微生物学、生理学、化学乃至药理学。但在临床实践中,医学与数千年前的状况几无差别。"一篇又一篇论文，"托马斯在阅读父亲的书籍时发现，"都重申着放血、火罐、强力通便、用发疱药膏拔水疱、把身体浸入冰水或难以忍受的烫水的好处……没完没了地熬煮、混合植物提取物，而其根据完全是异想天开。"人类的能力已经超乎想象，而无能的地方也令人匪夷所思。正当盖伦建议使用无效的药剂和水蛭时，古罗马人已经建造了建筑与工程上的奇迹。当托马斯的父亲正在学习几乎相同的药剂与水蛭时，爱因斯坦已经提出了相对论，飞机也已飞向天空。

医学所缺少的就是实验方法。人类能将实验方法应用于硬科学，但医生却还相信直觉的力量。他们依赖不断的试错，而且由于全无章法，导致结果全无用处。正如刘易斯·托马斯所写：

> 我最大的希望就是删掉头两年的大部分课程，以便留足空间，开几门关于医学愚昧之处的课，这样学生才能在一开始就清楚地了解医学尚不知道的事。

现代医学中有一个辛酸的笑话：人们对某项论点的确定程度与他们用于支持这个论点的证据数量成反比。越是缺少可靠的试验证明，人们就越是态度坚定，仿佛信心就像浆粉一样，只要施以足够的热情，就能把想法与事实牢牢地黏合在一起。

但历史证明，还有更好的做法。我们的很多观点可以得到检验，而可以被检验的观点就应当接受检验，还有什么比认识到这一点对我们更有帮助呢？过去的医学错误告诉我们，如果一项理念是基于无法检验或尚未经受检验的理论，就需要常怀谦逊。随机对照试验已经将医院和家庭中的许多痛苦与错误一扫而空，并代之以慰藉与治愈。试验里可能充斥着统计数据，既不好懂，施行起来又费力气，但它们仍然富有魅力，这种魅力来源于一种能够揭示我们身处的现实的力量。

似乎我们的天性就是易于轻信而不擅怀疑。我们都有简化并混淆事物的倾向，容易落入思维惯性，任其将我们带向失败。但一旦认识到这点，我们就能抵御其影响。在面对关于世界的特定问题，而其答案可以通过试验进行检验时，"科学"就成了"理性"的同义词。如果不要求证据，或者不明白可靠证据所应当具备的特质，我们就会不堪一击。

在医疗行业中，很多人因临床试验的兴起而感觉受到了威胁。他们害怕统计数据，或者说害怕别人比他们更懂这些数据的感觉。这些人说，临床试验不能代替病人与医生之间丰富复杂的互动。但其实没人说过它能够替代，或者应当替代。试验能告诉你关于世界的某些真相，而对其他则并不置喙。它们能提升你进行决策的能力，却不等于要否认决策的重要性。

随机对照试验技术自有其瑰丽之处，但完全不适用这一技术的人生也同样壮美。没有统计检验或试验设计能分辨出你是否正坠入爱河，或是否在被人爱着。这并不是说试验与统计学就没有用处，它们不过是有着自己擅长的领域，那是另一片丰饶之地。试验与数据能揭示真理：它们是理解世界的工具，也是改良世界的利器。

参考文献

Alderson, Philip and Roberts, Ian, 'Corticosteroids in acute traumatic brain injury', *British Medical Journal* 314 1855–1859 (1997)

Altman, Lawrence K., 'The Doctor's World: Little-Known Doctor Who Found New Use for Common Aspirin', *New York Times*, 9 July 1991

American Journal of Public Health, 'Sanocrysin – A Gold Cure for Tuberculosis', (February 1925): 144–5

Aubrey, John, *Brief Lives*, Ann Arbor, 1962. 中文译本参见 [英] 约翰·奥布里,《名人小传》, 王宪生译, 北京时代华文书局有限公司, 2014 年。

Baraldini, V. *et al.*, 'Evidence-based Operations in Paediatric Surgery', *Paediatric Surgery International* 13, 5–6 (July 1998): 331–5

Bastian, H., *Down and Almost out in Scotland: George Orwell, Tuberculosis and Getting Streptomycin in 1948*, 2004; the James Lind Library: www.jameslindlibrary.org [accessed Thursday 5 October 2007]

Bell, Robert, *Impure Science*, Wiley, 1992

Beral, Valerie, 'Ovarian Cancer and Hormone Replacement Therapy in the Million Women Study', *The Lancet* 369 (2007): 1703–10

Braithwaite, William, *The Retrospect of Medicine*, vol. XLII (July–December), London, Simpkin, 1860

Brownstein, Michael, 'A Brief History of Opiates, Opioid Peptides, and Opioid Receptors', *Proc. Natl. Acad. Sci. USA* 90 (June 1993), 5391–3

Brynner, Rock and Stephens, Trent, *Dark Remedy*, 2001

Burt, C., 'Francis Galton and His Contributions to Psychology', *British Journal of Statistical Psychology* 15 (1962): 1–49

Carnwath,Tom and Smith,Tom, *Heroin Century*, 2002

CAST Investigators, 'Preliminary Report: Effect of Encainide and Flecainide on Mortality', *New England Journal of Medicine* 321, 6 (10 August 1989): 406–12

Chalmers, Iain, 'What is the Prior Probability of a Proposed New Treatment Being Superior to Established Treatments?', *British Medical Journal* (1997): 314 (7073): 74–5

Chalmers, Iain, *MRC Therapeutic Trials Committee's Report on Serum Treatment of Lobar Pneumonia*, BMJ 1934, 2002; the James Lind Library: www.jameslindlibrary.org [accessed Monday 8 October 2007]

Chan, An-Wen et al., 'Empirical Evidence for Selective Reporting of Outcomes in Randomized Trials', *Journal of the American Medical Association* 291, 20 (2004) 2457–65

Cobbett,William, *Rural Rides*, ed. and intro. George Woodcock, 1973

Cochrane,Archibald, *Effectiveness & Efficiency*, 1999

Cochrane,Archibald and Blythe, Max, *One Man's Medicine*, 1989

Colebrook, Leonard, 'The Prevention of Puerperal Sepsis'. *Journal of Obstetrics and Gynaecology of the British Empire* 43 (1936): 691–714

Colebrook, Leonard, 'Prontosil in Streptococcal Infections'. *Lancet* 1 (1936): 1441

Colebrook, Leonard, 'The Story of Puerperal Fever – 1800–1950', *British Medical Journal* 1 (1956): 247–252

CRASH study guidelines: http://www.crash.lshtm.ac.uk/ [accessed 23 March 2008]

Crofton, John, *The MRC Randomised Trial of Streptomycin and Its Legacy: a view from the Clinical Front Line*, 2004; the James Lind Library: www.jameslindlibrary.org [accessedWednesday 18 October 2007]

Davies, Nicholas, Davies, Garland and Sanders, Elizabeth, 'William Cobbett, Benjamin Rush, and the Death of General Washington', *Journal of the American Medical Association* 249, 7 (18 February 1983) 912–5

Diaz, M. and Neuhauser, D., *Lessons from Using Randomization to Assess Gold Treatment for Tuberculosis*, 2004; the James Lind Library: www.jameslindlibrary.org [accessed Friday 12 October 2007 Diggins, F. W. E., 'The True History of the Discovery of Penicillin', *British Journal of Biomedical Science* 56, 2 (1999): 83–93

Doll, Richard, 'Controlled Trials: the 1948 Watershed', *British Medical Journal* 317 (1998): 1217–20

Dormandy,Thomas, *The Worst of Evils*, 2006

Donaldson, I. M. L., *Ambroise Paré's account in the Oeuvres of 1575 of new methods of treating gunshot wounds and burns*, 2004; the James Lind Library: www. jameslindlibrary.org [accessed Friday 12 October 2007]

Doyle, D., *Eponymous doctors associated with Edinburgh*, part 2, Journal of the Royal College of Physicians of Edinburgh 2006; 36: 374–81

Ellis, J. et al., 'Inpatient General Medicine is Evidence Based', *Lancet* 346, 8972 (12 August 1995): 407–10

Evelyn, John, *Diary and Correspondence*, ed. William Bray (1882)

Farewell, Vern, Johnson, Tony and Armitage, Peter, '"A Memorandum on the Present Position and Prospects of Medical Statistics and Epidemiology" by Major Greenwood', *Statistics in Medicine* 25 (2006) 2161–2177

Forsyth, G., 'An Enquiry into the Drug Bill', *Med. Care* 1 (1963): 10–16

Galton, Francis, 'Statistical Inquiries into the Efficacy of Prayer', *Fortnightly Review* 12 (1872): 125–35

Galton, Francis, *Memories of My Life*, 1908

Gardner, Walter Myers (ed.), *The British Coal-Tar Industry*, 1915

Garfield, Simon, *Mauve*, 2000. 中文译本参见 [英] 西蒙·加菲尔德,《淡紫色》, 马谦如译, 台北商周出版社, 2002 年。

Gill, P. et al., 'Evidence Based General Practice', *British Medical Journal* 312 (1996): 819–21

Gillies, Donald, *Artificial Intelligence and Scientific Method*, 1996

Griffin, John Parry and O'Grady, John (eds), *The Textbook of Pharmaceutical Medicine*, 2006

Guyatt, Gordon, 'Evidence-based Medicine', *ACP Journal Club (Annals of Internal Medicine)* 14, supplement 2 (1991): A-16

Hager, Thomas, *The Demon Under the Microscope*, 2006. 中文译本参见 [美] 托马斯·海格,《显微镜下的恶魔》, 肖才德译, 湖南科学技术出版社, 2011 年。

Hardern, R. D. et al., 'How Evidence Based are Therapeutic Decisions Taken on a Medical Admissions Unit?', *Emergency Medicine Journal* 20 (2003): 447–8

Harvie, David, *Limeys*, 2002

Hawthorne, Fran, *Inside the FDA*, 2005

Heatley, Norman, *Penicillin and Luck*, 2004

Hill, Austin Bradford, *Principles of Medical Statistics*, 1937

Hill, Austin Bradford, 'The Environment and Disease: Association or Causation?', *Proceedings of the Royal Society of Medicine* 58 (1965): 295–300

Hill, Austin Bradford and Butler, William, 'Obituary: Major Greenwood', *Journal of the*

Royal Statistical Society 112, Series A (General) (1949): 487–9

Holland, John, *The History and Description of Fossil Fuel, the Collieries and Coal Trade of Great Britain*, 1841

Holmes, Oliver Wendell, *Medical Essays*, 1842

Honigsbaum, Mark, *The Fever Trail*, 2001

Howes, N. *et al.*, 'Surgical Practice is Evidence Based', *British Journal of Surgery* 84, 9 (1997): 1220–3

IMPACT Research Group, 'International Mexiletine and Placebo Antiarrhythmic Coronary Trial (IMPACT)', *European Heart Journal* 7, 9 (1986): 749–59

Ingrams, Richard, *The Life and Adventures of William Cobbett*, 2006

Jefferson, Tom, *Why the MRC Randomized Trials of Whooping Cough (Pertussis) Vaccines Remain Important 40 Years after They Were Done* 2006; the James Lind Library: www. jameslindlibrary.org [accessed Monday 9 July 2007]

Jeffreys, Diarmuid, *Aspirin: The Story of a Wonder Drug*, 2004. 中文译本参见 [英] 迪尔米德·杰弗里斯,《阿司匹林传奇》, 滕芳译, 中国友谊出版公司, 2018 年; 暴永宁、王惠译, 生活·读书·新知三联书店, 2010 年。

Kaptchuk, T., *Early Use of Blind Assessment in a Homoeopathic Scientific Experiment*, 2004; the James Lind Library: www.jameslindlibrary.org [accessed Wednesday 24 October 2007]

Keeble, Thomas, 'A Cure for the Ague: the Contribution of Robert Talbor', *Journal of the Royal Society of Medicine* 90 (1997): 285–90

Khan, Aamir *et al.*, 'Is General Inpatient Obstetrics and Gynaecology Evidence-based?', *BMC Women's Health* 6 (2006): http://www.biomedcentral.com/1472-6874/6/5

Khan, M. I. Gabriel, *Encyclopedia of Heart Diseases*, 2005

Kingston, W., 'Streptomycin, Shatz v. Waksman, and the Balance of Credit for Discovery', *Journal of the History of Medicine and Allied Sciences* 60, 2 (April 2005): 218–20

Kirsch, Irving *et al.*, 'The Emperor's New Drugs: An Analysis of Antidepressant Medication Data Submitted to the U.S. Food and Drug Administration', *Prevention & Treatment* 5, 1 (July 2002)

Kirsch, Irving et al., 'Initial Severity and Antidepressant Benefits: A Meta-Analysis of Data Submitted to the Food and Drug Administration', *PLoS Medicine* 5, 2 (2008): e45 doi:10.1371/journal.pmed.0050045

Koyama, Hiroshi *et al.*, 'In-patient Interventions Supported by Results of Randomized

Controlled Trials in Japan', *International Journal for Quality in Health Care* 14, 2 (2002): 119–25

Kumar, Ambuj *et al.*, 'Are Experimental Treatments for Cancer in Children Superior to Established Treatments? Observational Study of Randomised Controlled Trials by the Children's Oncology Group', *British Medical Journal* 331 (December 2005): 1295

Kumar, Ambuj et al., 'Evaluation of New Treatments in Radiation Oncology', *Journal of the American Medical Association* 293 (2005): 970–8

Kurlansky, Mark, Salt, 2002. 中文译本参见 [美] 马克·科尔兰斯基,《万用之物：盐的故事》, 夏业良译, 中信出版集团, 2017 年;《盐》, 夏业良译, 机械工业出版社, 2005 年。

Kurlansky, Mark, *The Big Oyster,* 2007

Lai, Timothy et al., 'Is Ophthalmology Evidence Based?', *British Journal of Ophthalmology* 87 (2003):385–90

Lax, Eric, *The Mould in Dr Florey's Coat*, 2004

Lee, J. S. *et al.*, 'Is General Thoracic Surgical Practice Evidence Based?', *Annals of Thoracic Surgery* 70, 2 (August 2000): 429–31

Lewis, Frederic T., 'The Introduction of Biological Stains', *The Anatomical Record* 83, 2 (1942): 229–53 (Wiley-Liss)

Link, Karl Paul, 'The Discovery of Dicoumarol and Its Sequels', *Circulation* 19 (1959): 97–107

Livingstone, David, *Narrative of an Expedition to the Zambesi*, 1865, 2001 edn.

Loudon, Irvine, *The Use of Historical Controls and Concurrent Controls to Assess the Effects of Sulphonamides*, 1936–1945, 2002; the James Lind Library: www.jameslindlibrary.org [accessed Monday 8 October 2007]

Maclagan, T., 'The Treatment of Acute Rheumatism by Salicin', *Lancet* 1 (1876): 342–3 and 383–4

Malone, Dumas, *The Story of the Declaration of Independence*, 1954

Markham, Clements, *Travels in Peru and India*, 1862

Marks, Harry, *The Progress of Experiment*, 1997

Mather, H. et al., 'Acute Myocardial Infarction: Home and Hospital Treatment', *British Medical Journal* 3 (1971): 334–8

Matzen, P., 'How Evidence-based is Medicine?' *Ugeskr Laeger* 165, 14 (31 March 2003): 1431–5 [Medline abstract only, the original Danish being beyond me]

Maynard, Alan and Chalmers, Iain (eds), *Non-random Reflections on Health Services*

Research, 1997

McTavish, Janice Rae, *Pain and Profits*, 2004

Medical Research Council Therapeutic Trials Committee, 'The Serum Treatment of Lobar Pneumonia', *British Medical Journal* 1 (1934): 241–5

Meynell, G., 'John Locke and the Preface to Thomas Sydenham's *Observationes Medicae*', *Medical History* 50(1): 93–110, 2006

Michaud, G., 'Are Therapeutic Decisions Supported by Evidence from Health Care Research?', *Archives of Internal Medicine* 158, 15 (10–24 August 1998): 1665–8

Million Women Study Collaborators, 'Breast Cancer and Hormonereplacement Therapy in the Million Women Study', *Lancet* 362 (2003): 419–27

Miner, Jonathan and Hoffhines, Adam, 'The Discovery of Aspirin's Antithrombotic Effects', *Texas Heart Institute Journal* 34, 2 (2007): 179–86

Moncrieff, J., Wessely, S. and Hardy, R., 'Active Placebos Versus Antidepressants for Depression', Cochrane Database of Systematic Reviews 2004, issue 1, art. no. CD003012, DOI: 10.1002/14651858.CD003012.pub2

Moore, Thomas, *Deadly Medicine*, 1995. 中文译本参见 [美] 托马斯·J. 穆尔,《致命的药物》, 但汉松译, 中国水利水电出版社, 2006 年。

Morabia, Alfredo, *Pierre-Charles-Alexandre Louis and the evaluation of bloodletting* 2004; the James Lind Library: www.jameslindlibrary.org [accessed Monday 22 October 2007]

Morens, David, 'Death of a President', *New England Journal of Medicine* 341(9 December 1999): 1845–50

Mosteller, Frederick, 'Innovation and Evaluation', Science 211, 4485, (23 February 1981): 881–6

Nobel Lectures, *Physiology or Medicine* 1922–1941, 1965

North, Robert, 'Benjamin Rush, MD: Assassin or Beloved Healer?', *Baylor University Medical Center Proceedings* 13 (2000): 45–9

O'Brien, John, 'An in-vivo trial of an anti-adhesive drug', *Thrombosis et Diathesis Haemorrhagica*, 1963, 9: 120–25

O'Brien, John, 'Effects of salicylates on human platelets', *Lancet* 1968, April 13 ii (7546): 779–83

Osler, William, *The Principles and Practice of Medicine*, 1892

Osler, William and McCrae, Thomas, *The Principles and Practice of Medicine*, 1920

Pereira, Jonathan, 'Lectures on Materia Medica', *London Medical Gazette* (13 August 1836)

Pereira, Jonathan, *The Elements of Materia Medica and Therapeutics*, 1857

Perutz, Max, *I Wish I'd Made You Angry Earlier*, 2003. 中文译本参见 [英] 马科斯・F. 佩鲁茨,《真该早些惹怒你：关于科学家和人性的随笔》, 张春美译, 上海科学技术出版社, 2004 年被收入 "诺贝尔奖得主科学丛书"。

Peto, Richard, 'Possible Explanations for the Results of CRASH', *Lancet* 365 (2005): 213

Peto, Richard and Baigent, Colin, 'Trials: the Next 50 Years', *British Medical Journal* 317 (1998): 1170–1

Peto, Richard, Collins, Rory and Gray, Richard, 'Large-Scale Randomized Evidence', *Journal of Clinical Epidemiology* 48, 1 (1995): 23–40

Porter, Roy, *The Greatest Benefit to Mankind*, 1997

Potter, C.W., 'A History of Influenza', *Journal of Applied Microbiology* 91 (2001): 572–9

Rajkumar, S. Vincent, 'Thalidomide: Tragic Past and Promising Future', *Mayo Clinic Proceedings* 79, 7 (July 2004): 899–903

Rang, H. P. (ed), *Drug Discovery and Development*, 2006

Rocco, Fiammetta, *Quinine*, 2003

Rosenberg, William and Donald, Anna, 'Evidence Based Medicine', *British Medical Journal* 310 (1995): 1122–6

Royal Society of London, *Biographical Memoirs of the Royal Society of London*, 9 (1963): 91–120

Ryan, Frank, *Tuberculosis: The Greatest Story Never Told,* 1992

Siegel, Rudolph and Poynter, F. N. L., 'Robert Talbor, Charles II and Conchona, a Contemporary Document', *Medical History* 1 (6 January 1962): 82–5

Silverman, William, *Where's the Evidence?*, 1998

Silverman, William, 'The Schizophrenic Career of a "Monster Drug"', *Paediatrics* 110, 2 (August 2002): 404–6

Smith, Gordon and Pell, Jill, 'Parachute Use to Prevent Death and Major Trauma Related to Gravitational Challenge', *British Medical Journal* 327 (2003): 1459–61

Sneader, Walter, *Drug Discovery*, 2005

Stolberg, M., *Inventing the Randomized Double-blind Trial: The Nuremberg Salt Test of 1835*, 2006; the James Lind Library: www.jameslindlibrary.org [accessed Wednesday 24 October 2007]

Streptomycin in Tuberculosis Trials Committee, 'Streptomycin Treatment of Pulmonary Tuberculosis', *British Medical Journal* 2 (1948): 769–82

Taubenberger, J. and Morens, D., '1918 Influenza: the Mother of All Pandemics', *Emerg. Infect. Dis.* 12, 1 (2006): 15–22

Thomas, Lewis, *The Fragile Species*, 1996. 中文译本参见 [美] 刘易斯·托马斯,《脆弱的物种》, 李绍明译, 湖南科学技术出版社, 2016 年。

Thomson, Thomas, *A System of Chemistry*, 1817

Thomson, Thomas, *The History of Chemistry*, 1830. 中文译本参见 [英] 托马斯·汤姆森,《化学史》, 刘辉、池亚芳、陈琳译, 中国大地出版社, 2016 年。

Thoreau, Henry David, *Civil Disobedience*, 1993. 中文译本参见 [美] 亨利·戴维·梭罗,《西方公民不服从的传统》, 何怀宏主编, 吉林人民出版社, 2003 年。

Tibi, S., *Al-Razi and Islamic Medicine in the 9th Century*, 2005; the James Lind Library: www.jameslindlibrary.org [accessed Thursday 25 October 2007]

Tsuruoka, Koki *et al.*, 'Drug Treatment in General Practice in Japan is Evidence Based', *British Medical Journal* 313 (1996): 114–5

Turner, Erick *et al.*, 'Selective Publication of Antidepressant Trials and Its Influence on Apparent Efficacy', *New England Journal of Medicine* 358 (2008): 252–60

Vastag, Brian, 'Medicine on the Lewis and Clark Trail', *Journal of the American Medical Association* 289 (2003): 1227–30

Vollmann, Jochen and Winau, Rolf, 'Informed Consent in Human Experimentation before the Nuremberg Code', *British Medical Journal* 313 (7 December 1996): 1445–7

Volmink, J., *The Willow as a Hottentot (Khoikhoi) Remedy for Rheumatic Fever*, 2005; the James Lind Library: www.jameslindlibrary.org [accessed Thursday 4 October 2007]

Wainwright, Milton, 'The History of the Therapeutic Use of Crude Penicillin', *Medical History* 31 (1987): 41–50

Wainwright, Milton and Swan, Harold, 'C. G. Paine and the Earliest Surviving Clinical Records of Penicillin Therapy', *Medical History* 30 (1986): 42–56

Warren, Kenneth and Mosteller, Frederick, *Doing More Good Than Harm*, 1993

Weizmann, Chaim, *Trial and error: The autobiography of Chaim Weizmann*, 1950

Whittington, Craig *et al.*, 'Selective Serotonin Reuptake Inhibitors in Childhood Depression: Systematic Review of Published versus Unpublished Data', *Lancet* 363 (2004): 1341–5

Wilson, James Grant and Fiske, John (eds), *Appleton's Cyclopædia of American Biography*, 1901

Witkop, Bernhard, 'Paul Ehrlich and His Magic Bullets – Revisited', *Proceedings of the*

American Philosophical Society 143, 4 (December 1999) 540–57

Wittes, Robert E., 'Therapies for Cancer in Children – Past Successes, Future Challenges', *New England Journal of Medicine* 348 (February 2003): 747–9

Wolinsky, Howard, 'The Battle of Helsinki', *EMBO Reports, European Molecular Biology Organization* 7, 7 (2006): 670–2

Women's Health Initiative Investigators, 'Risks and Benefits of Estrogen Plus Progestin in Healthy Postmenopausal Women', *Journal of the American Medical Association* 288, 3 (17 July 2002): 321–33

Wootton, David, *Bad Medicine*, 2006

World Health Organisation, *Maternal Mortality in 2000*, 2004

Wright, Charles R. A., 'On the Action of Organic Acids and their Anhydrides on the Natural Alkaloids', *Journal of the Chemical Society* 27 (1874): 1031–43

Yates, David and Roberts, Ian, 'Corticosteroids in Head Injury', *British Medical Journal* 321 (2000): 128–9

Yates, Frank and Mather, Kenneth, 'Ronald Aylmer Fisher', *Biographical Memoirs of Fellows of the Royal Society of London* 9 (1963): 91–120

Yoshioka, Alan, 'Use of Randomisation in the Medical Research Council's Clinical Trial of Streptomycin in Pulmonary Tuberculosis in the 1940s', *British Medical Journal* 317 (1998): 1220–3

致 谢

感谢安珀山公司（Ampersand Agency）的彼得·巴克曼（Peter Buckman）。尤其要感谢查托和温达斯出版公司（Chatto & Windus）的詹妮·厄格洛（Jenny Uglow），她在编辑方面提供了慷慨的帮助。伊恩·查默斯好意为此付出时间，并提供了建议，与他关系密切的詹姆斯·林德图书馆（James Lind Library）则是极好的资料来源。芝加哥大学的马修·斯蒂芬斯（Matthew Stephens）在我写作此书时回答了一些疑问，多年前我在泰晤士河的各个支流驾船载他上下时偶尔不得不听他讲述，他对统计学显而易见的热情对我而言甚至更有价值。

我在治疗病患时反复遭遇理论与临床困难，并对医生应当提供的价值存有疑问。在这些过程之中，写作此书的冲动逐渐显现。同时，我的许多老师与同僚对循证医学怀有兴趣，这为我的冲动提供了助力。有两本精彩的著作激发了我的思绪，我也在此大力推荐：威廉·西尔弗曼的《证据在哪里？》和戴维·伍顿（David Wootton）的《坏医学》（Bad Medicine）。本书也是多年间与玛丽安·马夫海姆（Marion Mafham）就我们共同的医学事业及她参与的大规模临床试验多次交谈的结果。我们的朋友兼邻居理查德·雷曼（Richard Lehman）喜欢阅读医学杂志并思考其中的内容，他这种极富感染力的兴趣也对此书产生了巨大影响。

　　本书省略了循证医学发展过程中的许多里程碑式事件，因为我的本意并不在于全面地记录它们，而是聚焦在那些最有影响或最有意思的事件上。我无疑会漏掉一些本应被纳入的内容，同时写了一些应当被省去的内容。我对这些问题以及其他错误承担全部责任。